我的慢療之路

SLOW MEDICINE
THE WAY TO HEALING

維多莉亞・史薇特
VICTORIA SWEET

洪慧芳——譯

謹獻給吾師
無論具名或知名與否

我的慢療之路

CONTENTS

目錄

一種模型是把身體視為微型工廠和故障機器的實體，
另一種模型是把身體理解成液體流經許多通路，生病是液體流動受阻或氾濫的現象。
於是，我開始深思，或許接下來我該做的是學習中醫、印度醫學，順勢療法或自然療法。

10 過了無可挽回的時機……159

在醫學院裡，從來沒有人教我什麼是「過了無可挽回的時機」，那是我第一次聽到這種說法。
快速醫學不會承認某個時機點是疾病衰變、惡化的點，超過那個點之後，身體就無法復原了。
快速醫療可以讓身體存活很長一段時間，但那樣做對卡莫納太太毫無益處，甚至對她有害。

✻ 間歇期——快速醫療和緩慢醫療的會合……175

我學到一個緩慢醫療的啟示：個體醫學是什麼樣子。
這世上沒有一體適用的醫療，不是每個人都該接受同樣的治療或服用某種藥物。
正確的答案取決於你的風格、你是誰、病人是誰。
還有，哪個醫生負責治療那個病人！

11 轉變……191

直到我自己成為病人，並從病人的原型中（那是依賴、無助、危急的原型）理解以後，
我才瞭解病人的反面。病人的脆弱、恐懼和依賴喚起了醫生的原型——
冷靜、無畏、可靠。一個發出呼喚，一個做出回應。
所以，只要有疾病，就會有病人；只要有病人，就會有醫生。

根據那個觀點，身為醫生，我不該只是身體的技師，去找身體哪裡故障並加以修復；我也應該是身體的園丁，去滋養身體的綠色狀態，移除阻礙其生機的障礙。

15
沒有什麼比生命更美好……279
在尼克斯先生身上，我不是依序使用快速醫療和緩慢醫療，而是雙管齊下，緩慢地使用快速醫療（量血壓、量脈搏、使用納洛酮），快速地使用緩慢醫療（整體掃描他的身體，把他放在環境中觀察）。我必須在慢中求快，在快中求慢，而且自始至終一直融合快與慢。

16
慢療宣言……296
這種療癒之道不是排斥「快」或「快速醫療」。它並不排斥把身體視為一台機器，也不排斥把醫生視為好的技師，追溯病人痛苦的根源，甚至把東西拆開來修理和替換。更確切地說，它是一種融合慢與快的方式，融合了園丁之道和技師之道，把兩種模式視為一起裝在小工具箱裡的工具，看情況使用合適的工具。

謝辭……303
註釋……307

前言

沒有靈魂的醫療

電腦上的一切看起來都很好，但我父親得到的不是醫療（medicine），而是健康照護（healthcare）——那是缺乏靈魂的醫療。

我所謂的「靈魂」是什麼？

我是指父親沒得到的東西——存在感，關注，判斷。還有慈悲。

直到我自己的父親住院，我才意識到現在的醫療狀況有多糟。那是感恩節前一週的週五下午，顯然不是生病的恰當時機。即使是醫院和醫生，也有各自的排程，我們習慣利用週五下午把事情整理告一段落，以便安度週末。週五中午，我爸媽上館子用餐。回家後，我爸躺著休息，之後我媽親眼目睹他癲癇發作。

這其實是老毛病了。多年來，他經歷了幾次全身性發作，本來就該服用抗癲癇藥物，但有時會忘了服用。我媽雖然看過他癲癇發作，她依然嚇壞了。癲癇發作起來很嚇人，但大多不會造成傷害[1]。

她打電話叫救護車，醫護人員把他送到離住家五個街區外的社區醫院，院方做了檢查後，便安排他住院治療。

「我什麼時候可以離開這裡？」

他焦躁不安，導尿管令他疼痛不已，他想盡辦法要自己拔除管子，導致院方又增加他的鎮靜劑劑量，繼續綁住他的手腳。

這點令我大吃一驚。平時我是在舊金山的公立醫院擔任醫師，在我上班的醫院裡，我們不會讓這種復發性的癲癇患者住院。我們會看他的檢驗值，讓他做電腦斷層掃描（CT scan），在急診室裡觀察他一夜，增加他的癲癇藥物劑量，隔天早上就請他回家了。然而，這間小型的社區醫院卻決定好整以暇地慢慢來，幫他找合適的癲癇療法，讓我年邁的母親晚上可以先睡一覺，聽起來似乎很人道。

我先安撫家人，請他們放心。我說，明天下午等父親從癲癇後的狀態清醒過來，院方肯定會讓他出院，那時我會過去探望他。到時候，他的狀況可能會比癲癇發作前更好。全身性癲癇發作看似可怕，但有助於清除大腦中的雜質。電療法會把電流通過大腦，目的就是為了清理大腦。全身性癲癇發作後，一切都會立即停止運作。接著，就像電腦重新開機一樣，官能會逐一恢復。先是睜開眼睛，接著身體開始移動，然後病人露出微笑。之後，語言能力恢復了，然後是記憶回歸。某種程度上來說，全身性癲癇發作其實有好處。它就像電腦重新開機，一切都重整、重新歸檔了。之後的感覺更加明晰，運作起來更加俐落，連線又順暢了。

我父親待的那間私人病房可以眺望山景，享受窗外透入的自然光，但我踏入那間病房時嚇了一跳。他的四肢完全被綁住了，手腳都有繫帶綁著床腳。他看來意識昏迷，床腳的尿袋裡是血液染紅的尿液。我母親坐在他的身邊，一臉惶恐不安，臉色慘白。

當時他們結褵六十八年了，夫妻關係有如羅密歐與茱麗葉，你可以想像羅密歐經過最初二十年的洗禮後，性情變得多急躁；茱麗葉經歷了生活中可能惹惱羅密歐的一切事物後（包括她自己），變得多麼神經質。我的母親依然美麗，父親也依然帥氣，他頂著一頭白髮，那雙灰藍色的眼睛時而專注，時而懷疑，時而挑逗。他非常在意自己的外表，總是穿著襯衫，打著領帶，西裝革履，風度翩翩，舉止合宜。他依然會為女士開門，在路上與女性並行時，他總是讓女性走在人行道的內側。他向來態度強硬，從無怨言。在那個下午之前，我不曾看過他認輸、受驚或膽怯的模樣。

我離開病房去找他的醫生，或者更確切地說，是當時值班的住院醫師。戴伊醫生（Dr. Day）獨自在護理站，對著電腦打字。我走了過去，自我介紹說我也是醫生。他的樣子看起來很匆忙，我看得出來，畢竟還有其他的病人等著他看病，我很清楚那種情況。雖然他的眼睛始終盯著螢幕，沒有移開，但他確實為我說明了一下。

「妳父親昨晚第一次癲癇發作，送來這裡，所以我們讓他住院，以排除中風的可能。第一次電腦斷層掃描並未發現異狀，所以我們安排明天再做一次電腦斷層掃描，因為妳也知道，有時中風後做第一次掃描看不出異狀。」

我一聽，嚇了一跳。這不是我父親第一次癲癇發作，而是多次發作中的一次。這是很大的區別，因為以我父親的高齡，如果是首次癲癇發作，那幾乎可以肯定是因為中風，這時他需要的是中風的照護療程。但是，如果患者已有多次癲癇發作的經驗，那麼這次發作通常只是因為忘了服藥罷了。

「但這不是他第一次癲癇發作。」我澄清道：「多年來他陸續發作過好幾次了。」

戴伊醫生停止打字，一臉疑惑地說：「我確定我在他的電子病歷上看到『第一次癲癇』……我查一下……啊，在這兒，沒錯，跟我記得的一樣。神經科醫生在入院記錄上寫道：『第一次癲癇，需排除中風的可能。』」

「但那不是他第一次癲癇發作，只是好幾次中的一次。你看，他的過敏清單上還列了對癲癇藥物過敏，在這裡。」我從他身後看著螢幕，指給他看。

「嗯……對，妳說的沒錯，我應該更改診斷結果。」

戴伊醫生花了不少時間在電腦上更改診斷結果，但他似乎對更改的結果不太滿意。「好吧，明天我們再做一次電腦斷層掃描，有時第一次掃描看不到中風的跡象。」

我回到父親的房間去看他，心想也許我漏看了什麼，也許他癲癇發作的同時也中風了。

父親是處於昏沉熟睡的狀態，獨自一人躺在房裡，手臂上插著靜脈輸液，膀胱插著導管，手指上的夾子把血壓和脈搏數據以無線傳輸的方式，傳到病房外的電腦。我在病床上坐了下來，他睜開眼睛。原來他不是睡著了，而是假裝睡著了。接著，我檢查他是否有中風的跡象。他兩眼的瞳孔一樣大，反應也一樣，雙手和雙腿的力量一樣，臉部沒有任何變化。他確實感到昏昏欲睡，畢竟他尚未從癲癇完全恢復過來，因注射鎮定劑而安靜無神，再加上睡眠不足，但除此之外，沒有大礙。

「我什麼時候可以離開這裡？」他問我。

「很快，他們想再做一次腦部掃描。」

接著，我出去問戴伊醫生，為什麼要插導尿管及綁住患者的四肢。但他已經不見蹤影，外面空無一人，連一個護士、護理員、清潔員都沒有。

那晚我父親過得很痛苦，他焦躁不安，導尿管令他疼痛不已，他想盡辦法要自己拔除管子，導致院方又增加他的鎮靜劑劑量，繼續綁住他的手腳。第二次掃描也看不出中風的跡象，但院方仍持續對他採用中風療程。之前戴伊醫生試圖更改電子病歷上的「中風」診斷，看來是沒有改成。所以隔天下午我去探望父親時，他依然被綁著，導管也插著。這時他的鬍子都長出來了，沒有梳洗，疲憊不堪，昏昏沉沉的。他孤單一人，體力虛弱。由於診斷上寫著「中風」，院方沒給他吃任何東西，他已經餓兩天了。

「我要怎麼離開這裡？」他問我：「妳能救我出去嗎？他們不給我吃任何東西，把我綁得死死的，我連搔個鼻子都辦不到。」

「你會離開這裡的，但需要一點時間。現在最重要的是，他們進來問你日期、地點以及現任總統時，你不要回答米勒德．菲爾莫爾（Millard Fillmore，譯注：第十三任美國總統，總統任期是一八五〇年七月九日至一八五三年三月四日。）。他們不知道他是誰，不知道你是在開玩笑，他們只覺得你瘋了。」

他抬起頭來看我，藍色的眼睛仍閃爍著光芒：「好吧。」

只剩百分之五十的存活機率

儘管他沒有中風，
但沒有人能更改電子病歷上的最初診斷：
「第一次癲癇，需排除中風的可能。」

不過，當天稍後我查看他的電子病歷時，並未看到有人來問他日期、地點或現任總統。每個醫護人員——包括住院醫生、護士、治療師——都只站在門口，看到一個沒刮鬍子的老人被綁在床上，就直接勾選那個「意識模糊」的欄位。

每天都有不同的住院醫生來看他，對他執行中風療程，但是我父親根本沒有中風。語言治療師早上來了，那時前一晚注射的鎮靜劑尚未退散，導致我父親反應遲鈍。語言治療師因此判斷，讓他以嘴巴攝取任何食物都有危險。物理治療師也來了，判斷他下床有危險。院方開始讓他服用阿斯匹靈、抗凝血劑、血壓藥。如果他真的是中風，這樣做是百分之百正確的療法。

終於，到了週四，醫院開始為週五出院的患者做準備。儘管是感恩節，那天下午我終於在他的病房中遇到第一個人，她也是我見到第一個穿白袍的人。她拿著寫字夾板，一臉嚴肅。

她對我說，我父親病得很重，中風，不能以嘴巴進食，所以家屬應該讓他插餵食管。當然，他不能回家，她建議我們明天把他轉到康復中心。

我想知道她是誰。

她說她是品保經理，並伸手對我說：「幸會。妳的父親中風了，很遺憾。」她一臉同情地搖搖頭，接著就離開了。

所以隔天我父親轉往康復中心，不再綁住手腳，也不再注射鎮定劑。他的意識開始清醒過來，拄著助行器行走，吃著院方允許的糊餐，但導尿管依然插著，因為沒有人下令移除。父親覺得導尿管令他疼痛不已，一直想把它拔掉，所以週一早上他自己動手拔了。但一拔開，他就昏倒在地上。

* * *

幾個小時後，我在急診室看到他時，心想他只剩百分之五十的存活機率。

他的血壓很低，臉色灰白，幾乎毫無知覺，血液顯然有細菌感染。現在他是在級別較低的加護病房裡，所謂的「下轉單位」(Step-Down Unit，簡稱SDU)，使用三種抗生素，導管又插回去了，也恢復了「中風」患者的身分，不能進食。儘管他沒有中風，但沒有人能更改電子病歷上的最初診斷「第一次癲癇，需排除中風的可能」。所以他不能以嘴巴進食，只能吊鹽水，四肢綁在床上，施打鎮靜劑。

我有三個姊妹，其中兩人一直密切觀察著父親，後來第三個當律師的妹妹終於搭機來探望父親。她看了父親一眼，馬上搬進了他的病房，那時我們才意識到我們忘了做哪些事情：餵他、安撫他、在不弄痛他的情況下幫他換床單，更遑論取得正確的診斷和治療。

我們該怎麼辦呢？

我們開了家庭會議。

最後大夥兒一致認為，情況愈來愈糟了，我們必須儘快把父親從醫院裡救出來，儘快讓他移除導管、束縛和鎮靜劑，但是該怎麼做呢？

我知道，只有一個辦法可以拯救老爸了，那是唯一的生路——轉往臨終安養院(hospice)。我們必須說服目前負責照顧他的住院醫生相信，我們全家決定讓父親安詳地離開人世。不盡快這樣做的話，他現在搭上的死亡快車很快就會抵達下一站：「艱難梭狀芽胞桿菌」(Clostridium difficile)感染，那是長時間使用抗生素造成的(他插了不必要的導尿管，導致血液裡有尿液感染，所以醫院開給他抗生素)，接著又會抵達下一站：褥瘡、療養院，然後是經歷漫長又昂貴的緩慢死亡。

所以隔天早上我找到現在負責照顧他的住院醫生，碰巧就是當初我遇到的第一個醫生：戴伊醫生。他們每十二個小時輪換不同的醫生，這次又輪到戴伊。

我說：「昨晚我們開了家庭會議。」我知道住院醫生喜歡家庭會議，「我們仔細討論了父親的狀況，最後一致認同：他已經九十三歲了，這一生過得很好，時間差不多了，所以我們決定讓他回家走完最後一程。我們會自己找二十四小時的照護，我妹是律師，她正在跟臨終安養院洽談。」

戴伊醫生原本看著電腦，聽我這麼一說，抬起頭來看我。他皺著眉頭，但他確實開始輸入出院醫囑。「要不是妳說要轉去臨終安養院，我是不會這樣做的。」

「是啊，那當然。」

「他還需要再打兩天的抗生素。」

「嗯。」

他嘆了口氣，看來他真的不相信我。

我聽著他敲鍵盤的聲音，有種大功告成的成就感，這下子終於可以拔除導管，移除束縛，停用鎮靜劑、靜脈注射、氧氣和糊餐，讓病人出院了。

戴伊醫生敲完鍵盤五小時後，父親返抵家門。他從救護車的輪床下來，馬上要求來一份牛排和啤酒。他說他餓死了，那家醫院一直沒給他東西吃，一次也沒有！他吃了牛排，喝了啤酒，完全沒事。

幾小時後，臨終安養院的人來了，他們做了醫院沒做的一切事情：他們探視我父親，撫摸他，坐在他的床上，跟我的母親談話。他們仔細瞭解我們家的狀況，很快就意識到我父親離奄奄一息還很遠。接著，他們很人道，也很懂得人情世故，讓我父親先住進臨終安養院兩個月，讓他從差點喪命的住院經歷中康復過來，恢復成住院以前的狀態。

「臨終安養院」證明了醫療照護產業的問題不在於從業人員，而在於其他方面。

醫療和護理究竟出了什麼問題？

我逐漸意識到那個醫療版本雖然可以用來解釋很多事情，卻無法解釋一切，例如病人有時會自己好轉、人際關係的重要、時間的療癒效果等等。

我知道醫療保健業日益官僚，醫生和護士照顧病人的時間愈來愈少，卻花愈來愈多的時間在電腦螢幕前輸入醫療資料。我自己也經歷過同樣的情況，但是在我父親住院以前，我不知道情況惡化得那麼嚴重。在那家小巧的社區醫院裡，有許多訓練有素的醫護人員。如果連我這個醫生都無法為住院的家人取得適當的照護了，那還有誰能辦到？

我不禁自問，醫療和護理究竟出了什麼問題？

為此，我調出父親的電子病歷，仔細檢閱他這次差點賠上老命的就醫經驗。

那份文件長達八一二頁，我花了四個小時才讀完。一開始不是病歷，而是數百頁的藥囑，接著是數百頁的護理記錄，都只是簡單的勾選框。只有醫生寫的病歷是敘述性的，而且大多是直接「複製——貼上」。這也難怪沒有人搞清楚究竟發生了什麼事。不過，持平而論，即使我發現病歷有誤，我父親畢竟還是出院了。即使他在醫院裡多待兩天，最後或許也能出院返家。當然，他可能會出現褥瘡或摔一跤，但我不得不承認，從電子病歷看來，他住院的歷程確實達到百分之百的品質保證。

只不過欠缺了某種東西，我很難確切指出究竟欠缺了什麼。

電腦上的一切看起來都很好，但我父親得到的不是醫療（medicine），而是健康照護（healthcare）——那是缺乏靈魂的醫療。

我所謂的「靈魂」是什麼？

我是指父親沒得到的東西。

存在感，關注，判斷。

慈悲。

最重要的是責任，沒有人為這件事情負責。醫療的本質是故事——找出正確的故事，瞭解真實的故事，不勉強接受不合理的故事。相反的，健康照護則是把故事拆解成數千條小資訊——好幾頁的勾選框和打勾的核對符號，但沒有人負責。

一個機器人醫生也可以給我父親同樣的照護。

* * *

我父親的遭遇就是當今醫療的模樣，或者更確切地說，是目前健康照護的方式。不是每個文明都關心公民健康，但美國確實是關心的。我們把一七・五％的GDP，一七・五％的能源和資源花在健康照護和疾病醫療上。然而，當你想從這個健康照護的系統中獲得良好的醫療服務時，唯一的方法竟然是回家等死。

我父親就醫的那家醫院看起來很棒，他們還打造了一個活潑的網站，宣稱他們「致力提供病患完整的治療」，裡面甚至還有許多醫護人員讀過我的著作《慢療》（*God's Hotel*，中文版由漫遊者出版）。那本書是描述我在舊金山一間非比尋常的醫院行醫的經歷。我把英文書名取為「神恩院舍」（God's Hotel），是因為中世紀的醫院叫Hôtel-Dieu（法語的God's Hotel）。我在那裡行醫時，健康照護取代了醫療。我之所以撰寫那本書，是希望以它作為警世故事，別讓同樣的憾事發生在其他醫院及其他醫生的身上。我父親就醫的那家醫院裡，有些醫護人員甚至在讀書會裡讀過那本書，院長還跟我要過簽名。然而，儘管那家醫院的醫護人員、甚至行銷人員都知道病患需要那種醫療照護，但我父親住院時依然得不到。

所以父親的遭遇令我震驚，那凸顯出我的醫療版本和實際落實的版本之間有很大的落差。我所謂的「醫療版本」，是指從我們對人體採用的模式所得出的綜合觀念，以及因此衍生的療法。

我的醫療版本是在醫學院求學期間開始形成的，那時我開始學習現代醫學。現代醫學的基礎，是把人體想成一台機器或多個機器的集合。大腦是電腦，心臟是幫浦，肺臟是風箱，腎臟是過濾裝置。所以，生病是因為系統當機，醫生就像工程師，他的工作是找出哪裡壞了，把它修好或更換新的。這個模式衍生出來的療法是集中的，先拆解再細探；那種療法是簡化、線性、循序漸進的。那是一種理解身體的強大方式，也是現代醫學突飛猛進的主因，我至今仍然使用它。

但我開始行醫後，逐漸意識到那個醫療版本缺少了某個東西。它雖然可以用來解釋很多事情，卻無法解釋一切，例如病人有時會自己好轉、人際關係的重要、時間的療癒效果等等。

全新的醫療版本

慢療是一種即將興起的潮流。
慢不僅有靈魂，
更是專業、知識、勤奮、邏輯和方法的組成。

我到處尋找理解病人的另一種模式，結果在「前現代醫學」（premodern medicine）中找到了，那個年代大家看待人體的方式就像看待植物一樣。在那個模式中，疾病之所以出現，是因為身體內部和外在世界失調。醫生就像園丁一樣，在園圃中忙來忙去，做點這個，做點那個。這種療法是分散的、全面的，是從患者所處的環境去觀察病人，是去改變可以改變的東西，並移除那些阻礙病人自行康復的障礙。所以，後來我把那個模式也增添到我日益進化的醫療版本中。

然而，我在父親身上看到的醫療版本，跟我的版本有如南轅北轍。

他遇到的版本是把身體視為電腦，或者更確切地說，是一組電腦，亦即每個細胞都是電腦。生病就好像執行細胞的程式（我們的ＤＮＡ程式碼）出錯了，療癒的方法是編輯與重寫程式碼。所以醫生是資料提供者及程式設計師，病人是資料的來源。身體本身只是一個介面，一個螢幕，一個展現內部程式碼的外在形體。因此，這種療癒方法的本質是疏離的、不插手的、分析的、沒有靈魂的。

我不知道這種醫療版本的成效如何，但我確實知道，無論我們把人體想像成機器、植物或電腦的效果有多好，病患的身體既不是機器，也不是植物，更不是電腦。人體不光只是比機器、植物或電腦更複雜而已，它與我們的想像截然不同，是一種全然不同的東西。真正能代表人體的唯一模式，只有人體本身。

與那個人體有關的「療癒方法」是很巧妙的。它是歸納的，不是演繹的；是相互依存的。那種方法涉及了身體與照護者之間、病患與醫生之間的折衷取捨，還有每個器官、每個細胞、每個流程之間相輔相成的方式。我對這種療癒方法的理解是逐漸形成的，是多年來從看診、觀察患者、行醫的過程中慢慢累積的。我知道這種方法，也用了這種方法，但有好長一段時間，我不知道該怎麼看待它。

後來，慢食風潮（Slow Food）出現了。

「慢食」——這是多麼反主流的文化啊——跟我們崇尚快速、專注、修復或丟棄的文化背道而馳。「慢食」就像我後來逐漸瞭解的人體那樣，是微妙的、相互關聯的。它不是強調目標，而是強調過程。它認為原料的品質和做事的方法決定了最終的結果，所以一個東西的「養成之道」才是接觸它的終極之道。

慢食的出現讓我終於知道，如何看待多年來我領悟的那套醫療版本了。

那就是「慢療」(Slow Medicine)。

我不是唯一想出這個概念的人。世界各地有很多人都獨自領悟出「慢療」的概念。慢療是一種即將興起的潮流，那對未來是一種重要的模式，是每個人都應該瞭解的。

所以，我在本書中彙整了多年來經歷的一些關鍵時刻，那些關鍵時點讓我逐漸領悟到「慢療」這種療癒之道的元素與面向。例如，一位醫生伸出療癒的雙手讓我看，臉上展露出微笑；一位護士站在門口，準備出門，開她自己的車去拯救人命；一位病人送我一份禮物（他把差點害死他的動脈瘤裝在玻璃罐中送給我），稍後你會看到，那個禮物象徵著「慢」是怎麼養成的——「慢」不僅有靈魂，更是專業、知識、勤奮、邏輯和方法的組成。

我之所以這樣做，是因為我相信，如果你跟我一樣走過相同的經歷，你也會得出相同的結論：覺得我們需要把醫療改變成我們理當享有的樣子。我們不需要重建醫療照護體系，也不需要從頭打造。我們需要做的事情並不多，那其實很簡單，也很容易做到。我們只要增添另一種視角，換個步調就行了。

* * *

不過，我花了大半人生，歷經諸多冒險，才發現這條療癒之道。甚至，早在我開始觀察之前，我就發現它的蹤跡，只不過我不是大家意料中會走上那條路的人，連我自己也沒料到我會走上那條路。這一切的緣起，是早在我成為醫生之前，當時即將發生的事情正在醞釀之中，等著發酵。

我首度體驗到「慢」的滋味時，那個概念尚未發明出來。

01 跨入寶瓶年代

榮格不相信進化，但他確實相信發展。
改變的動力是物極必反，亦即藉由對抗來產生對立。
他相信循環，相信旋轉，相信輪換——就像我在紐曼家的屋頂上所看到的循環時間。
他的理念是一種很古老的理論，
那種旋轉是以歲差、一個回歸、走完一個大年為基礎。

那是從一個特別不尋常的時間點開始的。

當然，每個時間點各有其不尋常的地方，都是獨一無二，不曾重複的，但這個時間和地點特別不尋常。當時有一場革命正在醞釀，而我正處於那個環境的核心，只是我渾然不知。全錄的帕羅奧圖研究中心（Palo Alto Research Center，簡稱PARC）就在我就讀的大學附近，賈伯斯在那裡首度目睹了滑鼠，為之著迷，開始想像個人電腦的設計。北方五十六公里的海特－艾許伯里（Haight-Ashbury）是嬉皮及反主流文化的重鎮，他們掀起了一場顏色、氣味、性別、風格的革命。東北方八十公里是柏克萊校區，學生占領了公園，提出激進的要求。南方六十四公里的聖塔克魯茲（Santa Cruz），有機食物的風潮正開始萌芽。

那時我正在讀大學，住在一間奇怪的房子裡，那裡的生活影響了我一輩子的世界觀。

本來我一直住在大學宿舍裡，大學規定女學生必須住校，半夜以前必須返回宿舍，只能在宿舍的樓下會見男性訪客。

但後來這些規定都廢除了，彷彿為那場革命開了第一槍。於是，我開始四處尋找不同的住宿地點，後來我在學生活動大樓的布告欄上找到了：

「〈誠徵房客〉近日從瑞士返美的美國家庭，誠徵大學生來承租空臥房。」

我打電話過去，約了時間看房及會見那一家人。

那棟房子離大學僅八公里，位於山丘上仿田園風格的豪宅區，高級但不浮誇。我把車子開進了私家車道，右邊的草地上有三匹馬正在吃草。私家車道上，有幾隻雞用爪子刨挖著地面。女主人珍出來應門，並帶我四處參觀。

珍告訴我，那棟房子是法蘭克・洛伊・萊特（Frank Lloyd Wright）的學生以土磚和木頭打造的，呈不規則狀，橫梁裸露，紅色的混凝土地板可以加熱保暖，屋內還有一個內建座椅的巨大暖爐。建築師保留了一棵老橡樹，在那棵橡樹的周圍蓋房子，所以客廳的中央聳立著一棵大樹，貫穿屋頂，迎向天際。

接著，她帶我到花園，玫瑰叢間栽種著櫛瓜和番茄。之後我們繞到屋子的後方，我看到那間空房，裡面有一張瑞典式的板條床、坐式淋浴間、柚木地板，可以遠眺太平洋海岸山脈。整個房間洋溢著異國風情，寧靜祥和，我馬上就把它租下來了。

第一次嘗到「慢」的滋味

我品味麵包時，突然明白為什麼我學到的每種膳食都說麵包對人體不好，但聖經卻說麵包是「生命的支柱」。聖經所指的麵包不是神奇麵包，而是小南做的那種麵包。

在那棟房子裡，我變得有點嬉皮。

我說「有點」，是因為那棟雅致的房子離我讀的大學很近，父母供應我上大學的一切開支，我沒有吸毒；「嬉皮」是因為我們嘗試了那種風格。紐曼一家（Neumann）在瑞士住了十二年後，剛搬回美國。紐曼夫婦有三個女兒，理論上都是美國人，但講英語時帶著瑞士德語腔。他們把瑞士學到的生活習慣也帶回了美國，例如週一洗衣，週二熨衣，週三地板打蠟。此外，由於瑞士規定家家戶戶應備糧六個月，他們也在車庫裡擺了好幾桶十八公斤重的白鐵皮桶，裡面裝了小麥、黑麥和豆類。

此外，他們也帶回了某種世界觀，亦即法國人所謂的「長時段」(longue durée)，那與我的美國世界觀截然不同。從他們的角度來看，羅馬時代才剛過，中世紀也不是很久以前的事情。文藝復興、宗教改革、啟蒙運動是近期才出現，而美國只是剛冒出來的一個迷人光點，令人不解。他們的世界觀測試了歷代的每個時期，留下有用的東西，拋棄沒用的東西，並把可行的方法套用在他們的傳統生活上。日後我發現，他們習慣的傳統模式中，有許多模式與美國人後來才發現的新方法非常相似，例如有機食品；冥想的靈性；政治反叛；恰當生活、滿足生活、幸福生活是和諧一致的。

女主人珍是來自加州的老家族，是徹頭徹尾的美國人。她本來想當生物學家，但嫁給沃特以後成了家庭主婦。在瑞士期間，她成了完美的賢妻良母，遵守瑞士人當時已有的資源回收概念。瑞士人之所以做資源回收，不是因為法律規定，而是因為生性節儉的美德。某天，珍向我解釋，丟棄任何有用的東西都是浪費。所以每個瑞士家庭裡都備有六個箱子，分別是白色玻璃箱、綠色玻璃箱、非白非綠的玻璃箱、紙箱、堆肥箱、垃圾桶。鄰居都知道垃圾桶裡有多少垃圾。他們也知道你是否在週一洗衣、週二熨衣、週三打蠟。

在瑞士，他們住在庫斯納赫特村（Kusnacht）的蘇黎世湖畔。卡爾．榮格（Carl Jung）就住在同一條路上，榮格最知名的弟子瑪麗－路薏絲．馮．法蘭茲（Marie-Louise von Franz）曾經親自分析過珍。珍才華橫溢，但難以捉摸；性格不強勢，但隱約疏離。她就像某天不小心飛進住家的鳥兒，為了飛出去而橫衝直撞每扇窗戶。

她為那個家賦予了某種「模式」——那也許是瑞士模式，也許是榮格模式，也許是其祖父母的模式，又或者是她自己的模式。總之，那就是後來我們所謂的「緩慢」模式，裡面包含印度大師以及我生平第一次品嚐的有機食物。我下課回到住處時，常看到新來的印度大師坐在橡樹旁的桌邊，周圍都是門徒，屋內還有咖哩、薰香、地板蠟、衣服剛洗好的味道。珍是女王，是月亮，是榮格所謂的外傾感覺型。

相對的，她的丈夫沃特很自然是內傾思維型。他的身材瘦高，頭髮發白，濃密的鬍子也變白了。他每天騎單車通勤，當時他是在矽谷第一批出現的高科技公司上班，公司主要是製造電磁設備，他擔任生物工程總監。某天下班回家後，他跟我們解釋他正在研究的新技術將如何改革農業。他說，綠色革命將可以餵飽全世界，因為他們發明的核磁共振機（MRI的前身）可以分析種子的蛋白質含量，但不會損及種子。珍、印度大師、門徒們都禮貌地聆聽他的說法，接著又回頭繼續討論靈魂能不能脫離肉體而存在。或許，沃特因此變成了兼職的涼鞋製造者。他坐在木凳上，切割皮革，以錐子縫製涼鞋。他坐長凳時，習慣伸出又長又細的腳，那模樣就像創作小木偶皮諾丘（Pinocchio）的老木匠傑佩托（Geppetto）。他不講虛無縹緲的話，只製作扎扎實實的涼鞋，可以穿到你不小心弄丟為止。

三個女兒中，小南是老二，也是最嬌美的一位。她總是笑臉迎人，膚如凝脂，肌如白雪，彷彿從未曬過太陽。她留著一頭黑亮的直髮，湛藍的眼睛觀察敏銳，身材高䠷，身體健康，洋溢著青春活力，她讓我第一次品嚐到「慢」的滋味。

她從那些裝著小麥、黑麥、豆子的桶子裡取出食材，自己設計獨家的麵包烘焙祕方。她可能把小麥和黑麥一起磨碎，然後加入堅果、小茴香，甚至紅辣椒。這次她甚至不使用酵母。

我坐在餐桌邊，看著她揉著自己研磨的粗粉。她以一種抽象的方法揉著麵團，接著把它做成條狀，放進烤箱。當然，沒有放酵母，麵團就不會發酵隆起，但是烘焙的香味瀰漫了整個廚房。屋裡的人在香味的吸引下，紛紛從各個角落聚集了過來。

最後，小南從烤箱中取出麵包，那麵包小小一個，密實質樸，我從未見過那種麵包。那時我只知道量產的白吐司「神奇麵包」(Wonder Bread)。我看著小南把麵包切成最薄的薄片，接著我們在薄片上塗抹珍從偏遠有機農場買來的奶油。我從來沒吃過那種東西，嚐起來有顆粒、鹹鹹辣辣的。我花了很多時間咀嚼，嚐到了多種風味。

我品味麵包時，突然明白為什麼我學到的每種膳食都說麵包對人體不好，但聖經卻說麵包是「生命的支柱」(staff of life)。聖經所指的麵包不是神奇麵包，而是小南做的那種麵包。對營養師來說，這兩種麵包的區別也許只在於價格和營養成分，但以我自己的味蕾來分，兩者根本是天差地別，區別如此明顯，卻又難以名狀。

那是我第一次嘗到「慢」的滋味。

揮別對立，迎向循環

那幾年我學到，天空創造出一種特別的時間觀——不是線性、科學、漸進的時間；而是季節、園藝、循環的時間。就像拉丁文 *revolvere* 的意思，是周而復始，循環往復的。

我第一次見到大女兒梅格，是她決定搬回家住的時候。她本來和以軍醫身分參與越戰的男友彼得私奔了，但我搬進紐曼家幾個月後，珍突然告訴我梅格懷孕了，說她會搬回來住在我那間臥房裡，以便在那個柚木地板上自然生產（萬一天候不佳，則在床上生產）。後來，她確實不久之後就在那個房裡生產了。

在此同時，我得搬出那間臥房，但我不想離開紐曼家。住在那裡，跟攻讀一個未來的碩士學位沒有兩樣，那裡有印度大師、有機食品、沃特的新技術。晚餐談論的話題是物理、時間、政治、逃兵、公民抗命、政治宣傳等等。那裡還有大麻布朗尼，賈伯斯用來偷打免費電話的改造小盒子，還有馬、雞和自家養的雞蛋。我們都吃素，沃特很懂葡萄酒，所以我不想離開。

於是，我開始尋找紐曼家裡還有什麼地方可以睡覺。我從馬場的儲藏室開始找起，最後決定在屋頂安頓下來。多虧萊特弟子的設計，那棟房子的屋頂是平的，而且那裡也可以遠眺太平洋海岸山脈。萬一下雨，還有很大的屋簷可以遮蔽雨水，我在那裡一直住到大學畢業。後來我發現屋頂其實是很棒的睡眠地方，因為整晚都可以看到滿天的星斗移動，那是我以前從未見過的。

沃特教了我他所知道的星座，某晚他跟我解釋「歲差」(precession of the equinoxes)。由於地軸的擺動，每年天空會向東移動——每七十年約移動一度，每兩千年約移動三十度，轉一整圈三百六十度約是兩萬六千年（古人稱之為「大年」[2]）。他們衡量歲差的方式，是看春分時地平線上出現什麼黃道星座。這種星座共有十二個，每個星座的跨度約三十度，所以每兩千年會出現不同的星座。古人相信，無論出現什麼星座，那個星座就代表那兩千年的特質。對我們來說，我們的上空是雙魚座。

沃特指著雙魚座給我看——那是兩顆不太亮的星星，古人想像那是兩條魚朝著相反方向游動。沃特說，因此雙魚座的本質是二分的、衝突的、戰爭的，它也賦予「雙魚年代」那種對立的特質。不過，現在寶瓶座開始出現在地平線上，那意味著新時代即將來臨，將會有不同的優缺點。

那幾年睡在屋頂時，我常半夜醒來，望著夜空，所以我自己學會看大熊星座如何像時鐘的指針那樣繞著北極星運轉，行星如何沿著黃道運行。我親眼看到，金星有幾年是冬天的晨星、春天的昏星；有幾年又正好相反。那幾年，我總是知道火星、土星、木星、水星在哪裡。我光看月亮就能判斷那是該月的哪一天，光看星辰就知道是晚上幾點。

這聽起來或許只是古物學家的興趣罷了，但事實不然。那幾年我學到，天空創造出一種特別的時間觀——不是線性、科學、漸進的時間；而是季節、園藝、循環的時間。那些知識對我後來發現中世紀和賓根的希德格（Hildegard of Bingen，譯按：又譯做聖賀德佳），以及中世紀瞭解宇宙的方式有很重要的影響。他們所瞭解的宇宙是循環的，不是線性的。四季循環替換，我們戴在手腕上的手錶也是一種不斷旋轉的時間（revolutionary time），就像拉丁文*revolvere*的意思，是周而復始，循環往復的。

生命的神奇誕生

彷彿是某個神奇的魔術師變出來的把戲，而我剛好就是那個魔術師。但我不曾感受過類似梅格分娩時的那種輕鬆感，好像從山坡上輕輕地滾下來似的，那麼的平順、自然、和緩。

梅格後來不是在柚木地板上生產，但確實是在我以前住的臥室裡。

她分娩那天，一早起床就宣布那天寶寶要出生了。接著，她幫我洗了車，然後回到我以前的臥室，躺在床上，彼得躺在她的旁邊。我們都聚在那個房間裡等待，過了約兩小時後，彼得叫梅格開始用力推生寶寶，梅格照做了。令我吃驚的是，她的雙腿之間竟然出現了某種黑色的東西。梅格再用力推兩下後，整個寶寶就出現了，是個嬌小的女嬰。彼得沒有拍打寶寶，寶寶也沒有哭，她不需要拍打就呼吸得很順。

那整個過程令人震撼，感覺就像看著某人從帽子裡抓出兔子似的。本來不存在的東西，轉眼間就出現了。寶寶身上覆蓋著狀似灰塵的東西，珍把寶寶帶去清洗乾淨，再把全身光溜溜的寶寶放在梅格的身邊。

接著，胎盤也出來了。梅格說，她聽說有一些柏克萊的素食者會把胎盤炒來吃，說那富含蛋白質，對免疫系統很好，但我們馬上否決了那個想法。彼得把胎盤埋在後院，接著梅格起身，我們一起吃了晚餐。

後來我在醫學院接生了很多嬰兒，用了靜脈注射、針和剪刀、胎兒頭皮監測器、無痛分娩等等。儘管科技進步了，嬰兒的出生依然像變魔術一樣，那是怎麼出現的？彷彿是某個神奇的魔術師變出來的把戲，而我剛好就是那個魔術師。但我不曾感受過類似梅格分娩時的那種輕鬆感，好像從山坡上輕輕地滾下來似的，那麼的平順、自然、和緩。

* * *

那時我已經大學畢業，對未來感到迷惘，不知道接下來要做什麼。那個年代，其實多數人都沒有概念，尤其女性更加茫然。我們不曾想得那麼遠，只看到認識的女性都變成了妻子和母親，因此以為大學期間自己也會經歷某種轉變。但轉變並未發生，我不想當家庭主婦過一輩子，也不想繼續攻讀博士學位（那是我唯一能想到的另一個選項）。於是，我乾脆去旅行，那時很時興那樣做，而且旅行不貴，三塊美元就能住一晚民宿。我買了一張回程未定的機票，飛到歐洲，探險了幾個月。

後來我在一家偏僻的書店裡，發現了接下來要做什麼。

旅程中，我已經好一陣子沒看見書店了，所以當下看到那間書店時，我很高興。書店裡布滿了灰塵，充滿了紙味，有個凹室裡擺了一個旋轉架，上面都是英文書。我站在旋轉架前，轉著書架，掃讀著書脊。我看到辛克萊．路易斯（Sinclair Lewis）、赫爾曼．沃克（Herman Wouk）、海明威、榮格的《榮格自傳：回憶．夢．省思》（*Memories, Dreams, Reflections*）。我抽出那本書，我聽過榮格，珍以前住在庫斯納赫特村，曾經讓馮．法蘭茲分析過，但我從未讀過他的作品。

那個年代，我不太買書，因為書太貴了。所以我整個下午站在旋轉架前，直接把榮格自傳看完。第一次讀那本書時，印象深刻的是他的生活品質。

榮格求學時，也曾在科學和人文學科之間左右為難。他真正想做的是考古學家，卻因為需要謀生，而妥協當了醫生。接著，他又再次妥協，在蘇黎世州立精神病院找到一份不起眼但穩定的工作。正因為這種妥協，他的人生也展開了。他在那間醫院裡服務了幾年，每天看病人，專注地聆聽病人說話，於是他逐漸相信他們的精神病不見得是無法理解的。他們的幻覺中有重複出現的角色，類似童話、神話、夢境中的角色，例如小男孩、誘人的女子、惡棍、睿智的老人。他們的幻覺中也有反覆出現的主題，例如冒險、英雄主義、戰鬥等等。於是，榮格開始認為，我們也許可以把病人的幻覺理解成故事，那是有開頭、中間、結尾的。

接著，他開始安排自己的生活，以便更深入闡述那番見解。所以他上午看病人，下午去學習鍊金術、占星術，以及東方和西方的傳統。最後，他為自己打造了一個仿中世紀的藏身之所——在蘇黎世湖畔打造了一棟私人石屋，那裡沒有電，只有他握有那裡的鑰匙。

改變的動力是「物極必反」

萬物皆與它的對立物息息相關。唯有對立物也是真的，那個東西才是真的，不然都是假的。

那天下午結束時，我終於買下了那本書，並帶回去仔細讀了第二遍。

在第二遍的閱讀中，我開始發現，榮格解釋了一些我一直知道、只是從來不知道該如何用言語描述的事情。他描述了構成「自我」的內在組成。

首先是**陰影**（shadow），自己的影子——那是我們排斥的自我，也是我們討厭別人的地方。榮格稱之為「陰影」，是因為它是由意識的光投射出來的，所以擺脫不了。在夢中，它看起來像一個黑暗的身影，在黑路上追逐著做夢者；或者，有時它又像一隻動物。它是由你自己的某些部分所組成的，那些部分雖然**就是**你自己，但你不喜歡它們。榮格認為，當我們否認自己的陰影，把它投射到別人的身上時，會導致自己的焦躁及不完整，隨時關注著別人的惡狀。而承認自己的陰影能讓我們變得完整。

另外，還有所謂的**阿尼瑪**（anima）——那是被鎖在城堡裡的美麗公主，我們亟欲解救她——那也是我們的一部分，以及我們心中的女性意向。與阿尼瑪對應的是**阿尼姆斯**（animus），那是我們想嫁的對象或想要變成的帥氣英雄（或我們想兩者皆達到）。

這兩個相反的意向之間，還有一種巧妙的循環意涵。由於每個女人都有某種**阿尼姆斯**（某種男性意向，或「本我」的陽剛部分），那個內在意向也有它自己的阿尼瑪；同理，每個男人的**阿尼瑪**也有**它自己的阿尼姆斯**。因此，一個女人不僅心中有一個理想的男性意向，她內心那個男性意向也有它想要的第二女性意向。一個男人的內在女性意向（亦即他的阿尼瑪）也有它想要的第二男性意向（亦即他的阿尼瑪的阿尼姆斯），他會決定成為哪一個呢？

在這一切底下，則是最重要的角色：潛意識（Unbewusste）[3]，有如海洋或湖底一般。潛意識就像幕後的觀察者，以圖片的方式思考，有它自己的計畫。榮格寫道：潛意識是在夢中、偶然、意外中暗示它的計畫。它的目的是「個體化」（individuation）——有強大的非演化動力想要變成「本我」（Self），把這些不同的性格、情感、觀點整合成一個整體，但我們永遠看不到這個整體的完整性（wholeness）。

我第三次讀這本書時，發現含意還不止於此。榮格對於事物的完整性有一套自己的理念。萬物皆與它的對立物息息相關。唯有對立物也是真的，那個東西才是真的，不然都是假的。惡與善，晝與夜，暗與光，都是一個整體。所謂的「完整」（whole），是指不排斥他者（Other），而是去體驗它。榮格不相信進化，但他確實相信發展。改變的動力是**物極必反**（enantiodromia）[4]，亦即藉由對抗來產生對立。他相信循環，相信旋轉，相信輪換——就像我在紐曼家的屋頂上所看到的循環時間。後來我發現他的理念是一種很古老的理論，那種旋轉是以歲差、一個回歸、走完一個大年為基礎。

榮格率先把即將到來的新年代稱為「寶瓶年代」。他寫道，隨著黎明時分的天空從雙魚座滑落到寶瓶座，我們會以新的方式來看待事物。我們曾經知道那些新的方式，但是在雙魚年代，那些方式被推向底部，進入潛意識的暗黑泥淖中。他寫道，寶瓶年代將會是一場革命，目前我們正處於兩個年代的交接處。

第三次讀完那本書以後，我知道那正是我想要的，我想把過去融入現在，尤其是被現代摒除的西方「前現代感性」（premodern sensitivity）。

但是該怎麼做呢？

我想成為榮格心理分析師，那就是我想做的。

我一直覺得，是機緣巧合讓我踏進那家偏遠的書店，並在書架上看到《榮格自傳：回憶．夢．省思》。榮格應該會說那叫「共時性」（synchronicity）——他以那個概念來解釋非因果關係的有意義事件，例如改變人生的偶遇、預知的夢想、準確的直覺。他把「共時性」和古代「萬物同感」（sympathy of all things）的概念連結在一起。這是他每天早上都會問候鍋碗瓢盆的原因，「鍋子，早安！罐子，早安！」這也是為什麼罹癌者會把癌症視為自己的一部分。

我結束旅行返家後，便聯繫榮格學院（Jung Institute），以瞭解如何成為榮格心理分析師。他們告訴我，我需要先有心理學或醫學的學位。

我覺得沒關係。在現實世界遊歷了半年之後，我已經準備好抽離世事，投入看起來可能是最長時間的進修，所以我選擇攻讀醫學。

02 古魯相隄醫生和我的新白袍

那天，古魯相隄醫生讓我相信，只要我徹底檢查一個病人，就能判斷他罹患什麼，或沒有罹患什麼。病人的身體有如一塊等著我們繪製地圖的大陸，你是在探索！你怎麼能當個紙上談兵的探險家呢？那是「慢療」的第一步，可能也是最重要的一步。

讀醫學院的最初兩年，跟我以前熟悉的大學差不多，有教室、教授和作業。但還是有一些差異，例如基調不同、目標不同、知識不同。基調是由教授定的，他們跟我大學時代的教授不一樣，大學時代的教授是為了獲得知識而去求知，醫學院的教授不是主修人文學科，而是主修解剖學、生理學、微生物學。他們的興趣是對動物、組織、細胞做實驗。然而，身為醫學院的教授，他們的職責是確保我們知道醫生該瞭解的專業，亦即事實。

他們做的不同實驗（例如對青蛙、細菌、培養皿中的細胞所做的實驗）讓我們明白了一些不相關的事實。此外，跟數學或物理學不同的是，他們提出的事實也無法完全兜在一起。沒有什麼架構可以歸納他們各自的說法，我們只能死記那些知識，例如青蛙腎臟化學，老鼠耐壓性公式，細菌酵素級聯反應，偶然瞥見大象的皮膚、鼻子或腳趾等等。我們就像盲人摸象一樣，試圖拼湊出人體究竟是怎麼回事。

然而，在此同時，每個事實都很重要，這點也和大學時代不同。每個事實可能都意味著生死之差，端看我們是否還記得。萬一我們忘了罹患嚴重肺病的病人已經失去排放二氧化碳的動力，而給病人太多的氧氣，病人可能會停止呼吸。萬一我們忘了某種藥物的交互反應，開給病人互斥的藥物，那可能會導致患者喪命。像這樣可以拯救生命但互不關聯的事實，有成千上萬條需要記憶，一般大專院校不會出現醫學院那種壓力。

此外，我又是醫學院的女學生。

「我聽說女人只是器官」

在醫學院裡，課堂一開始就有人開黃腔讓妳為之一驚，課堂中間會穿插幾張《花花公子》的幻燈片讓妳為之再驚，而且教授對我們的長髮與陰柔面孔的關注也令人不安。

這時距離伊莉莎白・布萊克威爾（Elizabeth Blackwell）從醫學院畢業已經一百二十八年了，她是十二世紀巴黎設立醫學院以來，首位從醫學院畢業的女性[5]。但我們那一年，全校一百二十位教授中，只有兩位是女性[6]。整個醫學院裡只有十七名女學生：二年級有四名；三年級有三名；四年級有一名；我們那屆是學校同心協力不排斥女性的第一年，所以全班七十七人中，有九名女學生。

那八位學姐確實很努力幫助我們。我們入學的第一個週末，她們就幫我們辦了一次聚餐，跟我們分享一些生存的訣竅。例如，巡房時別讓男性把我們擠到外圍；小心提防史密斯醫生的鹹豬手；萬一其他的招數都沒效，妳又覺得教授故意問妳令人費解的難題時，妳可以乾脆盯著他的褲襠看。

那次聚餐結束後，隔週一，解剖學的教授陸格醫生（據傳以前是納粹）刻意佇立在解剖教室的門口。他的身材細瘦筆直，頂著一頭白髮，理平頭，有一雙淡藍色的眼睛。我們從他的身邊擠過時，他以濃濃的德國腔對每個女學生低聲說：

「我聽說女人只是器官。」

以前，我從來沒有特別感覺到自己是女學生。但在醫學院裡，課堂一開始就有人開黃腔讓妳為之一驚，課堂中間會穿插幾張《花花公子》的幻燈片讓妳為之再驚，而且教授對我們的長髮與陰柔面孔的關注也令人不安。

此外，醫學院的學生也和我以前習慣的同學不同。這裡所謂的學生，是指男學生。他們都有明確的目標——完成醫學院的學業，在好的醫院裡取得住院醫師的資格，過舒適的生活——但他們並不強勢，個性溫和良善。遇到不合理的事情時，他們不會反對抗爭，但我們這些女學生也不會反抗，只是隨波逐流。彷彿進了迷宮以後轉了幾個彎，看不到旁邊是什麼樣子，也無法返回起點，只能一步步地往前邁進，樂觀地面對未來。

在此同時，我們都感覺到周遭有一些動靜，覺得有事情正在發生，例如焚燒徵兵證、黑豹黨（Black Panthers，譯注：一九六六年至一九八二年活躍的美國組織，宗旨是促進美國黑人的民權）、克里斯多福大街（Christopher Street，譯注：一九六九年六月二十八日，在紐約曼哈頓克里斯多福大街的石牆酒吧，發生美國史上第一件同性戀者反抗政府迫害性別弱勢群體的實例）；還有一些為墮胎、節育、病人權利、另類醫療所做的抗爭；針灸和中醫登陸美國；農夫市集出現了。這些風潮都是當時興起的，感覺大環境裡有一陣騷動、一陣擴張、一陣覺醒。

黑人／白人、男性／女性、異性戀／同性戀、快／慢之間正醞釀著榮格所謂的「**物極必反**」——對立物的對抗。原本遭到拒絕者即將獲得接納，被壓迫在下位的人即將反轉到上位，隱藏的東西即將變成昭然若揭。榮格從古希臘哲學家赫拉克利特（Heraclitus）的思想，領悟出萬物都會轉變成對立物的道理——從黑變白，從女性變男性，從陽變陰——因為萬物的內在都有對立面。當我們意識到內在的對立面確實存在時，「物極必反」的流程就會啟動。而我的「物極必反」起始點，是從我開車到市區買白袍的那天開始。

「女醫生」是什麼？

醫生是男性，女性是護士，所以「女醫生」是什麼？一百年前，現代臨床醫學之父威廉．奧斯勒醫生提出了一個答案，他寫道：「有三種性別：男性、女性、女醫生。」

我本來已有一件白袍，但款式不對，那件是醫學院開學的第一天不得不買的。那是長款白袍，在二年級結束之前，我一直以那件白袍為豪。後來我得知醫學院三年級不穿長款白袍，他們是穿白色的短外套。學生一穿上那種短白袍（這裡的學生，當然是指男學生），看起來就像真正的醫生一樣，所以當時我們每個人都想擁有一件短白袍。終於，在二年級結束時，為了上身體診斷課，校方要求我們去買短白袍。

後來我們才發現，實習醫生（已經從醫學院畢業，但是為了拿到執照而第一年真正行醫的人）從來不穿短白袍。他們充滿自信，忙得要命。但他們之所以看起來如此帥氣，完全不是因為穿了白袍，而是因為頸部掛著聽診器。他們才不需要白袍的大口袋——他們不需要那個口袋來塞《華盛頓手冊》

（*Washington Manual*），因為他們的智慧都裝在腦子裡了；他們不需要那個口袋來擺放器材，因為他們會隨手抓起周邊的工具；他們也不需要那個口袋來擺放病人的索引卡，因為他們把索引卡塞在後口袋裡，所以那件短白袍在當了實習醫生後就拋棄了。直到六年後，訓練結束時，我才看到真正的醫生（主治醫生）穿著長白袍，那種白袍可以為他們的衣服提供最佳的保護。

換句話說，白袍基本上象徵、也證明了醫療是一個行會，有嚴格的階級制度。那些階級不是你覺得自己準備好了就能爬上去，而是你獲得許可後才能爬上去。一年級醫科生、三年級醫科生、實習醫生、住院醫生、主治醫生。你需要努力掙得必要的條件，而那些條件是熟悉眉角的前輩所決定的。你必須逐步往上爬，按部就班地學習，不能略過或跳過任何東西，只能慢慢來。

那種結構設計是有道理的。

醫學院附近沒有制服店，但同樣就讀醫學院的友人羅莎琳知道哪裡可以買到白袍，所以我開車去她介紹的那家制服專賣店購買。我花了一點時間端詳衣架上的衣服，尋找短白袍，但我看到護士的粉紅聚酯纖維外套，還有女性尺寸的醫檢服（有腰身設計和迷你口袋），但沒有看到我那個尺碼的醫生白袍。最後，售貨小姐跟我解釋：醫生白袍沒做女性尺碼，只有男性尺碼，最小號是二十八號。她拿最小號給我看，那是厚棉布製成的白袍，有兩個巨大的口袋，可以放聽診器和醫療手冊，但最重要的是，兩側有隱藏的開縫，以便在不脫白袍下把雙手插入褲子的口袋，所以我買了那件。

接著，我就去探險了。我聽說那一區有一家女書店，我想去看看。那家女書店距離沒有賣女性醫袍的制服店只有幾個街區。

我的「物極必反」歷程就是從這裡開始的，我從這裡反轉了「女醫生」這個詞。那是個毫無道理的三段論：醫生是男性，女性是護士，所以「女醫生」是什麼？一百年前，現代臨床醫學之父威廉・奧斯勒醫生（William Osler）提出了一個答案，他寫道：「有三種性別：男性、女性、女醫生。[7]」

沒有多餘的解釋。女性化和男性化都不適合用來形容女醫生，中性也不適合。

那件過大的男性白袍還是有用，但用途有限。它回應了底下的問題：我想呈現什麼樣貌？我想獲得什麼樣的對待？但它沒有完全解決問題。榮格是以「人格面具」（persona）來表示我們在別人面前呈現的樣子，他是從拉丁字的「面具」（*persona*）得到那個概念——在古代的戲劇中，演員戴的面具上有一個洞，以便讓聲音從那個洞口傳出來。你的「人格面具」讓外界一眼就知道你是誰、怎麼待你、你怎麼看待自己、應該把你視為什麼。上醫學院以前，這很單純：我的人格面具是女孩、女性、學生。但現在既然我即將以醫科生、準醫生的身分踏入醫院，我該呈現什麼樣貌？人格面具是由服裝和風格、聲音和手勢、談吐和沉默、步態和步伐表達出來的——在這個以男性為主的職業中，如何當個女性？

三段論是這樣的：醫生做決定；這表示有時他會說「不」；某種程度上，那是我們將會學到的。相反的，女性微笑，總是說「是」，即使她的意思是「不」。那些確實說「不」、拒絕別人、做出決定並執意付諸實踐的女性，因年代的不同，而被視為潑婦、女學究、閹割者（佛洛伊德）、阿尼姆斯附身（榮格）或女權主義者。那麼，我該如何成為那個矛盾用詞、那個第三性別——女醫生呢？

那間書店在大街上，幾乎隱藏在兩棟建築之間。我踏入書店時，門上掛的小鈴鐺叮噹作響。角落的櫃檯後方有一位塊頭很大的女人，頂著一張大臉，留著短髮。除此之外，那間書店就只有書，都是女性寫的，到處都是。我沒有想到我們竟然寫了那麼多書，牆邊的書架上、店內成排的書櫃上，都是女性撰寫的書籍。有小說、歷史、心理學、心靈、政治類。

我買了三本：西蒙・波娃（Simone de Beauvoir）的《第二性》（*Second Sex*）、瑞克里芙・霍爾（Radclyffe Hall）的《寂寞之井》（*Well of Loneliness*），以及一本名稱驚人的期刊《女戰士季刊》（*Amazon Quarterly*，美國第一本女同志觀點的全國性文學雜誌，一九七二年創刊）——那是一本跟馬克思相當、甚至超越馬克思的革命性作品。接著，我就開車回醫學院了。

好好地觀看一位病人

那天我學到，只要好好地檢查病人，就可以診斷出疾病，例如腦瘤、肺部感染、心臟病。那種慢條斯理、縝密思考、有條有理的檢查實在很有趣，也很強大。

身體診斷課是我們第一次看到真正的病人，那是在就讀醫學院兩年以後。我上的那節課裡，還有另三名學生，我們一起開車去見指導老師：古魯相隄醫生（Dr. Gurushantih）。

他是在榮民醫院（VA Hospital）任職，那棟醫院有七層樓高，在一片柏油地上拔地而起，看起來比較像辦公大樓，而不是醫院。室內的牆壁是淡綠色的，鋪著油氈地板，牆上裝著鋁窗。我們一行人搭電梯直達四樓，去見古魯相隄醫生。他年輕帥氣，充滿熱情，講起話來帶點輕快的印度腔。他解釋，那天下午他會帶我們在醫院裡四處走動，去診斷幾位他為我們挑好的病人。他會說明那些病人的診斷結果，並示範如何檢查病人以得出那樣的診斷。

他告訴我們，他是胸腔科醫生。他帶我們去看第一個病人，讓我們看罹患慢性肺病的病人有什麼樣的指甲。他舉起病人的手，展示指甲。那些指甲是彎曲歪斜的，是灰色而不是粉紅色。他問道，你們看到指甲床突出指尖的角度不見了嗎?那稱為「杵狀指」(clubbing),是慢性肺病的症狀,我們可以藉此判斷肺病。

我看著自己的指甲,以前從來沒注意到這些,原來指甲伸出指尖的地方有個清晰的角度。

我們接著去看下一個病人,古魯相隄醫生說他有胸腔積液。那是指積在胸腔內、但位於肺部外的液體。如果有肺癌、肺部感染或心臟衰竭,胸腔就會積聚液體,但他還不知道患者是哪種狀況。所以他現在要做的,是以一根針抽取液體,再把液體送到醫檢室化驗。

古魯相隄醫生向病患解說抽取程序後,便坐到病患的床上,我們圍繞著醫生站著。他以暖棕色的手輕拍患者的背部,從上拍到下,我們仔細聆聽。我們可以聽到拍擊的聲音從聽起來空洞變得厚實,音色改變的地方就是液體的水位。古魯相隄醫生從白袍的口袋裡掏出筆,在音色改變的地方做了記號。他在記號的下方摸索肋骨,局部麻醉那個部位,然後信心十足地把一根長針插進胸腔。

液體開始從長針流出來。我們看著他在一個真空瓶上裝上接頭,直到真空瓶裡裝滿透明的黃色液體。他告訴我們,那是個好跡象,黃色的透明液體意味著患者不是罹癌或感染,而是心臟衰竭,那很容易治療。抽取液體的過程中,患者全程不語,但古魯相隄醫生提到那不是癌症時,我們可以看到他的肩膀放了下來,深呼吸,大鬆一口氣。接著,古魯相隄醫生把針取出來,用OK繃貼住傷口,我們接著去看下一位病人。

這個病人得了腦瘤。由於顱骨是一個骨頭做成的容器,腦瘤擴大時,顱骨無法延展,於是腦瘤會壓迫到顱內的一切,包括柔軟的大腦、緩衝大腦震盪的液體,以及從大腦連到眼睛視網膜的神經線路。那線路(稱為視神經)自然因受壓而膨脹,你用檢眼鏡(ophthalmoscope)看視網膜時,會看到視神經腫脹了起來。

我們都拿出自己的檢眼鏡來檢查，我也看到腫脹了！視神經是眼球後方的黃色圓盤。在腦瘤的施壓下，視神經邊緣不再清晰，而是模糊的。古魯相隄醫生說，這表示他有「水腦」——大腦腫脹，這就是我們診斷顱內壓上升的方法。

當時我們連血壓都不會量，古魯相隄醫生也教我們怎麼量血壓。他教我們四種血壓量測法，以及每種量測法可以做什麼診斷。

整個下午，我們都跟著古魯相隄醫生走，他介紹的那幾位病患伸出手指讓我們看指甲，讓我們拍胸腔，讓我們瞇著眼睛用檢眼鏡觀察。那個下午讓我們大開眼界、大開腦界，也大開心界。那天我學到，只要好好地檢查病人，就可以診斷出疾病，例如腦瘤、肺部感染、心臟病。那種慢條斯理、縝密思考、有條有理的檢查實在很有趣，也很強大。

我深受啟發。

所以，我去買了古魯相隄醫生推薦的書籍：艾爾默．德高文（Elmer L. DeGowin）和理查．德高文（Richard L. DeGowin）合撰的《臨床診斷檢查》（*Bedside Diagnostic Examination*）。古魯相隄醫生說，那本書是身體檢查的聖經，看起來確實也很像聖經。它有棕色的軟皮封面，五百六十頁纖薄的內頁，詳細地描述了身體檢查時可能發現的各種疾病跡象。那種跡象有成千上萬種，而且不像醫學院最初兩年學到的許多事實那樣毫不相關。這本書呈現的事實是有架構的：他們順著人體描述，從頭到腳逐一列舉。所以頭皮、頭骨、眼睛、耳朵、鼻子、喉嚨的所有徵兆都列出來了，從上而下，一直列舉到腳趾甲。我把它們抄下來，製成索引卡，放在白袍的胸袋裡。

艾倫．波音特先生

有機會做一次完整的德高文身體檢查實在太棒了。那是我第一次微微意識到醫學不僅是一門科學，也是一門技藝。每個細節都很重要，都是在講一個故事。

在身體診斷課程的最後一天，古魯相隄醫生分給我們每個人一位病人，讓我們為病人做全身檢查。他想看我們從檢查病人的身體收集到什麼資訊，以及得出什麼診斷。

我的病人是艾倫．波音特先生（Alan Pointer），五十六歲，嗓音沙啞，有一對大耳朵，留平頭，右肩有個錨狀刺青，是典型的榮民病患，只不過當時我還不懂這些。我做了自我介紹，把病床邊的簾幔拉上，開始按著索引卡逐項檢查。我問了他所有的問題，做了所有的測試，從頭到腳都做了，整整花了四個小時。等我檢查完畢時，我們兩個都已經汗流浹背，筋疲力竭了。完成檢查時已是黃昏，古魯相隄醫生來找我，我感覺得出來我似乎做過頭了，稍稍過頭了。

但直到今天，我依然對波音特先生心存感激，因為有機會做一次完整的德高文身體檢查實在太棒了。那就像製作陶器或木器一般——細膩、精確、仔細。那是我第一次微微意識到醫學不僅是一門科學，也是一門技藝。每個細節都很重要，都是在講一個故事。例如，病人的手——溫暖而乾燥或冰冷而潮濕；指甲、手掌、脈搏；膚質和毛髮狀況；有沒有淋巴結等等——這還只到肘部而已。

那天，古魯相隄醫生讓我相信，只要我徹底檢查一個病人，就能判斷他罹患什麼，或沒有罹患什麼。雖然不見得能檢查出一切病痛，但大多數病痛應該都能檢查出來。他也讓我相信，如果我做的檢查不夠徹底，就無法做好診斷，即使科技再怎麼進步也是枉然。病人的身體有如一塊等著我們繪製地圖的大陸，你是在探索！你怎麼能當個紙上談兵的探險家呢？那是「慢療」的第一步，可能也是最重要的一步。當你束手無策，一切的方法都無效時，別忘了檢查病人的身體。

* * *

我永遠忘不了古魯相隄醫生的教導。每次我檢查病人的頭皮，發現意外轉移的食道癌是病人虛弱的原因；或檢查病人的手指，發現罕見的假性甲狀旁腺功能減退症（pseudopseudohypoparathyroidism）時，我總是在心裡感謝古魯相隄醫生無數次。身體檢查是醫療的基石。畢竟，病人帶什麼來見我們？即使他是心理受創，心理的創傷也最常表現在肉體的痛苦上。

接下來，醫學說服我相信的是方法，它讓我相信逐頁檢閱病歷及瞭解故事有多大的效果。那正好是我父親的療程中欠缺的東西。或者，更確切地說，那不是遭到遺漏，而是因為科技的介入而變得不可能做到。

03

頭有洞的男人

那是我第一次做診斷，連我自己也不敢相信。我只是一個醫學院的學生，我懂什麼？其實我什麼都不懂，我只是看到——注意到——那五份厚度驚人的病歷中有那麼一句話，那句話甚至不是我的見解，而是別人的：「或許病人患有多發性骨髓瘤。」

由於我打算成為榮格心理分析師，我的第一份見習工作（clerkship）是在精神治療科，那也包括神經科，因為醫學不太確定心智和大腦孰先孰後。

從十九世紀研究歇斯底里開始，精神病學就知道心智會影響大腦，可能引發頭痛、失明、甚至癱瘓等身體症狀。但另一方面，神經科學也從病理學和顯微鏡的研究知道大腦會影響心智。腦膜炎、腦炎、中風、癌症都可能導致精神症和精神錯亂。所以，精神科和神經科是一起的，見習時，我們是同時學習這兩門學問。

但兩者其實截然不同。在精神病學方面，我們幾乎不檢查病人的大腦或身體。我們本來應該檢查的，也試過了，但精神錯亂又激動的精神病患很少乖乖地讓你檢查。然而，在神經科方面，身體檢查是關鍵。它甚至有一套自成一格的神經檢查，跟古魯相隍醫生傳授給我們的身體檢查不一樣，那也是我們在神經科見習的那個月所學習的主要內容，見習的地點也是在榮民醫院。

別忘了觸摸顱骨

艾克斯下士的顱骨看起來毫無異狀，克雷格醫生為了回應我們，把手指放在下士的頭頂上，按了下去，結果他的手指就這樣沒入了腦殼。

見習的第一天，住院醫師克雷格（Craig）帶我們去看他的病人，並為我們示範神經科的特殊檢查。他解釋，那分成八部分，先從檢查頭部和頸部開始，接著是腦神經、反射、力量、感覺、步態和平衡。他們也有一些特殊的工具，主要是十九世紀神經學科自成一門學術時，針對檢查的每個部分開發出來的。我們看著克雷格醫生從他那個破舊的黑袋子裡逐一取出工具，包括手電筒、榔頭、大頭針、音叉、棍子，以及情婦家的鑰匙。

我們看到那把鑰匙時都愣住了，那真的是情婦家的鑰匙嗎？

那是該測試的發明者巴賓斯基醫生（Babinski）使用的東西，也是他教學生使用的東西，而克雷格醫生使用的，其實是女友家的鑰匙。那是用來測試腳底的巴賓斯基反射（Babinski reflex），克雷格醫生說那是測試痴呆症的絕佳方法。新生兒的腳底受到刺激時，拇趾會朝頭的方向往上翹，其他的腳趾則是呈扇形張開。但是隨著腦部發育，腳底會學習向內及向下彎曲。有人說痴呆症是二度童年，罹患痴呆症時，新生兒那種反射動作（所謂的「巴賓斯基反射」）又會出現。以鑰匙刺激腳底時，腳趾會呈扇形張開。克雷格醫生認為我們可以使用任何鑰匙，但是，嘿，那傳統有助於聯想。

克雷格醫生的黑袋子裡，最奇妙的東西是一盒香氣，那是用來測試一號腦神經：嗅覺神經。盒子裡有幾個有鋼蓋的小玻璃瓶，裡面裝著迷迭香、紫羅蘭、薰衣草、雪松等精油。我只見過另一位神經學家測試過一號腦神經，所以我看到克雷格醫生的袋子裡有那個盒子，而且真的拿出來使用時，對我來說，那是一個指標（現在我仍然那樣想），那顯示出他對其專業技藝的熱愛。他教我們的神經檢查相當巧妙，細心的神經學家往往光用那套檢查就能做出診斷。即便是今天，神經科醫生也還沒淘汰那套巧妙的檢查，但我預期不久的將來那可能會失傳。

不過，當時令我印象最深刻的是，他帶著我們發掘艾克斯下士（Corporal Eks）身上的徵兆。艾克斯下士是年輕帥氣的黑人小伙子，穿著衣服坐在床上。病床邊沒有靜脈注射或氧氣筒，也看不出來他罹患什麼疾病。他只是剃了頭，頭髮又開始長出來了。克雷格醫生問道他在哪裡及感覺如何時，他的回應輕快，看起來精神不錯。他的反應機靈，回答似乎都很正確。

接著，克雷格醫生問我們，為什麼艾克斯下士會在這裡？他是因為什麼狀況而住院？

我們頂多只能回應：他應該不久前動了腦部手術。

「你們為什麼不摸摸他的顱骨呢？」克雷格指示我們，眼中閃著亮光。

觸摸顱骨是身體檢查的一部分，但幾乎沒有人做過。觸摸顱骨並不複雜，你只要把手放在病人的頭上，感受他的頭髮、髮質和濃密度、頭皮，看有沒有皮疹和損傷，接著檢查頭蓋骨有無隆起和腫塊。或許這是十九世紀顱相學殘留下來的遺跡，當時認為顱骨上的腫塊就是疾病的症狀。

艾克斯下士的顱骨看起來毫無異狀，因為他曾經剃光頭，可以清楚看到顱骨的狀況。於是我們望向克雷格醫生，不解為什麼要費神去摸它呢？

克雷格醫生為了回應我們，把手指放在下士的頭頂上，按了下去，結果他的手指就這樣沒入了腦殼。接著他拉起手指，那凹陷又恢復原狀，就好像他把手指壓入裝滿水的氣球一樣。他解釋，即使下士看起來毫無異狀，說話也沒問題，應答無礙，顱骨看起來完好無損，但事實上並非如此，他也不是沒有任何病症。五個月前，他的顱骨骨折，罹患硬腦膜下血腫，後來變成感染。神經外科醫生不得不移除一大片右邊的顱骨和底下遭到感染的腦袋部位。下士依然可以聆聽、回答和說話，因為右撇子的右腦某種程度上是額外的組織。

從此以後，我做身體檢查時，從來不忘了仔細觸摸顱骨。

哈里斯先生的頭痛

他說，不，他不要讓我檢查，他已經被檢查過太多次了。他的頭痛得要命，但沒有人知道為什麼，他已經厭倦了檢查，但他反問我，是否願意跟他一起看訴訟案的文件。

在神經科見習的經驗，和後來在其他地方見習的經驗不一樣。我在神經科不需要照護病人，我的工作是在克雷格的病人身上練習神經檢查，然後閱讀他們的診斷。

所以我經常待在克雷格的辦公室裡，那是設在神經科的一個無窗小房間，裡面有一張桌子和幾張椅子，牆上貼著發黃的排班表，地板和桌上堆著病歷。過了快一個月，我和克雷格某天一起坐在那個小房間，他開始告訴我病人哈里斯（Harris）的情況，哈里斯剛剛再次入院。

克雷格告訴我，哈里斯現年六十二歲，曾是事業有成的律師，有錢、備受敬重、人生順遂無虞。約莫五年前，妻子意外過世後，他先是陷入憂鬱，後來變成重度憂鬱，接著開始出現輕生的念頭，最後演變成躁鬱症。他突然決定賣掉自己的房子，而且是以遠低於房屋價值的價格賤賣。接著，他把錢拿去做各種瘋狂的投資，當然都賠光了。慢慢地，他的社會地位逐步下滑。

這時我已經知道躁鬱症是憂鬱症的另一面。有些人憂鬱到極點後，會突然整個人從極度消極轉為極度積極，從憂鬱變成狂躁。

克雷格描述，哈里斯先生變得非常亢奮、激動、振奮。他的律師業務變得一塌糊塗，他進進出出精神病院多次，服用鋰鹽，又停用鋰鹽，處理自己的訴訟案，無可救藥。

我不解地問，既然如此，為什麼他會來神經科？

「頭痛，嚴重的頭痛。他頭痛多年了，來這裡住院好幾次，但我們總是找不出病因，現在他又來做另一次診斷檢查。但他不讓我們檢查他，總是把我們轟出病房，我也不知道為什麼還要讓他住院。不過，也許他肯讓妳檢查，因為妳是新來的。他還沒見過妳，換妳去試試看吧。」

那時我還很內向，多數醫學院的學生都是如此，因為醫學院大多是挑選內向的學生。但我鼓起勇氣，站了起來，走向他的房間。他的房間就在那個小辦公室的斜對角，是單人房，門關著。我敲了敲門，走了進去。

哈里斯獨自坐在床上，穿著白色的短袖襯衫和舊褲子，床上放著破舊的高級公事包。公事包開著，他正在翻看公事包裡的一疊紙張，那些紙張也看起來破破爛爛的。

我告訴他，我是醫學院的學生，正在學習神經檢查，並問他是否願意讓我檢查。

他從那疊紙抬起頭來，黑色的律師型眼鏡有點歪斜。他的頭髮稀疏而蓬亂，臉頰上有灰白的鬍碴，但帥氣不減，仍散發著某種高雅的氣質。

他說，不，他不要讓我檢查，他已經被檢查過太多次了。他的頭痛得要命，但沒有人知道為什麼，他已經厭倦了檢查，但他反問我，是否願意跟他一起看訴訟案的文件。他正在控告妻子遺產的執行者，以及洗壞其西裝的清潔工。此外，他也想討回房子。他說有人在契約上偽造他的簽名，偷賣房子，然後捲款潛逃。

他的反應對我來說有點太快、太急、太激烈了。

「不，不，謝謝，也許改天吧。」我說，連忙退出房間，讓他繼續翻閱那些破爛的紙張。我回去找克雷格醫生。

「他不讓我檢查。」

「不意外，多年來沒有人能檢查他。妳何不坐下來，看看他的病歷？」

他指著桌子旁邊那一疊東西，「整整五年的病歷都在這裡。」

在地板上，我看到病歷堆到桌面那麼高，每一份都厚得跟電話簿一樣。我把它們按時間順序排好，從最上方拿起第一份（最早的）病歷，坐在角落的椅子上翻閱。

看到醫學思維的流程

第四份病歷看到三分之二時，我發現約兩年前出現一個值得注意的記錄。哈里斯先生的血鈣濃度很高，神經科的住院醫生指出，他可能罹患多發性骨髓瘤，那是一種血癌。

在這之前，我從來沒看過病人的病歷，哈里斯先生的病歷花了我一整個下午的時間才看完。這樣逐份、逐頁地閱讀病歷，比我想像的有趣很多。讓我印象最深刻的是，哈里斯先生的病歷是一個匯集了調查、記錄、假設的集體活動，而且是持續進行的。就好像一本書，有開頭，有中間；但它也不像一本書，因為作者是在不知道結局下撰寫的。更重要的是，他們寫下那些記錄時，也不知道接下來可能發生什麼：哈里斯先生究竟會死、會康復，還是會病得更重？所以，我可以看到不確定下，醫學思維的流程。他們是如何臆測、如何做出最佳推論，以及萬一猜錯了怎麼做。

此外，由於病歷都是手寫的，我可以看出病歷是一種個人記錄，也是一種共筆流程。我可以把不同的筆跡和不同的醫生、護士、社工連結在一起，可以把那些記錄分門別類來看（外科醫生寫的草體字、內科醫生寫的正體字、護士寫的花體字），也可以個別來看。那些筆跡也是故事中的角色。

哈里斯先生的病歷特別有趣，因為裡面不只有他的住院醫療記錄，也包括他進精神病院的記錄。後來，這種病歷混合的情況很罕見，因為心理健康的倡導者促成一項法律的施行，要求把精神病的病歷分開，只能讓精神科看到。但是我可以看到哈里斯先生的完整病歷，精神科和神經科的病歷都匯集在一起了，不必把心智和大腦分開來看。

我確實花了整個下午的時間才看完。

在第一份病歷中，我讀到五年前他有輕生的念頭及重度憂鬱時，第一次住進精神病院。我讀到精神科醫生的看法，哈里斯先生對他說了什麼，以及護士和社工做了什麼。我也可以看到他的大腦檢測和心智檢測的結果。

在第二份病歷中，他開始出現狂躁症。我可以看到他服了那些藥，但是都沒有效；還有血液檢測、不同的醫療考量、照X光和諮詢的結果。

第三份病歷是約三年前寫的，在那份病歷中，他開始頭痛，第一次住進神經科。當時的檢驗還不是很先進。那個年代，沃特研發的核磁共振機（NMR）尚未轉變成MRI，電腦斷層掃描才剛發明出來。那時要觀察大腦內部只能靠「腦部掃描」和可怕的氣腦造影（pneumoencephalogram）、腰椎穿刺和血液檢測。哈里斯先生幾乎做了神經科和精神科當時能提供的各種檢測，而且做了很多次，但是除了得到「發瘋」兩字以外，並未得出診斷，那實在令人難以信服，而「頭痛」問題也沒有獲得有效的醫治。

接著，我看第四份病歷。看到三分之二時，我發現約兩年前出現一個值得注意的記錄。哈里斯先生的血鈣濃度很高，神經科的住院醫生指出，他可能罹患多發性骨髓瘤[8]，那是一種血癌。罹患多發性骨髓瘤可能導致高血鈣、憂鬱和頭痛。住院醫生要求後續再做一次血鈣檢測以驗證結果，也照顱骨X光以排除那種可能性。

我翻閱了第四份和第五份病歷，想知道後來做的血鈣檢驗和顱骨X光的結果。但醫院進行那些檢測之前，哈里斯先生就要求出院了。在後續的多次住院病歷中，醫生都是在處理他的狂躁症。第四份和第五份病歷中，沒有人對他再做一次血鈣檢測，也沒有人幫他照顱骨X光。

乍看之下缺乏效率的事物

> 那些頁面、那些病歷體現了故事。藉由哈里斯先生的例子，那些病歷第一次、但不是最後一次向我證明，乍看之下缺乏效率的事物其實更有效率。

我對多發性骨髓瘤的瞭解不多。我們在病理學課學到這個疾病時，只覺得它似乎很罕見，很深奧。現在既然我有時間，便去了一趟醫院的圖書館，好好研讀了這個疾病。我從閱讀中得知，多發性骨髓瘤是一種血漿細胞癌，嵌在骨頭裡，有時會產生一種化學物質來侵蝕骨頭，引發疼痛，也提高血鈣濃度（因為骨頭流失的鈣質滲出血液）。血鈣高會導致精神問題——焦慮、激動、偏執、憂鬱。有時癌細胞也會產生一種蛋白質，阻塞血管，也可能導致精神錯亂。多發性骨髓瘤可能醞釀多年而不顯現出來。

所以，傍晚克雷格醫生回到辦公室時，我問他：「會不會是多發性骨髓瘤？兩年前哈里斯先生的血鈣濃度很高。神經科的住院醫師認為，多發性骨髓瘤伴隨高血鈣症可能解釋他的症狀，包括頭痛。他本來應該再做一次血鈣檢驗並照顱骨X光，但從來沒做。」

克雷格說，這個想法很有意思。

他向哈里斯先生解釋了我們的想法，哈里斯先生同意隔天照顱骨X光。

後來我和克雷格到樓下看X光片。

他告訴我，那些X光片顯示典型的多發性骨髓瘤症狀，連我都看得出來。哈里斯先生的頭有洞，他的顱骨上布滿了小洞，難怪他頭痛得厲害，或許那也是他有憂鬱、狂躁、精神錯亂的原因。克雷格說，他仍需要做骨生檢才能做出診斷，還要做血液和尿液檢測，但他也說，他幾乎可以肯定哈里斯先生是罹患多發性骨髓瘤了。那是可以治療的，治療後，哈里斯的頭痛可能會好轉，甚至消失。天曉得會怎樣呢？也許他的血鈣恢復正常時，狂躁、憂鬱、偏執、精神錯亂的狀況也會改善。但那個病無法治癒，最後他可能還是會死於多發性骨髓瘤。不過，治療期間他會感覺好一些，持續存活好幾年。

那是我第一次做診斷，連我自己也不敢相信。我只是一個醫學院的學生，我懂什麼？

其實我什麼都不懂，我只是看到——**注意到**——那五份厚度驚人的病歷中有那麼一句話，那句話甚至不是我的見解，而是別人的：「或許病人患有多發性骨髓瘤。」我只是有足夠的知識去注意到那條資訊，那種感覺令人放心，因為那表示我不需要懂一切的東西，只要懂得辨識有些資訊可能值得去探索就行了。

哈里斯先生很高興聽到診斷結果，雖然他依然不讓我摸他的頭骨做檢查，但他確實讓我們做了另一次血鈣測試。測試結果顯示血鈣濃度很高，他也同意接受治療了。他得知自己頭痛的原因，知道有辦法治療頭痛時，終於鬆了一口氣。

但他並沒有放棄訴訟案件。不過，當你感到疼痛，知道那不是幻想，不是「腦子無中生有的感覺」，而是頭顱真的有問題；知道那是真的疼痛；知道有人相信你的說法；知道你受到認真的看待時，那總是比較好的。

＊　＊　＊

這對未來即將出現的「慢療」來說，是多麼重要的一課！我花了整整一個下午的時間，仔細翻閱了五大本電話簿那麼厚的病歷。而且，由此可見，那些紙本病歷有多麼重要；能夠細讀那些病歷、逐頁翻閱有多麼重要。後來，電子病歷取代了紙本病歷，我們無法再做那樣徹底的檢閱。那些頁面、那些病歷體現了故事。藉由哈里斯先生的例子，那些病歷第一次、但不是最後一次向我證明，乍看之下缺乏效率的事物其實更有效率。

我在醫院見習時，從葛瑞格醫生（Greg）那裡清楚地學到這個道理。他是我的第一位慢療導師，雖然他可能不知道那個說法是什麼意思。他可能會說，他傳授及身體力行的，只是仁心良術罷了。

04 葛瑞格醫生的三〇％哲理

如果我們觀察任何新藥物或治療的良好效果，
然後再加上它的不良效果（有害反應和副作用），幾乎每次都是完全抵消。
新的藥物只是改變了排列組合。它減少了預定要解決的問題，卻引發了其他的問題，
所以最後得出的結果正好是三分之一、三分之一、三分之一。

縣立醫院位於高速公路和購物中心的邊角，看起來不起眼，只是一九六〇年代的實用普通建築，五層樓高，裝著鋁窗。從購物中心往那裡看，你絕對想不到那棟樓裡有這個社會不想看到的一切。

每次我走進那裡，依然會訝異那棟建築的內部跟外觀看起來截然不同。我認為那是醫療系統中一個不為人知的優點，也是讓人覺得它的開支很值得的原因之一，即使是從商人的角度來看亦然。古羅馬沒有那種照顧窮困病人的縣立制度，你可以想見那對商業有多麼不利！痲瘋患者、癌症患者、結核病患者坐在古羅馬城鎮的公共廣場階梯上，直接面對著政客和討價還價的商人。中世紀出現的濟貧院和神恩院舍是多麼巧妙的創新，任何人（病人、老人、窮人）都能去那裡並獲得款待。那些讓人想起人間無可避免的痛苦和死亡的老殘窮都隱匿起來了，眼不見，心不煩。儘管購物中心就在醫院的對面，但我從來沒見過一個病人（光頭、插著靜脈注射、咳著血、腿上散發壞疽臭味、身上掛著人工肛門）

在那家購物中心裡坐著、躺著或站著。

但是只要踏進醫院，你就可以看到那一切——疾病、痛苦和死亡——雖然你是逐漸意識到這點。一樓依然有一般辦公大樓的氛圍，有辦公室、行政人員、地毯和自助餐廳——除了急診室以外，一樓主要是健康的人聚集的地方。即便是急診室，看起來也比較像購物中心。抽個號碼牌，交出信用卡，然後等待。只有當你走進電梯，按下按鈕，開始上升時，健康才會退場，換疾病登場。

二樓是婦產科和小兒科。這裡還不壞：誕生、新生命、快樂與期望，連病患都很年幼、活潑、比較有吸引力。

三樓是外科。無論情況看起來有多可怕，這些病症還是可以醫治，還有希望。

四樓是神經科，這裡情況開始棘手了起來。

不過，到了離天堂最近的五樓，也就是最後一層，你才會抵達內科，遇到那些真正質疑你的信念和渴望的挑戰。而我接下來見習的單位就是內科。

死亡本身——病理科和太平間——則是設在地下室。院方以特殊設計的輪床把屍體運到建築底下，那輪床的設計盡量讓人看不出裡面有屍體那樣棘手的東西。

第一次體驗
內科中的慢療

> 我學到我可以坐在病人的床上，那樣坐著可以營造親近感，讓彼此有共同的目標。放輕鬆，沉著下來，為我和病人在醫院的嘈雜聲中營造出一片平靜。

內科是形塑醫生的關鍵，它就像各醫學專科裡的海頓（Haydn），在專業表達與精湛手法方面，顯得冷靜超然。它不僅設在醫院的最頂層，當時它在醫療體系中也位於最高層。

內科是屬於君子紳士的專長，不像外科手術那樣血肉淋漓。兩者的區別遠溯及希臘，當時的外科醫生（surgeon）是地位低下的工匠，靠雙手幹活（希臘語的「手」是*cheires*）；內科醫生（physician）則是運用自然（希臘語的「自然」是*physis*）。中世紀出現大學時，兩者的區別變得更加明晰：學內科的人就讀大學，成為「醫生」（doctor，來自拉丁文的*doctus*，意指有學問、受教育的）；外科手術依然是抽血、拔牙、移除膀胱結石之類的技藝。雖然十九世紀內科和外科確實結合在一起了，如今的醫師執照也是**同時涵蓋**內科和外科，但兩者依然跟以前一樣是兩種截然不同的專業，療法、風格、世界觀都不同。

內科實習醫生看起來舉止高雅。學生跟他報告複雜的病例時，他全神貫注地聆聽，提出一兩個問題，接著走到病人面前，詢問學生遺漏的資訊，以便取得真實的故事，讓病史、身體檢查、檢驗結果更加明晰瞭然。接著，他運用那雙沒有結繭、有香皂氣味的手進行必要的檢測，以證明他的診斷。最後，他憑著對兩千六百頁《哈里遜內科學》（*Harrison's Principles of Internal Medicine*）的記憶，以理論來佐證其診斷。但後來，內科在醫療體系裡的階層地位已經下降，不過在當時，內科仍是最有聲望的天之驕子。

對醫學院的學生來說，內科也是最難的，因為我們必須在醫院裡過夜，親自檢查病人及抽血。抽血是我遇到的第一個難關。

幾個月前，我們才剛學會怎麼抽血。老師要求我們兩兩一組，所以我找朋友羅莎琳當搭檔，因為讀醫學院以前，她曾是醫檢師，已經知道怎麼抽血了。老師發下針筒、針頭、酒精棉片、止血帶。羅莎琳說她可以在我的身上示範，教我怎麼抽血。

我坐在凳子上看著，她以酒精棉片清潔皮膚，接著把針頭接上針筒，用止血帶纏上我的手臂，把針推入我手肘的大靜脈。她拉動針筒，裡面裝滿了血。接著取下止血帶，拔出針頭，包紮那個打針部位。她把那些血液注入試管中，妥善地拋棄那些用具，完畢。

「好了，維多莉亞，換妳來抽我的血。」

她坐在凳子上，伸出手臂，我照著她剛剛的示範做。清潔皮膚，準備針筒，在手臂上綁止血帶，插入針頭，抽血，取出針頭。

結果血濺了一地。

「拔針**之前**，要先把止血帶取下。」

啊，對喲！那樣才對。先取下止血帶，**再**拔針，把血液注入試管，妥善地拋棄用具。

我開始感到頭暈。

「維多莉亞，妳的臉色看起來很糟。」

下一刻我清醒過來時，已經躺在地上，剛剛我昏倒了。

顯然，我對真正的病人進行靜脈穿刺以前，需要進一步的指導。於是，我找上賽爾莎（Celsa），她是醫檢師，醫院上午的血樣都是她負責抽取的。我請她教我她的抽血方法，那是我第一次體驗到內科中的慢療。

賽爾莎一開始先為我說明她的推車，那台車子整理得有條不紊，乾乾淨淨。這裡是按尺寸大小排列的試管，那裡是針頭、針筒、酒精棉片和止血帶。她告訴我，把一切井然有序地排好很重要。接著，我們一起走向她下一個抽血的病人。

做任何事情以前，先把需要的用具準備齊全。

她就是這樣做。

確定用具都備齊後，接著依序把那些用具排在床頭櫃上：止血帶、針筒、大小合宜的針頭、酒精棉片、試管、表格。

她就是這樣做。

接著，放輕鬆，賽爾莎強調這點很重要。直接走到下一床，綁止血帶，插入針頭，再到下一床，這樣看起來似乎比較有效率，但不要這樣做。因為有時抽血不是那麼容易，例如毒癮者的手臂不容易抽血，慢性病患者因為手臂常扎針也不容易抽血。如果角度不對，也會找不到靜脈，需要花很長的時間才能找到另一條靜脈。賽爾莎也說，抽血時一定要坐下來，坐在椅子或病人床上都可以。坐定後，沉著下來。

她以下一個病人來示範她怎麼做，接著再讓我做給她看。這就是有名的醫學格言：「看一例，做一例，教一例。」雖然我當時還沒聽過那句話。

賽爾莎看著我坐下來，把止血帶綁在病人的手臂上，這很容易。接著，我找到靜脈，抽血，取下止血帶，沒有昏倒。從此以後，我一直採用她的方法。每次抽血時，我都會坐在病人的床上，放輕鬆，看著病人，有時甚至會互相微笑。這可能需要花點時間，但我從來沒忘記取下止血帶，很少發生找不到靜脈。

此外，賽爾莎也教了我額外的一課。我學到我可以坐在病人的床上，那樣坐著可以營造親近感，讓彼此有共同的目標。放輕鬆，沉著下來，為我和病人在醫院的嘈雜聲中營造出一片平靜。這是我第一次感受到「緩慢」，體會到緩慢所營造出來的空間和時間質感。

一百三十六公斤的貝蘿女士

她的那番話給了我從未有過的東西：讓我隱約瞭解到醫療可能是什麼——醫療不是一套絕活，而是世上少數可以讓「施與受」如此深刻、輕易、自然發生的所在。

身為醫科生，我沒有必要的任務，我是多餘的，唯一能做的是盡量學習。所以病人入院時，先是住院醫生檢查他，接著是實習醫生檢查他，然後是做檢查，寫醫囑。之後才換我進去，重新做每個步驟，作為練習。當然，這會消耗病人的體力，但這也是縣立醫院免費照護病人的交換條件。

接著，檢查病人後，醫科生會「追蹤」病人，亦即每天早上和晚上巡房時會去看他們，每天在病歷上寫下我們的觀察記錄。我們會跟著住院醫師和實習醫師一起前往放射科，跟放射科醫師一起看病人的X光片，或是去病理科跟病理醫生看切片檢查。在醫檢室裡，我們可能會準備病人的血液、痰、尿液的玻片，並以顯微鏡檢查，然後思考我們在痰、尿液、血液中發現的東西與我們認為病人罹患的疾病症狀和徵兆有什麼關聯。有時我們會旁觀應診，那是無可比擬的學習經驗，雖然診療過程令人難過、疲累、也怵目驚心，卻是很棒的學習體驗。

我這輩子第一個如此接觸到的病人是貝蘿（Beryl）。她讓我第一次意識到我所學的醫療——那一切事實、一切療程——其實是有效的，至少有時是有效的，可能通常都是有效的。此外，人的身心其實都想要療癒改善，也可以改善，只要把身心往正確的方向稍稍推動，移除阻礙就行了。

貝蘿住院時重達一百三十六公斤，身上有許多贅肉，還有鬍子，聲音沙啞，留著灰白的短髮。救護車司機把她從輪床移到病床上就離開了。她是在胸腔科的加護病房，我們從分隔患者和護理站的玻璃隔板後面觀察她。我看得出來，貝蘿的外觀令實習醫生反胃，尤其是她的鬍子，那是轉診報告中沒提到的。實習醫生派我出去問病史，做身體檢查，寫醫囑。

貝蘿又矮又肥大，躺在一堆枕頭上，喘著氣。

我以傳統的開場白問她，為什麼會來這裡？

她以刺耳的聲音回我，上週她的丈夫過世了。她的雙眼水藍，臉色發青。她說，她早就跟他說過，他們要是去沙漠，兩個人都會死在那裡，但他堅持要去，所以他們去了，他死了。

「太遺憾了。」我說。

她有一張大臉，但眼睛很小。她聽我這麼一說，瞇起小眼睛，盯著我看，眼裡充滿了淚水。

我連忙改變話題。

她病得很重，而且身上插了很多管子，顯然無法給我完整的病史，我也做不了太多的身體檢查，所以我退回護理站，從跟她一起送來的病歷檔案中盡可能地搜集資料。接著，我找到瞭解她一切狀況的社工，跟他談了一下。社工告訴我，貝蘿是從精神病院轉診過來的，她的丈夫過世後，她就被小叔送到那裡了，因為她拿榔頭威脅小叔的太太，原因是小叔的太太說她肥，也因為她喝多了。

後續一週，我一直追蹤貝蘿的進展。每天早上和晚上巡房，並在她的病歷上做記錄。

我以為她會死。她連呼吸都有困難，喘氣及咳了好幾天。她的身體皺褶長瘡，護士告訴我，在她巨大的左臂下面有個瘡腫正在流膿。我努力裝出好醫生的形象，走到她的床邊，舉起她的手臂來採集檢體，並按老師教的方式把檢體染色，以顯微鏡來觀察玻片，確定那是感染，所以我們開了抗生素給她。

後來，實習醫生叫我做動脈血液氣體分析，以瞭解她是否得到足夠的氧氣，但又不至於太多。動脈血液比靜脈血液更難抽取，動脈是很厚的血管，會從針頭滑開，在粗肥的手臂上也很難找到。而且，針扎入時很痛，這也是我第一次抽動脈血液。我毅然走到貝蘿的床邊，但我很難完成任務，我努力尋找動脈，想辦法扎針，動脈又滑走，然後又繼續找，貝蘿則是不停地對我尖叫，嘶啞地呻吟，呼天叫地的哀嚎。等我終於抽完血時，已經滿頭大汗。

那週結束後，我換到其他的醫療團隊，貝蘿不再是我的病人。但一週後，我去看另一個病人時，從她的身邊經過。她坐在椅子上，我甚至認不出她來。她剃了光頭，體重減輕了，臉色不再發青。

她抬起頭來對我微笑說：「好久不見。」

我很驚訝，她竟然還記得我。

「我明天就要出院回家了，我想感謝妳之前的照顧。」

我頓時停下腳步。那段期間，我戳得她大聲哀嚎，笨拙地檢查她的身體，看著她掙扎及推開氧氣，納悶我們對這個可憐的女人究竟在做什麼時，原來她的意識一直很清楚，甚至覺得感激。

而且，那幾週我們所做的一切都奏效了！她好了很多！抗生素殺死了她肺部的細菌，就像我在微生物學中學到的那樣；用來擴張支氣管的藥物也發揮了效用，就像我在藥理學中學到的那樣；痛苦的抽血氣體分析讓我們測量了血氧濃度，就像我在生理學中學到的那樣。在她住院的兩週半裡，她在我們的治療下撿回了性命，病情好轉，原本複雜的身心疾病得以簡化和減輕。醫療移除了阻礙她思考及呼吸的障礙，她完全知道這點。

她甚至還很感激我做的一切，這讓我大為感動，眼眶不禁泛淚。她想對我表達感激，也確實告訴我了，她的那番話給了我從未有過的東西：讓我隱約瞭解到醫療可能是什麼——醫療不是一套絕活，而是世上少數可以讓「施與受」如此深刻、輕易、自然發生的所在。

這是我這輩子最嚴重的頭痛

我們在這裡，處理著任何發生的事情，不是勉為其難，而是因為我們必須在這裡，體驗人生的末後之事——生、死、天堂、地獄、煉獄和審判。

每天早上我們都會巡房，去看患者過了一天的狀況怎樣，並再次檢查他們，重新評估他們，改變醫囑。

巡房是現代醫學誕生之初就有的做法，在啟蒙時期的巴黎，醫生注意到他們可以從院內病人的身上得知很多資訊，尤其是把病史和身體檢查結果與病人的療程、死亡、屍檢聯想在一起時，可以得到的資訊更多。巡房因為源自於法國，仍保有法國貴族的階層模式：主治醫生是伯爵，住院醫生是上尉，實習醫生是騎士，醫科生是步兵，女醫科生排在最後，就像是隨軍的雜役。

實習醫生會介紹每個病人、他的病況和身體檢查的結果，聽起來像連續劇播到中途才打開來看的感覺。接著，活力充沛的金髮住院醫生多爾（Dole）會討論病歷及接下來要做什麼。實習醫生不會寫下任何東西，他們就只是聆聽，點頭，記在腦子裡，接著我們就走向下一個病人，聽取下一個故事。但某天早上，多爾醫生特地帶我們去看一個不是我們的病人，那個病人躺在開放式病房的最後一張床上，位於靠窗的角落。多爾醫生自己朗讀診斷結果，接著轉向我們。他很清楚那個病人的狀況，他只是想教我們一件事。

那位病人年僅三十二歲，有小孩。兩週前，他和兒子一起打棒球。他突然停下來，手伸到前額，像這樣。多爾醫生用手捂住自己的額頭，做出痛苦的表情。那個人對兒子說，他頭痛得要命，從來沒那麼痛過，接著就倒地不起，因為他的腦動脈瘤破裂了，引起蜘蛛膜下腔出血。神經外科對他動了手術，止住了出血，但病人尚未醒來，可能永遠也醒不來了。

我們站在那裡，看著床上那個人動也不動地躺著。我們都很年輕，都打棒球。

「我有一位好友也是蜘蛛膜下腔出血。」多爾醫生接著說：「那時我們都是實習醫生，他才新婚兩個月，人不錯，是個好醫生。他跟著醫療團隊巡房，突然把手放在額頭上，像這樣。」多爾醫生又做了一次那個動作，「他說：『天啊，這是我這輩子最嚴重的頭痛。』接著就倒地死了。」

「當場嗎？」

「對，當場，就在病人的眼前。」

我們都靜默下來。

那一刻我看穿了內科的超然、冷靜和鎮定。我們在這裡，處理著任何發生的事情，不是勉為其難，而是因為我們必須在這裡，在這個週三的上午，在這個高速公路和購物中心角落的不起眼醫院裡，體驗人生的末後之事——生、死、天堂、地獄、煉獄和審判。這也是我們做這些事情的原因——為了我們自己，為了體驗生命的本質。生命的本質告訴我們，你隨時都可能告別人世，突然用手捂住額頭說，那是你這輩子最嚴重的頭痛。

學習內科之餘，我有時會溜進校園裡的小圖書館散心。

* * *

醫學圖書館其實是後來才增設的，那是位於另一棟樓的二樓，只是一個大房間，裡面擺滿了書籍和醫學期刊，中間擺了一張木桌。我到那裡是為了獨處、探索，品聞書籍和紙張的氣味。某天，我從架上抽出一本滿是灰塵的金邊皮裝書[9]，那是一九二〇年出版的《臉部整形術》（*Plastic Surgery of the Face*），作者是哈洛德·吉里斯（Harold Gillies）。

我打開那本書，在那兒站了好一會兒，翻著書頁，看著黑白的舊照片，那些都是擺拍的肖像照。那是你永遠沒見過的照片，簡直就像大衛·赫伯特·勞倫斯（D. H. Lawrence，譯注：二十世紀英國作家）和失落的一代（the Lost Generation，譯注：第一次世界大戰期間成年的一代人）那時期的古人死而復生。書裡有連頁的肖像照，都是臉部在一次大戰中被炸爛的照片，沒有下巴，沒有鼻子，沒有眼窩。有些臉是整個平的，彷彿被抹平似的。有些年輕人的眼睛是完好的，只是下面全沒了，沒有嘴巴，也沒有下巴。

我在引言中讀到，撰寫這本書的勇者是一名外科醫生，他是第一位努力為那些曾經帥氣的年輕人恢復容貌的醫生。他從手臂、腹部或大腿取下肉片，然後塑造比較細膩的肉塊，做成鼻子和嘴巴。他在書中撰寫手術的過程，那些勇敢病人的痛苦，並展示成功的術後照片。那些術後照片看起來幾乎跟術前一樣糟，某種程度上甚至比術前還糟，因為術後看起來更像人，因此更顯得可怕。我從那本書裡瞭解到，戰爭及戰爭的後果也許不僅是可怕的痛苦及浪費的生命，還有驚人的醫學進步。

對我來說，那涵蓋了現代化的善與惡，那也是我當時正在學習的東西——「快速醫療」的非凡進展。

一種慢療的洞見

但實際上，任何疾病約有三分之一的患者病情好轉，三分之一的病情惡化，三分之一維持不變——我們所做的，只是重新排列了那三種組合。

為我奠基的基石是葛瑞格醫生，他是我在內科見習的最後一個月所遇到的主治醫生。葛瑞格醫生身材高大，滿頭白髮，是典型的醫生模樣，穿著漿過的白袍、漿過的白襯衫，打著灰色的絲質領帶。他的身型魁梧，舉止彬彬有禮，像慈父一般，不屬於住院醫生、實習醫生、醫科生那種爭強好勝的兄弟圈子。

主治醫生每年來一個月，週一和週三的上午十點，有時他們也會在下午五點過來。所以我只和葛瑞格醫生見過幾次面，但他教了我三件事：第一，為了病人的利益而違反規定是可能的，甚至是正確的；第二，男人也有可能毫無性別歧視，換句話說，他把我當成醫科生看待，只是我碰巧是女性罷了；第三，每次我們對病人做了一點什麼，也會消除一點什麼，那也是一種慢療的洞見。

某天傍晚，巡房結束後，我正好和他一起等電梯，那時天色已經暗下來了。

「我陪妳走到妳的車子那兒吧。」葛瑞格醫生說。

「謝謝。」我說。

電梯門開時，裡面有幾個人。我們一起走了進去，電梯下樓時，他對我說：「我現在正要去為一個老病人拔管。」

我聽了大吃一驚。

怎麼那麼大膽！那個年代緊急搶救和呼吸器都是最新發明，大家對它們的反抗才剛開始出現。那時還沒有「預立醫療決定」或所謂的生前遺囑，大家才剛開始意識到昏迷的病人靠機器維持生命是個問題而已。但葛瑞格醫生竟然那麼平靜地看待拔管！而且電梯裡還有其他人！我是現場唯一的醫科生！

我問，他所謂的拔管是比喻嗎？

不，他是指實際的拔管。

「他是我的病人很久了，他有肺氣腫。他的肺已經沒有多大的用處，呈蜂窩狀膨脹起來，情況好時已經很難獲得足夠的氧氣。過去他很明確對我說過，他不想靠呼吸器維持生命。但我必須幫他接上呼吸器，先讓他擺脫肺炎。現在肺炎好了，他卻無法停用呼吸器。他不想這樣活著，所以現在我要去他的病房幫他拔管。」

我們踏出電梯，走向停車場。

「我女兒是空手道黑帶。」我們走路時，他隨口這麼說，「她跟妳的體型差不多，幾個月前，她在停車場遭到襲擊。她把那個人摔在地上，摔斷了他的雙腿，然後報警。」

我們走到我的車子，他看著我上車，安全啟動車子，才轉身走回醫院拔管。

下週葛瑞格醫生又來巡房時，我在巡房結束後，刻意跟他一起走到電梯。我們等電梯時，我問他：他對我這樣的醫科生有什麼箴言相贈嗎？

這時電梯門打開了，他走了進去，但他先按住電梯門，讓門暫時開著。

「我們醫生總以為自己很重要，」他告訴我：「但實際上，任何疾病約有三分之一的患者病情好轉，三分之一的病情惡化，三分之一維持不變——我們所做的，只是重新排列了那三種組合。」

接著，他把手放開電梯，讓門關上，後來我就再也沒見過他了。但他的那席話卻一輩子迴盪在我心中，讓我深有共鳴。我剛聽完時，覺得那番話太奇怪了。難道所有事情變好、變壞或不變的機率真的都是三分之一嗎？而我們這些醫生所做的，就只是重新排列了那三種組合嗎？但葛瑞格醫生看起來又不是那種會誤導我的人。

所以我開始注意現實狀況。

尤其是內科首屈一指的刊物《新英格蘭醫學期刊》（*The New England Journal of Medicine*）上每週出現的新藥物和新技術研究。每項研究都有一組「安慰劑」患者[10]，他們沒有獲得新藥物或新技術，我們可以拿它來比較獲得新藥物的另一組。我後來逐漸喜歡那個「安慰劑組」，至今仍喜歡追蹤這類實驗結果。那些研究顯示，葛瑞格醫生說的沒錯。如果我們觀察任何新藥物或治療的良好效果，然後再加上它的不良效果（有害反應和副作用），幾乎每次都是完全抵消。新的藥物只是改變了排列組合。它減少了預定要解決的問題，卻引發了其他的問題，所以最後得出的結果正好是三分之一、三分之一、三分之一。

當然，有時這樣做是值得的。醫療的良好效果可能遠勝於不良效果，化療就是一例。你做化療時，為了獲得比「安慰劑組」高一二%的存活率或甚至治癒，而接受了四〇%的腹瀉機率，二〇%的起疹子機率，一〇%的骨髓抑制機率。

當然，確實有一些新藥物和技術相當驚人。真正的醫療促成了健康、治療、救命上的實質進步，貝蘿就是一例。雖然我們沒有一個「安慰劑組」的貝蘿來做比較，而且救活貝蘿的技術也確實帶給她副作用，但至少她撿回了一命。若是沒有加護病房，她很可能無法倖存下來，也就沒有機會謝我，使我為之熱淚盈眶。

葛瑞格醫生說那席話的用意，是希望我不要成為治療的虛無主義者，而是成為治療的懷疑論者。不是每一種新的療法、藥物或療程都是萬靈丹，它們不見得都有行銷標榜的驚人成效。有時候有，有時候沒有。一種新藥是否值得使用，需要運用判斷力，那也需要安慰劑組，需要處處存疑。

* * *

葛瑞格醫生為我樹立了「慢療」的榜樣，他博學多聞，體貼入微，彬彬有禮，有親和力但不親暱，始終如一，值得信賴。他對患者十分瞭解，所以當他知道患者時候到了，他不必到病危患者的床邊去討論「預立醫療決定」。葛瑞格醫生在患者重病以前就已經跟他討論過結局，他確實知道患者想要什麼。他的想法很乾脆俐落，所以他沒有性別歧視。他認為，對醫科生來說，性別不是重要的特質，所以他不會注意到性別差異。

最後一點，某種程度上來說，那也是最重要的一點，葛瑞格醫生是抱著存疑的態度（skeptial，這個字來自希臘文的 *skeptomai*，意指搜尋、思考、尋找）仔細觀察，同時考慮到自己觀察的局限。你只能看到周圍可能看到的東西，看不到背後的東西，看不到鎖在櫃子裡的東西，也看不到尚未出現的東西。瑪賽拉（Marcela）的母親就是一例，她白天工作，晚上才有空去醫院探望女兒。

05 對奇蹟之神的祈求奏效

喬伊這個故事凸顯出醫學的狂妄自大——無視上帝，無視不符合你的構想和世界觀的一切。喬伊那個案例的出現，讓我開始相信現代醫學、科技醫學、快速醫學雖然了不起，但不見得足夠。療癒不是只能依靠科技。醫學差點讓他斷送了生命，正是因為拘泥於理性和療法，以至於束手無策。

我遇到瑪賽拉，是輪調到兒科見習的時候。到了兒科以後，我發現兒科很像內科，但比較簡單。兒科的病人沒有電話簿那麼厚的病歷，沒有複雜的家庭問題或藥物濫用的問題，也不是因為身上有許多小問題匯集成疑難雜症而住院治療。他們就只有一個小問題，需要靠我們去找出來，並加以治療。

這裡就像內科一樣，我隸屬於一個小組，小組裡有住院醫生和實習醫生，我們每天早晚都會巡房，但感覺比較輕鬆。兒科醫生繫著蝴蝶領結，會用橡膠手套為小患者做氣球玩偶。患者的家長都很年輕、焦慮、精力充沛，他們總是陪在患者的身邊。護士穿著鮮豔的制服，病人有時甚至治癒了，健康地出院。

這裡感覺比較輕鬆，也有可能是因為我更有自信了。那時我已經掌握了基本知識，例如如何檢查病人、抽血、做脊椎穿刺。我知道怎麼寫「病歷」，裡面清晰地分成「病史」（病人告訴我的事情）、「身體檢查」（我檢查患者身體時的發現）、醫檢和X光，以及最後的診斷、治療和療程。整份病歷的設計簡潔，那是一個你無法捏造的故事。我特別喜歡我們學到的主觀性和客觀性的區別，亦即患者敘述的感受以及我們觸摸他的身體所引起的反應不見得一樣。

不過，撰寫病歷時，有一部分仍讓我困惑不解，那就是「鑑別診斷」(differential diagnosis)。那是列出患者可能罹患的病症清單——所有的可能性，不管可能性有多小。例如，如果病人有貧血及吐血，你不是直接在病歷上寫「失血引起的貧血」。而是把各種比較不可能發生的事情列入「排除在外」清單，而且那個清單列得愈長，表示你是愈好的醫生。所以最好是改寫成：「貧血，排除地中海型貧血，排除溶血性貧血，排除骨髓衰竭。」我不禁納悶，為什麼不乾脆只寫病人罹患什麼就好呢？

在我看來，鑑別診斷似乎是吹毛求疵，矯揉造作，沒有必要。

直到我遇上瑪賽拉，我才明白它存在的必要。

十二歲的腎病患者

內科面對腎衰竭的最初療法是「緩慢的」。醫生所能做的，只是改變病人的環境，亦即中世紀所謂的「非自然」因素，包括病人的飲食、休息和活動。

瑪賽拉．賀蘭德茲（Marcela Hernandez）是十二歲的拉美裔患者，但比她那個年齡及族裔該有的體型還小。在某週的一開始，她因為腎臟無法正常運作而住進了兒科。那個年代，我們可以那樣做：讓病人住院以找出問題所在，畢其功於一役；做所有相關的檢查、照X光，進行會診；在幾天內提出診斷及治療方案。腎臟無法正常運作（初期腎衰竭）在兒童身上很少見，所以每個人都很擔心，也感到困惑不解。

所以每天早上七點，她的醫療團隊會圍在她的床邊。實習醫生會總結報告前一天得知的資訊，例如檢驗結果、會診結果、目前腎功能的狀況等等。住院醫生聆聽完後會給出新的醫囑。瑪賽拉總是看著我們，靜靜地聽著。她瘦弱纖細，手臂和腿都細得跟竹竿一樣，留著及腰的棕色直髮，張著一雙棕色大眼看著我們。她會講英語，但個性害羞，總是靜默不語。

下午五點半，我們又來巡房，再次討論她的病例。雖然她不是我的病人，但每天早上和晚上我都能聽到她的醫檢結果。她住院三天後，各種檢查依然找不出她初期腎衰竭的病因。

就像任何器官衰竭一樣，腎衰竭是可怕的災難，但因為太可怕了，所以我們有兩個腎臟，以防萬一。腎臟有多種功能，它們可以控制血壓，過濾身體每天代謝所產生的廢物，尤其是尿素（來自消耗蛋白質的氨基酸）；它們也管理鹽分和水分的平衡，以及身體酸鹼值的平衡。它們產生骨髓製造紅血球所必要的荷爾蒙，轉化維生素D以便人體吸收。

所以腎臟衰竭時，整個身體會開始衰竭。血液中的尿素濃度會增至有毒的狀態，開始產生類似鎮靜劑的效果，導致腎衰竭的患者頭昏腦脹，產生睏倦感。由於鈉和鉀之間不平衡，身體酸鹼值失衡，細胞內的分子過程開始出錯。由於水和鹽無法排泄出去，腿部、腹部、手臂、臉部會開始發腫，肺部積水，呼吸困難，血壓很高，病人變得貧血虛弱。腎衰竭是貧血的另一種可能「鑑別診斷」。

內科面對腎衰竭的最初療法是「緩慢的」。醫生所能做的，只是改變病人的環境，亦即中世紀所謂的「非自然」因素，包括病人的飲食、休息和活動。所以，為了減少尿素，醫生會要求患者改採「限制蛋白質」的飲食，管理鹽分和水分的平衡，限制鹽、鉀、水分的攝取。對於高血壓的問題，醫生會開降血壓的藥。對於貧血問題，醫生會對患者進行輸血。不過，儘管做了那麼多事情，病人依然覺得很難受——虛弱、噁心、呼吸困難。但以前的醫生也對此束手無策。

後來，大約是我遇到瑪賽拉的十年前，快速醫療帶來了透析（俗稱「洗腎」），最初稱為「人造腎臟」。那是一台過濾患者血液的機器，可以去除尿素，平衡鈉、鉀和水分。那不是完美的療法，有很多副作用，無法治療貧血，但病人用過以後，確實感覺比較好一些。不過，當時洗腎對兒童來說仍在實驗階段，醫療團隊希望避免採用那種方法。

瑪賽拉住院一週後，週五早上，我們都聚在她的床邊，住院醫生檢查了目前為止診斷上發現的一切資訊。畢竟，那才是最重要的。唯有診斷正確，才能提供正確的治療。接著，住院醫生為了釐清自己的思緒，也為了指導我們這些學生，他按部就班地逐一解說我們現在已經知道的一切狀況。

他提醒我們，腎功能衰竭一般有三個原因：腎前型、腎後型、腎因型。「腎前」意指血液進入腎臟有問題，所以如果心臟或肝臟受損，或是連到腎臟的動脈受阻，就會導致腎前型衰竭。不過，瑪賽拉的心臟、肝臟、血管都很好，所以我們排除了腎前型病因，可以把那些診斷排除在清單外。

接下來是腎因型衰竭——某種系統性的流程破壞兩個腎臟——例如感染、發炎、癌症。到目前為止，所有的相關檢測都是陰性的，但瑪賽拉尚未做腎臟切片檢查，所以腎因型依然有可能性。

最後一個是「腎後型」病因，亦即腎臟沒問題，但是把尿送進膀胱的排尿管裡，有東西擋住腎臟過濾出來的尿液。他告訴我們，那是我們今天想探索的問題，這種情況在兒童的身上很罕見，有腎結石和腫瘤的老人才會出現腎後型衰竭。但那是列在「鑑別診斷」裡，所以我們把它排除。因此今天瑪賽拉的尿道裡會放上膀胱鏡，以尋找結石、腫瘤和其他的阻塞物。

住院醫生這樣說時，瑪賽拉和我們一起聆聽。她是獨自一人待在病房，母親下班後，晚上才會過來陪她。

她的母親終於出現了，一開始她是在陰影下，
接著逐漸明顯，看起來有點笨重，等她踏進門，站在光線下，
我可以看到她的臉上和脖子上布滿了東西，像發芽一樣的東西。

瑪賽拉的檢驗報告

那天下午，瑪賽拉的膀胱鏡檢查結果出來了，在醫院裡傳來傳去。果然！就是腎後型！她的膀胱排尿進入尿道的地方長了某種腫瘤，阻擋了部分尿液的排出，膀胱到輸尿管的壓力不斷累積，最後也壓迫到腎臟，導致腎臟開始衰竭。

但那個腫瘤是什麼呢？以她的年齡來看，那不是什麼好東西——最有可能是某種無法治療的可怕癌症。活體切片檢查已經完成了，現在每個人都加班等著看病理科的診斷結果。

晚上八點半，檢驗報告出來了。哇！每個人都很驚訝，也感到自豪，我們找到了！診斷顯示那不是癌症，而是神經纖維瘤（neurofibroma），所以是良性腫瘤。那很好，因為一旦把它切除，瑪賽拉的腎臟很可能會康復，她也不需要洗腎了。但那個結果也不好，因為膀胱神經纖維瘤的「鑑別診斷」裡，唯一的診斷是「多發性神經纖維瘤」（neurofibromatosis），俗稱「象人症」[11]，那是很可怕的診斷[12]。

現在我們知道那個疾病是「神經纖維蛋白」（neurofibrin）突變或缺乏所造成的。那種蛋白可以阻礙身體內的「東西」（腫瘤、囊腫、腫塊）成長。那種蛋白無法發揮效用或缺乏時，就會像罹患多發性神經纖維瘤的患者那樣，到處長腫瘤，不僅長在膀胱，也長在骨骼、肌肉、皮膚，甚至大腦中。通常那些腫瘤不會癌變，但仍然會造成很多傷害，引起癲癇、骨痛、神經損傷等等。它們也會出現在皮膚上，沒辦法阻止，導致身體、最糟糕的是臉部變形扭曲，變得醜陋又可怕。此外，多發性神經纖維瘤

是體染色體顯性遺傳，那表示如果瑪賽拉將來有孩子，孩子有五〇%的機率遺傳到那個疾病。

這時已經晚上九點了，住院醫師叫我坐下來陪瑪賽拉，直到她的母親出現，好讓他向她的母親解釋我們發現的結果。我在醫院裡不常待到那麼晚，那是我第一次體會到一種我後來非常熟悉的感覺。白天醫院很忙碌、嘈雜，充滿「非患者」的活力，許多護士、醫生、行政人員忙來忙去，有許多的憂慮、焦慮和氣力。但是夜晚降臨時，大家下班去過各自的生活，醫院變得安靜，攸關生命的存續，只剩下純粹的悲傷。

我坐在瑪賽拉的旁邊，面對著門口。她的母親終於出現了，一開始她是在陰影下，接著逐漸明顯，看起來有點笨重，等她踏進門，站在光線下，我可以看到她的臉上和脖子上布滿了東西，像發芽一樣的東西。隨著她逐漸走近，我發現她全身布滿了──布滿了！──神經纖維瘤，就像我剛剛在教科書上看到的照片一樣。她的棕色頭髮又長又厚又油，看上去很疲累，臉上長滿了數十個息肉、疙瘩、囊腫，掛在鼻子、眼皮、腋窩和脖子上。

瑪賽拉的母親就是多發性神經纖維瘤的患者。

試想想！

我們為了得到那罕見的診斷而花費的所有心力、智慧和費用，我們剛剛還為那出色的診斷結果感到如此自豪，但其實這一切只要看一眼瑪賽拉的母親就能一目瞭然。

我去找住院醫生過來。他看到瑪賽拉的母親時，依然是一臉毫不驚訝的表情。他坐下來，開始向家屬解釋。我則是收拾自己的東西，回家。但我從未忘記瑪賽拉以及那次診斷經歷，看到她的母親逐漸出現在眼前，幾乎就像以前用顯影藥水洗照片那樣，看著影像逐漸浮現在眼前。

快速醫療的缺陷

在瑪賽拉的身上，我們錯過了顯而易見的徵兆。從腎前、到腎因、再到腎後，我們得出了診斷，所以那不是誤診，而是漏診，至少比該診斷出來的時間還長。

在瑪賽拉的身上，我看到了所謂「快速醫療」的力量。我看到了快速醫療的風格（技術性、按部就班），以及那種風格的缺陷（忽略了顯而易見的東西）。

只要看一眼真實的人，就足以做出正確的診斷——這點讓我覺得很諷刺，但也是一個警訊：不要忽略顯而易見的東西。

以前，醫生忽略顯而易見的東西時，會覺得很丟臉。我們為自己的技藝感到自豪，對醫生來說，我們的技藝就是做出正確的診斷，最好的醫生是最好的診斷專家。主治醫生以其漿過的白袍和雙手來體現那樣的概念，他們的雙手潔淨，指甲修剪整齊，運作靈巧，溫暖乾燥。他們和你握手時，力道恰到好處，給人和善、安慰、包容的感覺。你永遠不會懷疑那個握手也是為了診斷。

但是在瑪賽拉的身上，我們錯過了顯而易見的徵兆。沒錯，「鑑別診斷」把我們導向正確的道路，從腎前、到腎因、再到腎後，我們得出了診斷，所以那不是誤診，而是漏診，至少比該診斷出來的時間還長。畢竟，瑪賽拉的母親每晚都會來探望她，一定有人見過她，可能是護士或實習醫生，但為什麼沒有人聯想到那個疾病呢？為什麼她的病史裡隻字未提——難道沒有人問過患者，家族裡有哪些其他的醫療問題嗎？為什麼對瑪賽拉做身體檢查時沒有發現？雖然神經纖維瘤是青春期以後才開始生長，但至少有一個腫瘤已經大到足以引起腎臟問題了，那肯定還有其他的腫瘤存在。我們不該花了一週的時間，做了所有昂貴又痛苦的檢測後才得到診斷。所以儘管快速醫療憑其鑑別診斷和技術，最終得到正確的診斷，但最後每個人的感覺都有點糟。他們不再覺得偶然發現正確的診斷是自己的功勞，那組實習醫生、住院醫生、主治醫生的心裡都覺得很尷尬，很難為情。

那是我從瑪賽拉那個病例得到的第二個啟示。鑑別診斷裡蘊藏著一種自豪感，也有可能讓人蒙羞，即使別人可能不知道。

幾年後我成為住院醫生時，清楚見到了這種情況。某天深夜，急診室的醫生叫我下樓去接某個病人。在電話上，急診室的多賓斯醫生（Dobbins）以吊兒郎當的口吻，描述那個直接送來內科的病人：「一個瘦小的老太太，無法走路。」

我下樓到急診室。多賓斯醫生高大魁梧，頭髮稀疏，臉上有不少痘疤。他看到我來把病人帶走，以減輕他的工作量時，鬆了一口氣。

「是什麼問題？」我問道。

「LOL（little old lady的縮寫，瘦小的老太太），不能走路，二號房。」

「有更多的資訊嗎？」

他笑著說：「嘿，妳找得到的話，就告訴我吧。」

二號房，瘦小的老太太，不能走路。我找到病人了，她獨自在房裡，躺在輪床上，被單下的身軀又小又扁。她閉著雙眼，不回答我的問題，我只好開始檢查她的身體。於是，我掀開被單……

我看到她的右腳踝骨折了，整個腫脹、扭曲、瘀傷，骨頭還穿過皮膚，冒了出來，難怪她不能走路。對她和我來說，這都是不幸中的大幸，她屬於外科的病人，不是內科，所以我回頭去找多賓斯醫生。

「這不是內科問題，」我說：「是骨科，她的右脛骨有複雜性骨折。」

多賓斯醫生一臉尷尬。

慢療的情感基礎

那種尷尬的反應消失了。它的消失也象徵著工廠化凌駕了技藝。漏診的羞愧感消失了，連同造成漏診的原因也在醫療中逐漸消失。那種尷尬的反應正是仁心良術、慢療的情感基礎。

那個尷尬的反應很重要。

覺得尷尬是好事，那表示多賓斯醫生至少覺得做出正確的診斷很重要，也覺得自己沒做出正確的診斷有失職責。那也是我從瑪賽拉那個病例得到的啟示，她的診斷傳遍醫院時，醫院的人都覺得很尷尬，因為我們竟然忽略了那麼顯而易見的徵兆。

但後來我逐漸發現，那種尷尬的反應消失了。一開始，我當上主治醫生，診斷出別人錯過的狀況時，我會把其他的主治醫生找來，讓他們知道診斷結果，因為我也希望別人指出我的遺漏，不然我們要怎麼從錯誤中學習？多年來，這樣的指正往往會讓對方產生尷尬的反應，即使是在電話上也聽得出來，接著對方會道謝，並討論為什麼當初會遺漏那個診斷。大家互相幫忙，一起成長，那很有幫助，我們休戚與共。

但後來情況開始變了，在電話上，我只聽到對方滿不在乎的反應。

「那妳要我怎麼做？」住院醫生會如此反問：「妳是希望我重新走一次住院流程嗎？」

經過那個過渡的內疚階段以後，緊接著是惱羞成怒階段，例如回應：「妳為什麼要來煩我？我只是想盡快提供醫療服務而已！」

瑪賽拉住院一週，為了診斷病因而做了連串痛苦又昂貴的檢驗，這一切原本可以更快結束的。這件事傳遍了醫院，大家因此更加警惕。我們不希望那種事情發生在自己身上，那不是因為內疚，畢竟她並未因為診斷延誤而受傷。那是一種羞愧，人類學家的研究已經證實，羞愧是比內疚更有效率的力量，也更持久，更健康，比較少惱羞成怒。

醫療轉為「健康照護」的形式之後，那種尷尬反應是消失的諸多現象之一。它的消失也象徵著工廠化凌駕了技藝。漏診的羞愧感，連同造成漏診的原因——傲慢（七宗罪之首，如聖經所言，驕傲在敗壞以先，狂心在跌倒之前〈箴言16:18〉）——在醫療中逐漸消失。但羞愧也是一種美德，一種救命的美德。

那種尷尬的反應正是仁心良術、慢療的情感基礎。

＊　＊　＊

我從瑪賽拉的病例也得到另一個啟示，那個例子讓我瞭解到，我永遠也不會知道患者的全面資料。每位患者的周遭都圍繞著一圈遼闊的地帶，裡面有許多經驗傳承是我看不見的，包括遺傳、環境、他們的一生、家人的生活等等。那些經驗代代相傳到他們的身上，出現在他們母親的臉上，雖然他們本身的外表看不出來，但仍是體染色體顯性的。

我可能盡了最大的努力，但我看到患者的片段時間，可能跟魚兒的鼻孔冒出來呼吸空氣的一秒鐘差不多。我必須很敏捷、機靈，觀察敏銳。因此，我最大的優點是體認到我看到的東西只是全貌的一部分。所以，發現東西不合適、不合理時，那很重要。因為，有時只要多獲得一點資料，多做一次觀察，稍微改變一下視野，原本不合理的東西可能又變得合理了。

喬伊的奇蹟

他永遠無法擺脫呼吸器，永遠無法玩耍或自己呼吸，所以哈特利醫生建議，萬一發生任何戲劇性的變化，我們不要治療喬伊，亦即簽署「放棄急救同意書」。

不過，真正讓我看見一個全然未知領域的是喬伊・坎南（Joey Canaan）[13]。在那個領域裡，你不知道自己的未知，你以為你知道疾病的發展過程或世界的運轉方式，但有時卻發現事情不是那樣運作的。

我第一次認識喬伊，是跟著兒科的研究醫師（fellow）妮德拉（Nidra）一起巡房的時候。「研究醫師」跟住院醫師或主治醫師不同，他不像兄長或父親的形象，比較像來訪的叔叔（以妮德拉醫生的例子來說，則像是來訪的姑姑）。研究醫生不負責每個病人身上的每項細節，而是一種溫暖的存在。他們有較多的時間，所以能夠退一步來看全局，看得更長遠。

妮德拉醫生告訴我們，隔天她不能來兒科巡房，因為她必須陪丹佛來的肺部專家米勒醫生（Miller）去胸腔科巡房，她想向他請教喬伊的事情。也許他們可能遺漏了什麼沒考慮到，但她覺得應該沒有遺漏。他們已經找胸腔科和心臟科會診過喬伊了，而且喬伊也試過大家能想到的各種方法了，卻依然無法離開呼吸器。

我們不禁問道，喬伊是誰？

妮德拉醫生回應：你們沒聽說嗎？那是個可怕的故事。喬伊・坎南三歲，兩個月前，他把三輪車騎進了家裡的游泳池，那時他的母親正在廚房。她突然意識到好一陣子沒聽到喬伊的聲音了，於是她跑到後院，發現兒子沉在游泳池的底部。她開始尖叫求救，隔壁鄰居剛好是警員，聽到求救聲後馬上趕了過來，把喬伊從游泳池裡拉出來，開始做口對口人工呼吸。接著，醫護人員趕到現場，讓他的心臟恢復跳動，但這一切總共花了四十五分鐘，所以喬伊很可能已有永久性的大腦受損。但驚人的是，他的大腦完好如初，喬伊送抵醫院兩小時後，他睜開眼睛，認出了父母，還是跟以前一樣聰明伶俐。

「但現在他在加護病房已經住了兩個月，我們無法讓他擺脫呼吸器。」她說。

「為什麼不能？」

「通常我們會讓患者逐步擺脫呼吸器。我們會暫停機器，看患者能不能自己呼吸，接著逐漸調降壓力及減少供氧。但是這樣做對喬伊無效，因為在加護病房住了兩個月後，他的肺部已經結痂，必須從水中或甚至從呼吸器加壓，把純氧推進他的肺部，這顯然不是生理問題。現在由於喬伊的肺部結痂，需要很大的壓力才能把肺部打開。他只是個小男孩，每次我們停下呼吸器讓他自己呼吸時，他幾乎是馬上筋疲力竭，我們不得不馬上重新啟動呼吸器。此外，我們減少供氧時，他的氧壓也會下降，我們都不知道該怎麼辦。

「所以三天前，胸腔科的哈特利醫生（Hartley）與喬伊的家屬見面，他們決定放手一搏，做最後一項嘗試——肺部切片檢查，看還有什麼區域是健康的。昨天檢驗結果出來了，每個切片檢查的部位（共五個）都有結痂組織。喬伊的肺組織已經報銷了，無法醫療。哈特利醫生與家屬見面，並向他們解釋，讓幼童持續這樣活下去很殘忍，因為他永遠無法擺脫呼吸器，永遠無法玩耍或自己呼吸，所以哈特利醫生建議，萬一發生任何戲劇性的變化，我們不要治療喬伊，亦即簽署『放棄急救同意書』

（DNR）。」

「家屬同意嗎？」有人問道。

「哈特利醫生寫DNR的醫囑時邊寫邊哭。我想明天巡房時找米勒醫生談談，看他有沒有其他的想法。但首先我得親自去看他一下，目前為止我只聽說喬伊的狀況，還沒看過。」

我們跟著她上樓，穿過大廳，走過加護病房的旋轉門，去親眼目睹喬伊的狀況。喬伊是待在最底部的玻璃房裡。

我們從窗外往裡面看。喬伊有一頭蓬亂的金髮，深藍色的大眼睛。他好奇地看著我們，樣子看起來跟其他金髮碧眼的三歲孩子一樣，等著下一件事情發生，相信大人會幫他處理好一切。我們在那裡觀察了一陣子，這時他的DNR醫囑還沒來，但是很快就會來了。每隔四秒，我們就會聽到嘶嘶聲，看到呼吸器的幫浦向下移動，把純氧推進他的肺部，讓他的胸部擴張。

接著，妮德拉醫生告訴我們另一件事。昨天她和哈特利醫生開會後，喬伊的父親上了電視，請大家為喬伊祈禱，家人在絕望者的守護神聖猶達（Saint Jude）的聖壇上為他點了一支蠟燭，以祈禱奇蹟出現[14]。全美各地的教堂都在為他祈禱。

* * *

隔天，妮德拉醫生確實帶著丹佛的肺部專家米勒醫生一起去巡房了。

米勒醫生的外型並不討喜。他的體型超重，禿頭，穿著聚酯纖維襯衫，沒打領帶。他也沒做什麼，就只是站在喬伊的床邊看著他，接著拿起病歷，開始逐一瀏覽過去幾個月每天及每小時的呼吸器設定。後來他請妮德拉醫生描述他們試過的所有方法，例如增加速率但減量，減少速率但增量，或兩者同時進行。他低著頭聆聽妮德拉醫生的描述，接著走向呼吸器，東調西調了一番。

那天晚上，DNR送達喬伊的床上。

後續一週，米勒醫生都在醫院裡，他每天早上都會來調整呼吸器。米勒醫生離開時，喬伊竟然稍微好一點了。可以少推一點氧氣，自己呼吸幾次。不過，哈特利醫生還是跟喬伊的父母解釋，那不會有什麼差別。喬伊的肺部已經結痂及纖維化，永遠必須接著一台機器，需要全天候二十四小時的護理照料，直到他罹患肺炎。

米勒醫生離開醫院的那天早上，他告訴妮德拉醫生該怎麼做：持續調降氧壓和氧量，但**慢慢來**，別急。

妮德拉醫生小心翼翼地遵照他的指示，慢慢把呼吸器的設定調低。第二週結束時，喬伊開始可以自己呼吸了。在第三週結束時，妮德拉醫生可以關閉呼吸器，喬伊也移除呼吸管了。

移除呼吸管後，喬伊可以說話和吃飯，體重和力氣開始回升。他的父母帶了玩具火車和卡車來醫院和他一起玩。又過了兩週，妮德拉醫生已經可以關閉全天候二十四小時的持續供氧。喬伊看來也許尚未痊癒，但已經康復得夠多了。切片檢查的結果很明確：喬伊的肺部是處於末期纖維化。

到了第六週，已經沒有理由把喬伊留在醫院裡，哈特利醫生讓他帶著氧氣和二十四小時的護理照顧出院返家。但兩天內可以明顯看出他不需要氧氣，也不需護士。哈特利醫生甚至親自去喬伊家一趟做確認，跟喬伊玩耍，接著就把護士和氧氣送回醫院。

耶誕節時，喬伊又可以騎三輪車了，他也接受當地報紙的採訪。

我從小道消息得知，耶誕節過後，哈特利醫生影印了一份喬伊的DNR，把DNR的影本和喬伊騎三輪車的照片一起掛在他的辦公室裡。我一直不解他那樣做是為了什麼？是為了提醒自己？為了吸引專家？為了永不放棄希望？還是為了在無計可施下向老天祈禱？

祈禱的力量

天地之間有很多的事情比我們的理念更需要去瞭解，例如祈禱。它是怎麼奏效的？天曉得。它以某種方式改變了節奏，也許它扭曲了時空，所以事情不再是往某個方向發展，而是改變了方向。

對我這個醫科生來說，喬伊這個故事凸顯出醫學的**狂妄自大**——無視上帝，無視不符合你的構想和世界觀的一切。在這個科技時代，那意味著：即使我們無法瞭解、看似不合理或沒有意義的事情發生了，我們卻依然忽略它或想辦法辯解開脫。喬伊那個案例的出現，讓我開始相信現代醫學、科技醫學、快速醫學雖然了不起，但不見得足夠——我意識到儘管它很強大，但不見得是對的。

喬伊那個案例顯示，療癒不是只能依靠科技。醫學差點讓他斷送了生命，而且不是在罔顧理性與療法下，而是因為拘泥於理性和療法，以至於束手無策。哈特利醫生做了夠多的切片檢查，以證明喬伊的肺部已經壞了。他是個聰明的醫生，也是好人。當那些切片檢查都顯示肺部纖維化時，他有理由相信喬伊的肺部受損，簽下DNR才是正確的做法。

但他錯了，他也沒想過他可能是錯的。

葛瑞格醫生教我去瞭解不知道的事情；瑪賽拉讓我瞭解到有時我甚至不知道自己不懂什麼；喬伊那個案例則是教我，天地之間有很多的事情比我們的理念更需要去瞭解，例如祈禱。祈禱確實有效，至少那次奏效了，或許有時真的有效，或許永遠都很有效。

它是怎麼奏效的？天曉得。它以某種方式改變了節奏，也許它扭曲了時空，所以事情不再是往某個方向發展，而是改變了方向。又或者，它讓人變得更專注，在背景中啟動了某種連續低音，與我們的第七感「覺察」產生共鳴——即使你不是那個祈禱的人，只是隔了兩層的旁觀者。

最令我驚訝的，不是祈禱本身，而是它的效果。畢竟，喬伊已經住院兩個月了，為什麼妮德拉醫生到那個時候才去看他？她親自走了一趟，特地走了一趟。某種程度上，她是因為祈禱和電視節目而特地走了一趟，因為突然間多了一個觸動，喚醒了她。也許當天晚上她回到家，家人都問她：「喬伊是妳的病人嗎？我們看到他的父親上電視了。」也許這是她隔天來上班一心想把事情搞定的原因。

專業也是關鍵，技術和治療的特殊結合取代了原本的技術至上。

我看到米勒醫生觀察喬伊的樣子。他沒有檢查他，沒有用檢眼鏡，沒有用聽診器。他花了不少時間觀察呼吸器怎麼幫喬伊呼吸，接著開始東調西調，就像「處理瑣事」那樣。他只做了微微的改變，乍看之下有悖常理。他沒有調大壓力，反而調降了壓力；他沒有調大供氧量，反而減量；而且只是微調，但那已經足以扭轉無可避免的方向，從而改變了命運，改變了上帝的意向。

回顧這一切，你可以說米勒醫生巧妙地結合了快速醫療和緩慢醫療，他因為深諳快速醫療而可以從容不迫地慢慢來。

最後，時間本身的療效也是關鍵。以前的人常稱之為「光陰藥酒」。我們在思考療癒時，忘了把時間也納入考量。在現代的健康照護中，我們也遺漏了「時間」這個要素。

直到很久以後我們才發現，肺臟和痂痕累累的器官不同，它是可以療癒的，即便是溺水後、纖維化後，只要給病人適度的醫療和足夠的時間，它就能夠痊癒。喬伊住在加護病房時，我們認為那是不可能的，我們深信結痂的肺臟無法痊癒。所以我們從喬伊這個案例得到的另一個啟示是：慢下來！人體有驚人的自癒力，我們對人體和它的自癒力仍知之甚少。

喬伊的個案若是發生在今天，我覺得他應該無法活下來。因為如今做完切片檢驗後，病例管理者（case manager）和安寧療護團隊就會出現，並開始討論治療的目標。妮德拉醫生不會有時間離開電腦，上樓去看不屬於她的病人；她也不會有額外的時間去胸腔科巡房及等候米勒醫生。她可能忙著輸入醫療資料，以證明她是按照一切規定的療程來提供醫療照護。

即使她真的想辦法騰出時間，米勒醫生也來了，米勒醫生也必須按照規定穿上白袍，戴上口罩和手套，他也無法接近病人去東調西調——我也不知道他在調什麼，但總之那跟他的第七感有關。

06 希波克拉底的披風

醫學院的設計架構相當巧妙，它是以快速醫療為基礎與起點——亦即從事實、實驗、資料和知識開始學起，接著學習對眼前的病人身體提出問題，然後找出故事，之後抱著存疑的態度，最後，你在各種多元的情況下運用所學，瞭解各種疾病實際上是如何呈現的。

經歷了喬伊那個病例以後，突然間，我變成一個不同的醫科生，某種程度上，我更像是準醫生。那是醫學院的最後一年，一般認為我們現在有能力自己看病人了，學校也提供許多臨床的選修課程供我們挑選。我們可以在全國最大的縣立醫院當「下級實習醫師」(sub-intern)，在有人監督下做實習醫生的工作，照護一兩個病人。我們可以去非洲，實地學習公共衛生。我們也可以報名下鄉行醫、去私人診所，或是到市內貧民區的診所。

友人羅莎琳選擇去倫敦攻讀神經科，她很喜歡當地的學習經驗。她後來告訴我，那裡的做法感覺很像十九世紀，不是依靠科技，而是依靠專業知識。他們使用的工具比克雷格醫生那一套還要神祕。例如，以大型的圓形橡膠錘來測試病人的反射力；以旋轉的玩具風車來檢查感覺。英國的神經學家只要利用那些工具，就能找到腦部病變的部位，定位幾乎跟大腦掃描一樣精確。一個世紀以來，他們以細膩的檢查和古怪的工具而聞名，而且他們本身的舉止表現也令人驚歎。他們沉著冷靜，觀察敏銳，講究精確。在一小時內，他們光從檢查時所誘發的反射、移動、抽動，就能診斷出大腦病變的部位，通常也能診斷出病變的位置及什麼病變——儘管他們沒有太多的東西可以醫治那個病變。

更有趣的是他們的生活型態。羅莎琳告訴我，英國的醫界不像我們那麼繁忙匆促，他們的醫生做起事來從容不迫。上午十一點和下午四點，他們會喝茶——不是跑上樓或講電話時順便抓個塑膠杯，裡面放茶包，而是在醫生的休息室裡（他們交流的地方），好整以暇地泡茶，搭配牛奶和兩茶匙的糖。晚上值班待命時，他們會去醫院對街的酒吧，那裡有專線通往急診室。萬一需要馬上支援，他們會擱下酒杯，回醫院，檢查病人及安排病人住院，然後再回酒吧。

我希望這個階段接觸的病患不像以前見過的那樣病重。我想知道，患者病重之前的診療是什麼樣子，在鄉下或市內貧民區當醫生是什麼感覺？

於是，我從市內貧民區開始做起。我們那裡有個縣立的免費診所，專門為女性提供避孕服務，也為男性提供性病醫療（性病有部分是節育的結果）。我的第一個選修課程就在那裡。

在性病診所中，我見識到性病醫療的廣度、寬度和長度。那個診所是由范德醫生（Vander）主導的。他也是一位風度翩翩的醫生，身材高䠷，滿頭白髮，安靜地坐在桌前聆聽患者描述症狀，接著旋轉座椅，以便正眼看著那個問題。他不戴手套，而是用兩根棉花棒挑起部位，觀察問題，採集檢體。他的話不多，只問幾個重點問題，接著就離開診療間去做玻片，親自用顯微鏡檢查玻片。我跟著他學習，他會教我怎麼看。淋病、梅毒、軟性下疳、滴蟲病……每次總會檢查出某種東西，他總是知道那是什麼病，也有抗生素可以治療。性病的狀況愈可怕、愈黏稠時，他也會愈龜毛講究。他教我如何以感興趣但不帶批判的表情來聆聽患者描述症狀，接著溫和又仔細地檢查患者尷尬地從褲襠中掏出來的私處。他也教我如何檢測，甚至用他的專用顯微鏡找出梅毒的致命螺旋體。

負責婦科診所的艾凡絲醫生（Evans）正好和范德醫生相反。她優閒地邁入檢查室，跟病人打招呼，拉進椅子，望向她的托盤，以最有效率的方式一邊詢問病人，一邊植入子宮帽和子宮環。動作俐落，不含糊也不匆忙。

這兩位醫生感覺都很特別。儘管艾凡絲醫生快速、俐落、有效率，范德醫生慢條斯理、審慎周到、從容不迫，但他們搭配得完美無瑕。艾凡絲醫生的迅速醫療中帶有一種緩慢；范德醫生的緩慢醫療中帶有一種迅速。艾凡絲醫生雖然動作敏捷，但絲毫不白費力氣或做額外的動作。范德醫生雖然從容不迫，但絲毫不浪費時間。他們的行動都很有效率，但不草率，那是源自於一種冷靜、自信和專業，充滿了魅力，我也希望將來能像他們那樣。

給我一瓶氯丙嗪

我看著浩爾醫生透過靜脈注射為病人施打氯丙嗪，雖然病人沒有精神病。他使用那個藥物純粹是為了取得副作用，結果馬上奏效了。病人的血壓開始下降，變得平靜下來。

醫學院的設計架構相當巧妙，它是以快速醫療為基礎與起點——亦即從事實、實驗、資料和知識開始學起，接著學習對眼前的病人身體提出問題，然後找出故事，之後抱著存疑的態度（亦即為「你未知」或「尚未符合已知」的一切東西騰出空間）。最後，你在各種多元的情況下運用所學，瞭解各種疾病實際上是如何呈現的——那不像虛構的病例那樣井然有序，搭配著簡潔的圖片與合成資料；而是看著病人羞愧又尷尬地從平整的長褲裡掏出染病的私處，膽怯地透露染病的部分原因（不敢和盤托出）。

為了獲得下鄉行醫的經驗，我選擇了一門開在農工診所（Farmworkers' Clinic）的選修課。那是位於加州的中央谷地（Central Valley），下高速公路後，在一個小鎮外的一條小街上。醫學院的教員妻子每天給我們八美元的津貼，那也是我當醫生的第一筆收入。另外，診所也提供拖車式的活動房屋讓我們住宿，那個活動房屋停在離診所兩個街區的活動房屋停放場。

診所裡有兩位醫生、兩位護士、一位放射師、一台X光機，還有很多病人，都是說西班牙語的年輕人。我跟著醫生走進檢查室，聽他說什麼，也觀察他做什麼。你永遠無法料到你會看到什麼，例如一個女人靜靜地走進來，但其實她已經處於分娩狀態，我們連忙清空候診室，浩爾醫生（Howard）就在診所的中間接生孩子。

不過，令我印象深刻的是他處理流鼻血的方式。某天一位流著鼻血的農場工人進來，鼻血狂流不止，他用一塊布摀住鼻子，整塊布已經吸飽了鮮血，血開始滴在地板上。他很害怕，血壓很高，那裡離最近的急診室有三十分鐘的車程。我不知道人有沒有可能因為流鼻血而死，我猜不會。但我確實知道，病人的恐懼是血壓居高不下的部分原因，血壓高導致血液更快速地流出鼻子。幾乎每個人都很焦慮，即使你是醫療照護專家，看到那麼多血時，還是挺嚇人的。

但浩爾醫生很冷靜，他請護士把診所的輪床搬過來，讓病人躺在上面。他啟動靜脈注射，叫了救護車，以手指按壓鼻中隔前端。他告訴我，止血可能需要十分鐘，但應該會停的，所有的出血都會停止。

然而，十分鐘後，流血並未止住，依然狂流不止。

浩爾醫生解釋，這肯定是後端出血，那比前端出血更危險，因為那種出血對施壓沒有反應，遠在鼻子的後端，經常是動脈出血。關鍵是把血壓降下來，但是偏偏診所當時沒有任何快速降血壓的降壓藥物。

他站在那裡約一分鐘，病人的鼻血仍狂流到他的手指上，護士們都慌了起來，我看著他思考。最後，他對護士說：「給我一瓶氯丙嗪（Thorazine）。」

氯丙嗪是一種精神病藥物，我在精神科用過那種藥。它是採靜脈注射的方式，以因應緊急的精神病狀況。它的副作用包括低血壓（降低血壓）和鎮靜，我看著浩爾醫生透過靜脈注射為病人施打氯丙嗪，即使病人沒有精神病。他使用那個藥物純粹是為了取得副作用，結果馬上奏效了。病人的血壓開始下降，變得平靜下來。兩分鐘後，鼻血的流量減少，等救護車趕到時，只剩下細流。

這招令我印象深刻，一直留在我的腦海中。我可以善用藥物的副作用來醫療。事實上，副作用只是藥物的另一種功效。它之所以是副作用，純粹是因為我們給它那個定義，把它歸屬於那個類別。那個定義──「這是一種精神病藥物」──導致我們把它的其他方便效用（例如降血壓、鎮靜病人）撇到一邊。但浩爾醫生的思考跳脫了定義的框架。他運用氯丙嗪那個可能挽救生命的副作用，也為我打開了看待藥物治療的全新視野。

那天傍晚我走回住處時，反覆思索了那件事。以浩爾醫生的方式思考，意味著我可以善用藥物的副作用來醫療，所以患者需要增重時，我可以開副作用是「體重增加」的藥物給他；又或者，我可以使用副作用是「噁心」的藥物來抑制食欲。我可以開副作用是「躁動」的藥物來治療嗜睡狀態；開副作用是「鎮靜」的藥物來治療失眠。可能導致流產的藥物可用於人工流產；副作用是睫毛增長的藥物可以用來豐厚睫毛。

我在藥理學中學到的這些副作用，其實都是可以善加利用的力量。我的工具箱比我原先所想的更像藝術家的調色盤。我不是只有數百種藥物可用，其實我有成千上萬種藥物，全看我怎麼找出最好的配方，以達到我想要的效果。自從遇到浩爾醫生後，我在開藥時，總是會思考如何善用藥物的副作用，幫患者把服用的藥物減到最少，以一套最精簡有效的藥物組合來發揮療效。

後來我發現，藥廠也熟悉我們醫生慣用的這招。幾十年來，他們一直努力追蹤醫生想出來的「非適應症下使用」(off-label use)。以前使用紙本病歷和處方箋時，要追蹤這些並不容易。但是換成電子病歷後，就變得很容易。藥廠從電子病歷系統（EHR）的供應商那裡採購大數據，他們發現某種藥物的某個副作用常用於醫療時，就重新包裝，以新的標示和適用症狀來銷售，價格是原來的五倍。

這也令演算法供應商抓狂，因為如果醫生使用精神病藥物來治療高血壓、鎮靜或體重增加，他們要怎麼管理及評估醫生的行為？怎麼追蹤？這並不符合他們的模式，他們想讓這種藥物的另類療法變成非法使用，或至少是使用EHR系統無法辦到的。目前他們尚未成功阻止醫生這樣做，我希望他們永遠不會成功，因為浩爾醫生的做法正是使醫學不僅是一門科學、也是一門藝術的部分原因。

一個特殊的頭銜

等妳拿到學位，他們會在妳的身上披上披肩，那個感覺會更強烈。從此以後，你一輩子都會獲得不同的待遇，妳以後再也不同了。

然而，我在醫學院最開心的月分，卻也是最後一個月。那是我第一次意識到我可能真的很喜歡當醫生。

那不是見習工作，也不是選修的見習課，而是到威洛克醫生（Wellock）、尼爾醫生（Neil）、葛瑞斯醫生（Grace）的綜合醫療診所擔任下級實習醫師，地點是在加州的葡萄酒之鄉。因為在完成醫學院的學業但尚未畢業之下，我已經可以自己看病人了。

當時每個人都說，以後再也不可能有全科醫生了，因為那需要太多的知識、太多的資訊，沒有人能兼顧一切。但是威洛克醫生、尼爾醫生、葛瑞斯醫生在鄉下開的綜合醫療診所確實無所不包。那裡接納醫科生去實習，我們可以報名去實習四週，跟著葛瑞斯醫生和他的六個孩子一起住在他的大房子裡[15]，又或者，我們也可以住在葡萄園裡的另一間小木屋。我抵達當地時，他告訴我，小木屋裡沒有電，但有水，而且很安靜，於是我選擇住在小木屋。接下來的一個月，我在他的診所裡看診，動了外科手術，也跟著他開著大卡車出診。

那真是令人大開眼界的經驗。葛瑞斯醫生和尼爾醫生曾經榮獲大學醫學院的「金杖獎」。金杖獎鑲的是真金，也是真的手杖，是頒給醫學院每屆畢業生中最優秀的學生。他們兩人的金杖就展示在診所內。他們偕同威洛克醫生，一起成立這個老派的診所。而且剛成立時，就是採傳統老派的醫療形式。也許無畏是更好的形容詞，大膽無畏。

他們三人包辦了各種醫療。他們接生嬰兒，必要時也做剖腹產。他們自己動手術，擔任彼此的麻醉師。他們為自己接生的母親做定期的嬰兒健康檢查；在孩子成長的過程中，也當他們的兒科醫生。他們親自做抹片檢查、乳房檢查、乳房切片和術後檢查。萬一切片顯示癌症，他們也做化療。萬一病人因為化療而陷入憂鬱，他們就是心理治療師。他們親自主持戒菸門診，指導醫科生，並照顧住院的病人。

他們對自己的生活和行醫工作都很滿意，也很開心，至少看在我眼裡是這樣的。

葛瑞斯醫生在他的診所中幫我安排了自己的檢查室，那是我第一次自己看病人，我很驚訝。我（大致）知道自己在做什麼，看來醫學院的教育真的奏效了！

病人進來檢查室後，不分男女老幼都會脫掉衣服，坐上檢查台，告訴我有什麼問題。我會問他們一些問題，檢查他們的身體，接著寫下檢查結果，然後去找葛瑞斯醫生，告訴他我想做什麼。

他會說：「好！去做吧！」接著我就回到檢查室，告訴病人怎麼做……他會照做！吃藥，做檢驗，改變飲食。然後，他會向我道謝，跟我握手，正眼看著我，露出微笑。

那感覺遠比我預期的好很多。病人看著我的眼神中，帶著信任、欽佩和信心，那跟我以前經歷過的一切都不一樣。

所以那個月接近尾聲時，我決定問問葛瑞斯醫生這件事。當時，我們剛結束一次複診（去看葛瑞斯醫生十天前接生的母子），開著卡車返家，行駛在鄉野間的沙土路上。

我跟葛瑞斯醫生談起那種奇妙的感覺：患者都聽我的，也對我坦露一切，他們認為我有某種力量和智慧，他們也相信我說的話和做的事情都是為了他們好。

我想跟葛瑞斯醫生聊的就是那種信賴感。

「我只是一個瘦小的年輕女子，」我對他說：「我二十七歲，甚至還不算真正的醫生，但病人還是對我掀開衣服，敞開心扉、對我掏心掏肺，我叫他們做什麼，他們幾乎都照做不誤。他們對待我的方式，跟我以前受到的對待截然不同。他們不僅對我恭恭敬敬的，還讓我顯得很尊貴——不虛假，不庸俗，感覺很特別。」

「那是希波克拉底的披風[16]。」葛瑞斯醫生回應，兩眼仍直視著前方，「妳畢業時會披上那個披風，名字後面會冠上ＭＤ（譯注：源自拉丁文的「*Medicinae Doctor*」，意指「醫學教師」，為醫學學位的一個頭銜。在不同國家有不同的定義，不是一般所指的「博士學位」，在美國及部分國家等同碩士學位）兩字，妳等著看好了，妳會覺得很神奇，那個東西會改變一切。」

「什麼是希波克拉底的披風？」我問他。

「那是成為醫生以後的情況。等妳拿到學位，他們會在妳的身上披上披肩（hood），那個感覺會更強烈。從此以後，你一輩子都會獲得不同的待遇，妳以後再也不同了。妳講話時，別人會聽，即使妳不是講醫學，而是講政治或宗教，妳講的一切都會帶有特殊的分量。」

* * *

就這樣，那次實習結束後，我就從醫學院畢業了。

大學畢業時，我沒有參加畢業典禮。高中畢業時，我有參加畢業典禮，那是因為我不得不去。但醫學院的畢業典禮不一樣，攻讀醫學院的日子很辛苦，對於我能堅持到底、拿到學位，我覺得很自豪。我為此竭盡所能，連我不擅長的一些特質也用上了，例如耐心、謙遜、一種融入當下但同時抽離他人痛苦的明晰與超然感。

所以能夠參加畢業典禮，我很自豪。

那個畢業典禮稱為「學位授予儀式」（hooding）。葛瑞斯醫生所說的「希波克拉底的披風」原來真的是一件披風，那是綠色的絲絨兜帽，源於中世紀，因為當時醫學學位的顏色是綠色的，只有醫學院的畢業生能穿戴它。我和同學走進禮堂，我們的家人都出席了。我們穿著黑袍，戴著租來的學位帽，按字母順序排隊站著，等著叫到自己的名字。

我聽到唱名時，踏上樓梯，走上舞台，醫學院的院長就站在舞台的中央。我是第六十七位畢業生，但他依然看起來很慎重專注。他從助理的手中接過那個披肩，調整了一下，然後把它披在我肩上，感覺比我想像的還要沉重。接著，他看著我的眼睛，抓起我的手，握了握。他的手溫暖乾燥，包覆的感覺令人放心。

＊　＊　＊

於是，我的名字後面開始加上ＭＤ字樣，我有權開藥，換下原來的白袍，把聽診器掛在脖子上，但我還沒有拿到醫師執照。一九一〇年亞伯拉罕．福勒克斯納（Abraham Flexner）發表的《福勒克斯納報告書》（*Flexner Report*）影響醫學訓練至今。根據那份報告，讀完四年的醫學院還不夠。醫學院的畢業生需要去醫院實習並接受指導，負責照顧病人，但不是負全責。由於福勒克斯納也相信心智和大腦並非完全分離的，他堅持精神病學家也必須有同樣的經歷。

於是，我在附近找了一下，在榮民醫院找到精神科實習的機會，那份工作需要在精神科實習八個月及內科實習四個月，我決定就選它了。

結果跟我預期的全然不同。

07 三位先知，沒有鯨魚

凱利醫生其實是在教我們慢療的關鍵策略：
先做最重要的事，暫且放任其他的事情不管。
但是現代醫療無法讓你這樣做，它不讓你按緊急順序來思考問題，
而是讓一切變得一樣重要。

那是週四下午，我在精神科擔任住院醫生的第一週，我與負責指導我一年的蘭利醫生（Langley）見面。他很年輕，四肢修長，懶洋洋地癱坐在椅子上。他頂著濃密的棕髮和濃密的棕色鬍鬚。有東西吸引他的注意時，他會若有所思地撫摸著鬍子。

蘭利醫生解釋，他們的精神科是佛洛伊德學派。以後我每週都會跟他見面，向他報告我治療的那幾位精神科病患。病患去急診室就診後，會分配給我，由我來診斷和治療，開處方。如果需要電擊，也是由我自己動手。他會給我心理治療和藥物方面的建議。在這一年裡，我會看到精神病學的三大分類：精神病、精神官能症、人格障礙。我也會學到如何區分以下狀況：社會病態性格（又稱「反社會人格」）vs. 重度憂鬱症；戲劇型人格障礙（又稱「表演型人格障礙」或「做作型人格障礙」，histrionic）vs. 歇斯底里（又稱「癔病」，hysteric）；狂躁症 vs. 思覺失調症（舊譯「精神分裂症」）。

接著，他把上鎖病房的鑰匙交給我。

他告訴我，要小心，不要被困在檢查室的角落或反鎖在門內；最重要的是，切記：有時很難分辨誰瘋了、誰沒瘋。根據定義，我沒瘋。我是醫生，在桌子的這一邊，握有鑰匙；桌子對面的那個人是病患——根據定義是這樣的。

他繼續說，精神科和內科不同，這裡不是靠驗血或照X光來幫我們做診斷。精神科的診斷通常是主觀、臨床的。當然，有些精神病可能有身體問題（例如藥物、中風、梅毒），但那種情況很少見，而且那種病人是住在內科的病床。其他找不到身體問題的患者是罹患精神病，包括思覺失調症以及躁鬱症和初老期憂鬱症的主要情感障礙。**精神病**的定義是「認知現實的能力出現嚴重扭曲」，常出現幻覺和錯覺，以及「思維、心情、行為受擾」。蘭利醫生坦言，那是很模糊的定義，但整體來說，我看到精神病時，應該可以判斷出來。

我問道：那麼榮格呢？

他回答：別管榮格了，榮格瘋了，他有精神病，有思覺失調症。

「帕克先生，希特勒還活著嗎？」

> 如果這些精神病患者會幻想希特勒和大屠殺，但依然懂得排隊等候，使用刀叉和湯匙進食，那精神病究竟意味著什麼？他們不是對每件事情都很瘋狂，某些方面，他們還是健康的。

在那一年的實習歲月中，最初四個月，我花了很多時間在所謂的「日間活動室」（Day Room）裡，那是為重度精神病患設置的上鎖區域，牆上的窗戶裝著鐵欄杆，室內的沙發和茶几上放著舊雜誌，角落掛著電視。病人坐在椅子上，躺在沙發上，或者在周圍漫無目的地繞來繞去，自言自語。

由於沒有迅速出院的壓力，我可以觀察病人的進展，看我開的處方或我們的對話療法是否有效。沒多久我就學會辨識這裡的三大診斷（思覺失調症、狂躁症、憂鬱症），也懂得分辨這三種病症和它們的冒充症狀（藥物引發、歇斯底里、裝瘋賣傻）。

尤其，思覺失調症有典型的症狀。那些症狀和藥物反應確實看起來很像一種疾病，所以思覺失調症的患者有某種獨特的行為舉止，很容易診斷出來。他顯得焦躁不安，心煩意亂，走路僵硬，失魂落魄地摸著頭髮。他會鬆開身上的束縛（例如解開扣子，拉開拉鍊，頭髮蓬亂），因為他焦躁不安。他講話很快，到處走。他會出現幻聽，重複同樣的話語，例如上帝或魔鬼選中他、美國聯邦調查局或蘇聯情報局的幹員跟蹤他、收音機和電視上傳播著給他的訊息。但是他服用精神病藥物後，這些症狀會開始消失。病人又開始扣起扣子，拉上拉鍊，說話速度變慢，恢復正常，幻聽減弱。他會回到地球，變得「適應環境，態度合作」（我們學會在病歷中如此註記）。所以思覺失調症比較像是一種疾病，而不是精神狀態。它有病程，有預後（prognosis），對藥物也有可預期的反應，就像鏈球菌咽喉炎那樣。

但它還是有些不同，思覺失調症的患者不相信自己生病了，抗精神病藥物的藥效也有限。在這方面，它不像鏈球菌咽喉炎和青黴素那樣，抗精神病藥物無法治癒這種疾病，只能壓抑病人，使他安靜下來，讓他出院，但無法治癒。在此同時，我也注意到，即使病人陷入最糟的瘋狂狀態，他依然保有某種程度的基本健康，這是我從帕克先生（Parker）的身上學到的。

我在日間活動室裡看到帕克先生好幾週。他是中年人，身材矮小精瘦，雖然有刮鬍子，但刮得很草率。他的襯衫有扣上扣子，但扣得不好。每次我打開門進入房間，都會看到他在踱步，走到電視機前停頓一分鐘，一臉焦慮地盯著電視看，然後又繼續踱步。

所以有一天我開始跟著他一起踱步，走在他身邊，但跟他保持一定的距離，這點對思覺失調症的患者很重要，你不能跟他太靠近。我跟他一起在病房裡行走，接著又掉頭往回走。他自言自語，搖著頭，擰著手。

最後我問他：「帕克先生，你怕什麼呢？」

他一臉驚恐地看著我，身體重心不斷地左右搖晃，「我從電視上聽到，希特勒說歐洲需要再一次大屠殺。」

「帕克先生，希特勒還活著嗎？」

他一聽，大吃一驚，想了一下，接著面帶微笑地說：「不，不，他沒有！」但緊接著他的臉又僵住了，以剛剛那種驚恐的眼神盯著我。

就在這時，午餐鈴響了，帕克先生停了下來，轉過身，拖著腳步走向餐廳。我跟在他身後，看著他、有思覺失調症的謀殺犯、行動遲緩的僵直型思覺失調症患者，以及其他的精神病患拿著托盤，排隊等候，挑選他們想要的食物。接著，他們走到桌邊，坐在椅子上吃了起來。每個人都正確地使用自己的叉子和湯匙，跟其他人一樣靜靜地專心用餐。

我覺得這一幕很特別，他們都瘋了，有幻覺，精神錯亂，驚恐害怕，但不是做每件事情時都是如此。午餐鈴響起時，不知怎的，他們都把幻覺留在日間活動室裡了。如果這些精神病患者會幻想希特勒和大屠殺，但依然懂得排隊等候，使用刀叉和湯匙進食，那精神病究竟意味著什麼？他們不是對每件事情都很瘋狂，某些方面，他們還是健康的。

我不禁納悶，也許他們和我們都把他們的幻覺看得太嚴重了。每個人都會聽到腦子裡的聲音，我們學會忽略那些聲音，或是把那些聲音當成自己的心聲，但榮格把它們視為一種內在生命體，獨立於自己之外，所以佛洛伊德學派說他有思覺失調症[17]。但那是什麼樣的分類？榮格很長壽，養育了性格穩定的孩子，留下豐富的傑作，我們真的想要治好他的病嗎？

「陽光先生」的名片

那張米色的厚紙片上壓了優雅的灰色浮雕，上面只印著：「陽光先生敬贈」那真是希望、自豪、上帝之選的象徵！

後來我發現，精神科的實習是很人道的工作，我們有足夠的時間睡覺、休息和學習，我們也會研讀、討論論文以及撰寫報告。我對病人做心理治療，每週與蘭利醫生一起會診。我的病人往往病情好轉到足以出院的程度，只不過那不是令人滿意的好轉，是靠化學或電擊「變好」，而不是「治好」。某種程度上來說，治療後反而變糟了。我治療陽光先生時，第一次遇到這種情況。

陽光先生的本名是喬治・強斯頓（George Johnston），已婚，職業是警衛，和妻子住在有一間臥房的小公寓裡。他三十三歲，夫妻倆的銀行戶頭裡只有一千美元。也就是說，他是無足輕重的小人物。某天他突然聽到上帝告訴他：「傳道吧！向異教徒、我的子民傳道，使他們悔改。」

我無法從問診中得知他花了多少時間才接下那個使命，我也不知道他是否搭著隱喻的船或真的船前往他施（Tarshih）以逃避神的聲音，或是否在魚腹中待了三天三夜（譯注：這是指聖經裡先知約拿的故事）。但我確實從他的妻子口中得知，她嚇壞了，覺得他瘋了，他們為此爭吵不休。此外，他也去把名字正式改成陽光先生（Mr. Sunshine），接著把他們的積蓄全領出銀行，買了聖經和名片，並在聖經上印了「陽光先生敬贈」的字樣。接著，他站在街角，把聖經和一美元發給路過的人，直到錢和聖經都發光了才罷休，妻子為此報警處理。

我在急診室見到陽光先生時，他汗流浹背，全身上下一點也不乾淨，留了一兩天的鬍子。他看起來陷入瘋狂，好像已經豁出去了，但語氣聽起來輕柔悲傷，茫然若失。他沒有掙扎，也沒有很多話想說。他已經盡力了，他依照上帝的指示做了，但鄉民並未悔改，他的熱情盪至谷底。他是誰？他出了什麼事？

我跟他解釋，我們會讓他住院，治療他，很快他就會開始好轉。

他客氣但虛弱地對我點點頭，問我想要他的名片嗎？

我說好。

他在襯衫的口袋裡摸索了幾秒鐘，接著掏出一張皺巴巴、髒兮兮的名片，遞給我。

那張米色的厚紙片上壓了優雅的灰色浮雕，上面只印著：

陽光先生敬贈

那真是希望、自豪、上帝之選的象徵！

陽光先生去銀行領出全部積蓄，對著銀行櫃枱的行員微笑，然後去印刷店訂製那些名片時，他想必是非常愉悅，頭腦清醒的！他站在街角發送上帝的話語和一美元時，想必也非常開心！還有那些熱切的握手，以及陌生人露出的感激微笑！於是，那些印上贈詞的聖經愈來愈少，他的荷包愈來愈薄，但他的內心一定很激動，儘管他每晚從街角回家後，馬上被妻子嘮叨個沒完。但她錯了，他才是對的：

他是上帝之選，上帝選上了他。

陽光先生住院後表現良好，他乖乖地服用了我開的藥物，天天參加團體治療。他接受個人治療後，病情收斂了下來。他沒談到上帝的聲音或預言，短短幾週內，他又恢復成警衛強斯頓先生。社工打電話給他的妻子，請她來接他。她來醫院時，我看到她緊閉著嘴，銀行帳戶空蕩蕩的。我看著他們夫妻倆一起離開，強斯頓先生刮了鬍子，洗了澡，稀疏的頭髮蓋住了光禿的部位，垂著肩，跟著妻子走了。

當時，我不僅在讀佛洛伊德和阿德勒（Adler）的作品，也讀到反精神醫學家連恩（R. D. Laing）和湯瑪斯．薩斯（Thomas Szasz）的作品[18]。他們主張精神病患只是與常人不同罷了，他們有視覺和聽覺上的天賦，這種主張吸引了我。我心想，我們這個文化裡，想必有某些人可以直達天聽，可以和神或撒旦聯繫，只不過我周邊的正常人不是罷了。又或者，我們所謂的精神疾病可能是一種大腦發燒或心智發燒，一種幻想和譫妄的治療過程，雖然不理性，但仍有意義。

所以下次我與蘭利醫生開會討論時，我問他對思覺失調症的看法。我問他那是疾病嗎？那種病有意義嗎？強斯頓變成陽光先生時，他是病了，還是沒病[19]？

「哦，」他回應，靠向椅背說：「思覺失調症的患者會跟上帝對話。」

「你的意思是說，他們要是活在兩千年前的宗教文化中，他們會是聖人？」

「哦，可能吧，但我是指字面的意思——現今的思覺失調症患者會跟上帝對話。對我們這種精神正常的人來說，想跟上帝交談時，我們或許會出現某種『入神』的時刻。但思覺失調症患者是每週七天、每天二十四小時都跟上帝在一起。」

這番話該怎麼解讀呢？蘭利醫生是成年人，也是精神科醫生，連他都相信那個說法嗎？既然如此，我們在這裡做什麼？我們何必治療強斯頓先生的病呢？

於是，我開始對精神病學產生了懷疑。

慢療的關鍵策略

如果三分之一的病人（所以是三分之一的事情）會自己好轉，那麼你不做最不重要的三分之一，更有可能永遠不需要去處理那些事情。事實上，你為自己的時間、病人的時間、系統的成本都節省了三分之一。

這時為期一年的實習已經過了三分之一，我開始到內科做必要的四個月實習。我按照指示，週一早上六點五十五分踏出電梯，來到醫院的內科樓層「七北病房」（Ward Seven North）。踏出電梯時，我的心一沉。那低矮的天花板、昏暗的燈光、骯髒的鋁窗感覺像地獄一樣，而且不是畫家耶羅尼米斯·波希（Hieronymus Bosch）筆下那種諷刺生動的地獄，而是單調沉悶的地獄。不過，幸好，對我來說，這裡只是煉獄，是暫時的苦難，只要撐四個月。

我環顧四周，尋找醫療團隊，但沒看見半個人，所以我漫步到醫生的辦公室，進去等候。裡面的牆壁是淡綠色，看起來髒汙，聞起來像男人的腳味。七點十五分，另一位戴著眼鏡的實習醫生出現了，他身材削瘦，看來沮喪。接著，我們的住院醫生丹·凱利醫生（Dan Kelly）出現了，後來我發現他是難能可貴的奇才。

「隨手抓一個寫字夾板吧。」他告訴我們：「還有一疊紙。我們四處走動時，我會介紹你們認識你的病人，你需要記下你該為每個病人做什麼。我們有二十五個病人，所以妳負責十三個，」他看著我說，「而你呢，」他看著另一位實習醫生，「負責十二個。接著，回到辦公室後，開始規劃你們打算怎麼做。你會很想先做簡單的事情，把待辦清單縮減到只剩最難的事情。千萬別那樣做，否則你永遠做不完。醫院的中央供應室都下班了，你還在找腰椎穿刺器具組；或者心臟科醫生都下班了，你才想找他們來做心臟會診。急事先辦！所謂的『急事』，是指你白天要是不做，晚上就得一直待在醫院的事。」

當時我還不明白這個道理，但凱利醫生其實是在教我們慢療的關鍵策略：先做最重要的事，暫且放任其他的事情不管。這也是葛瑞格醫生「三〇%哲理」的推論結果，因為如果三分之一的病人（所以是三分之一的事情）會自己好轉，那麼你不做最不重要的三分之一，更有可能永遠不需要去處理那些事情。事實上，你為自己的時間、病人的時間、系統的成本都節省了三分之一。當然，你還是必須追蹤那些不緊急的事情，因為有三分之一的事情會惡化。但他們惡化成緊急狀況也需要時間，當他們變成緊急要務時，你會馬上處理。

但是現代醫療無法讓你這樣做，這是現代醫療的一大缺陷。它避免你按緊急順序來思考問題，而是讓一切變得一樣重要。它把繫好安全帶、戒菸、急性胸痛都一視同仁。它不願做出判斷，喜歡按字母順序排列。相反的，凱利醫生則是採取我後來才知道的「自然療癒力」：三分之一的事情會隨著時間好轉，另三分之一不會變糟。你可能在不會變糟的事情上浪費很多時間，但最好的做法應該是先擱著它們不管。

我們拿了寫字夾板，凱利醫生帶我們去巡房，每間病房有六床。他介紹我們認識新病人，說明他們的病情，為我們介紹工作人員。凱利醫生熟悉病房裡的一切人事物，他知道誰很好，誰討厭醫生，誰很惡毒，誰該小心提防。

他告訴我們，只要尊重護理師，他們就是我們的盟友。他們知道很多事情，只要他們喜歡我們，就會告訴我們。但我們必須隨時謹記一點，榮民醫院屬於軍方體系，許多護理人員都曾經在軍中服務，所有的病人都曾是軍人，所以這裡是採用「先生」「女士」等尊稱，也講究階級和服從，別忽略了這些細節。你是醫生，在最高層，握有權威。

他介紹給我們的病人，和我以前見習時看到的病人很像，罹患肺氣腫、癌症、痴呆、譫妄、糖尿病、壞疽等等。最後，我們走回醫生的辦公室，凱利醫生（他說「叫我丹就行了」）解釋，我是接上個實習醫生的病人，那個實習醫生在實習結束前十天就已經離開，先開溜去賭城拉斯維加斯了。

「他是怎麼做到的？」

「就直接做啊。」

「這段期間誰來照顧他的病人？」

「沒有人。」

我聽了很訝異，你竟然可以放下病人十天，而且病人沒有惡化。我只在內科實習四個月，現在知道即使這裡再怎麼糟糕，看來我也可以提早十天離開，那確實是不錯的消息。

不過，我手上的待辦清單很長，因為就像凱利醫生所說的，對實習醫生來說，最重要的是盡量減少手上負責的入院患者數（census）。「入院患者數」是指醫生負責照顧的病患人數，我們值班待命時（每五天一次），會接到新的病人住院。有時是接一個病人，有時多達十個病人，沒有人數限制，那表示你每五天就要送幾個病人出院。不這樣做的話，你的工作量會失控。你沒有時間處理急事，病人會開始惡化，例如併發肺炎、腎臟感染、心律不整。你的時間全耗在那些惡化的病人上，但每五天還是會有新的病人住院，原本病情穩定的患者會開始「變調」（de-tune）。

我問凱利醫生：「那是什麼意思？」

變調是指病情複雜的病人住院太久時所發生的狀況，也許他是因為心臟衰竭住院，你努力治療後，他的心臟開始好轉，但你用來讓肺臟變乾的藥物也導致他的腎臟變乾，導致初發的腎衰竭惡化，因此必須治療腎衰竭，這就是「變調」。他住院的第一階段是治療入院時診斷的病症，第二階段是重新校準，使其他的一切恢復原狀。那很隱約，必須慢慢來，因為任何突然的改變都會引發相反的結果。例如，為腎臟補充水分可能導致心臟的水分太多；輸血以治療長期抽血所導致的貧血可能引發胸痛。所以還原調節（re-tune）是一種速度剛好夠快的藝術。

第三階段是指病人終於再次「調好」，但不像汽車那樣，比較像鋼琴。那是關鍵時刻，因為病人要是繼續住院，多待一天或甚至幾個小時，他會再次「變調」，出現膀胱感染或心律不整、跌倒、譫妄。病患可能「持續惡化」，延長住院好幾週。

凱利醫生講完睿智的經驗談以後就離開了，另一位實習醫生也不見了，只有我一人待在醫生的辦公室裡，現在是上午十點。

我環顧四周，整個房間看起來很髒。桌上有幾管老舊的血液，抽屜裡有一瓶培養基滋生著細菌。多餘的椅子占滿了空間，到處都是舊病歷。角落的衣架上掛著有汙漬的白袍、聽診器，以及前一位實習醫生的低垂領帶。

於是，我從急事開始處理，顯然急事就是清理那個房間。不把那裡清掃乾淨，我永遠無法專心做事。我把牆上老舊的排班表移除，丟掉血液試管和培養瓶，把桌子清掃乾淨，把多餘的椅子搬出去，把那些衣服堆疊起來，接著打電話給清潔部，說醫生的辦公室需要**立刻**粉刷……史薇特醫生說的！

最後我在一疊索引卡上蓋上新病人的姓名、日期、序號，拿起寫字夾板，出去認識他們。如果有別的事情該做，我會做，但因為沒有別的事情該做，我只好去認識他們。

為了上帝而改名的湯姆・索耶

他那種瘋狂，感覺令人耳目一新，充滿希望。改變名字，變成另一個人，偷偷溜出醫院，搭便車走一百英里，爬上一棵樹，偷個裝飾品，然後隔天早上送給你的醫生。

榮民醫院是處於一個堪用、合格的狀態，大家對現況也感到滿意。

護士、社工、行政人員都只是輪調到那裡，過一段期間又會調往別處，所以大家都不想惹是生非，畢竟言多必失，而且他們的生活有一種習以為常的型態。病患也對醫院感到滿意：他們有病床可住，六床一室，還有早餐托盤、午餐托盤、晚餐托盤。

護士已經從軍中退伍，等著退休，領養老金。每年七月一日會有新一批的實習醫生來報到，這些新人怯生生的，充滿理想，決心改變現狀。但他們只在這裡實習一年，到了實習的中期，亦即耶誕節來臨前，大家把耶誕樹從盒子裡搬出來掛裝飾品的時候，實習生也開始明白，其實榮民醫院已經夠好了，他們只剩六個月的實習時間。如果不算最後一個月的話，則只剩五個月（何必算最後一個月呢）。

我大概也是過了半年，才開始明白這點。

我採納了凱利醫生的建議，你仔細思考的話，其實那是一種慢療法：先做最重要的事情。耶誕節快到時，我身為七北病房的實習醫生，也覺得這樣就已經夠好了。我知道怎麼接病人住院，檢查他們，怎麼幫他們出院。出院比住院更需要技巧，因為病人通常不想走，護士也不希望他們走。為了讓他們順利出院，所有的檢測都要完成，而每項檢測都有很長的等候清單。

一開始，我遵照規定，填寫會診單，把它交給病房的祕書。但她總是隨意擱置那個單子，一擺就是好幾天，什麼事也沒完成，導致我負責照顧的病患愈來愈多，病人過了出院的關鍵時刻，又開始惡化，「變調」。

於是，我開始把申請書親自遞交給心臟科醫生、神經科醫生和治療師，我們親自面對面溝通討論。我的病人獲得了他們的會診和治療，不過，放射科需要改用全然不同的策略，因為你找不到人可以談。所以我把每個病人都排進各種掃描的時間表中，通常某個病人不需要那些掃描，但可能別的病人需要，這時我就會走到放射科，以需要掃描的病人取代原來那個卡位排隊的病人，讓需要掃描的病人當天掃描、當天照X光。

這樣一來，我負責的入院患者數始終維持在可控管的狀態。

＊　＊　＊

耶誕節時，我有兩週的假期，我把耶誕節後的那週休假，拿去跟一位精神科的實習醫生交換六月底的最後一週。所以我在內科實習的中期，在精神科遇到了第二個先知湯姆．索耶（Tom Sawyer，譯注：跟《湯姆歷險記》裡的湯姆同名）。陽光先生的精神疾病是可以減輕、但無法治癒的典型精神病（至少無法以化學藥物治癒），那個結果令我和他一樣難過；相較之下，索耶先生則讓我留下截然不同的感受。

索耶先生就像陽光先生一樣，也是受到上帝的召喚。上帝要求他把名字改為湯姆．索耶，他的本名是薩繆爾。但既然上帝堅持他改名，他就遵從上帝的指示去辦理正式的改名，改為湯姆．索耶。

我從來不知道他發瘋中邪時還做了什麼，我在急診室見到他時，他看起來沒那麼瘋狂。他的身形削瘦，有一頭濃密的棕髮，穿著緊身牛仔褲，皮膚黝黑而陽剛。那時是寒冬，也許他根本沒有瘋，只是需要住宿的地方。有些精神病患確實會隨著季節不同，搭火車到不同的地點住院，例如春天去佛羅里達，秋天去新英格蘭，冬天到加州。進行團體治療中，他們還會彼此交換資訊，讓病友知道哪家精神病院最好。索耶先生不激動，不害怕，也不偏執，他和善有禮。沒錯，他確實有精神病的一個症狀：有點離經叛道，感覺在狀況外，也講了很多上帝的事情。但畢竟那是耶誕節期間，所以他聽起來瘋狂，但看起來不瘋狂。他說了很多典型的瘋狂事情，例如他遭到跟蹤，有幻聽，以先知自居，但他並不狂熱，也沒有人格崩潰。

因此，那天晚上我沒有開任何藥物給他，我永遠不知道後來發生的事是瘋狂，還是發瘋。總之，隔天早上我去看索耶先生時，他說有一件禮物要送我。他又補充提到，昨天半夜他溜出醫院，搭便車一百英里到貝克斯菲爾德（Bakersfield）的縣立醫院。那裡有一棵高大的長青樹，掛滿了裝飾以慶祝聖誕節。他爬到樹上，偷摘最頂端的裝飾，然後再搭便車回醫院。他說，就是這個東西。

他把那個裝飾品遞給我，那是一個閃亮的保麗龍大球，上面布滿了亮片、假珍珠、水鑽和彩帶。我把它放在手掌上翻轉，我們醫院裡沒有那種裝飾品。所以，真有可能如他所講的那樣嗎？

那天下午，放假的實習醫生回來了。我把那週照顧的病人交還給她，她很可能會開精神病藥物給索耶先生。理論上，我也應該那樣做，但我就是不想。他那種瘋狂，感覺令人耳目一新，充滿希望。改變名字，變成另一個人，偷偷溜出醫院，搭便車走一百英里，爬上一棵樹，偷個裝飾品，然後隔天早上送給你的醫生。

我那樣做並不恰當，我不該站在病人那邊。

我想起蘭利醫生第一天對我說的話。根據定義，我是醫生，是那個握有鑰匙的人。但是那年在精神科實習時，那些未陷入憂鬱的人看起來並不瘋狂。

我永遠不知道索耶先生描述的那番經歷是不是真的。我想那可能是真的，因為他夠瘋狂。我保留了那個裝飾品和陽光先生的名片好幾年，以提醒我先知的力量。

接著，我又回到內科實習。

臨終儀式

叮啊鈴，叮啊鈴，叮啊鈴。我環顧四周，看到牧師舉起杯子。我注意到此刻的病房已經完全靜止下來了，彷彿每個人都屏住呼吸。接著，我又聽到了那尖銳的小鈴聲響了三次，突然間，一切都變了……

過了幾週，我變得很疲累，很消沉。

實際上，是消沉到很疲累，也疲累到很消沉。那是實習醫生陷入的一種特殊狀態，那種消沉不是常見的因素造成的（諸如遇到逆境、自知之明、健康不佳等等），也不是累得筋疲力盡，像井水枯竭那樣。井水是指生命的泉源，熱情洋溢，如詩人惠特曼（Whitman）所說的「如果此刻我無法永遠讓日出從內在升起，日出會置我於死地」那種，而是一種再也無力從內在推升日出的狀態。

實習醫生面對的是暗夜，一種他從未見過的可怕虛無，感覺社會躲在遠處日光燈照亮的高聳大樓中。他必須繼續想辦法撐下去，因為除非拿到醫師執照，否則永遠無法當醫生。繼續撐下去是取得醫師執照的唯一方法。

中國人稱這種生命力為「氣」——精氣——就像剛煮好的米飯飄出的蒸氣一般。約莫第七個月的中間，實習醫生的氣就不見了。他們已經沒有力氣去排解醫院中的詭異緊繃關係。那些緊繃關係是醫院內的工作人員和其顧客構成的。對工作人員來說，醫院是個謀生、八卦、搞政治角力的地方。對顧客來說，醫院是個從未想過的恐怖地方，有人在這裡斷了腿，服了毒，面對虛無。

到了這個階段，實習醫生是處於一種震驚的狀態，那是由疲憊、恐懼、毫無意義所組成的，我就是處於那種狀態。我唯一能做的就是繼續苦撐下去，過一分鐘是一分鐘，逐步向前，逐一處理每個患者。

接著，我在黑如深坑的黑夜籠罩下，遇到了轉捩點。

＊　＊　＊

那是凌晨四點，我在入院病房裡檢查一位新來的病人。他躺在床上，病床邊的布幔拉上了。病房裡擠滿了病人，但很安靜，光線昏暗，那感覺很憂鬱，是醫院深夜裡常有的感覺。

我沉浸在身體檢查的無數細節中——皮膚、脈搏、模糊的故事。隔壁床的另一位實習醫生負責處理另一位重病患者。他躺在輪床上被推進病房時，我有看到他。他的身體腫脹發藍，動也不動，我看得出來他快死了。不過，那時對實習醫生來說，連死亡都已經失去了刺痛感。死亡只是填寫不同的表格，早上不必轉送病人罷了。

接著，突然間，病房裡傳出一陣沙沙聲，我環顧著四周圍繞的布幔。看到一位穿著黑色長袍的牧師，一手拿著書，一手拿著金杯，在安靜的病房裡走動，停在隔壁的床邊。他鑽進布幔後，一開始毫無動靜，接著我聽到低語聲，開始聞到薰香。

我回頭繼續檢查我的病人，才剛檢查到長了壞疽的腳趾，突然聽到小鈴鐺響了三下，音調很尖銳，**叮啊鈴，叮啊鈴，叮啊鈴**。

我環顧四周，看到牧師舉起杯子。我注意到此刻的病房已經完全靜止下來了，彷彿每個人都屏住呼吸。接著，我又聽到了那尖銳的小鈴聲響了三次，突然間，一切都變了——那間憂鬱病房的整個調性都變了。因為第二次鈴聲意味著我們現在正面臨著死亡的到來，現在它就在我們之間，就在隔壁的病床上。

那是我第一次體驗到臨終儀式，我的眼眶裡泛著淚水。我突然意識到，我們都在同一個海角上，那不是理智上意識到，而是打從心裡這麼想。在那個昏暗的房間裡，每張床上的每個病人、護士、醫生、清潔人員和我自己，我們都在同一個海角上。內科是一門高尚的職業，它處理的是一生最後的事情，最重要的事情：天堂和地獄，但最重要的是煉獄——那是一座高山，你可以回頭看，往下看，它的居中位置為其他的一切賦予了意義。

* * *

經歷了那件事情以後，我的氣並未恢復，那還要再等好幾個月的時間。但現在至少我知道，我們在醫院做的事情底下，有個根本的底層。表面上我們醫療病患、檢查身體、撰寫病歷、進行穿刺，但是這一切底下是一片寂靜，我們隨時都有可能在那裡相遇。

我開始有了別的想法。

我比想像中更喜歡醫學——我喜歡和病人在一起時，我能做到、勝任、看到的事情。我需要決定什麼是最緊急的事，然後以最有效率的方式獲得診斷。此外，醫院裡的共事也有一種同志情誼，感覺大家休戚與共。我們不是熱愛行銷的醫療保健團隊，而是一群有共同目標的人。此外，我可以面對病人，我必須在職業上、道德上、倫理上達到一定的高度，才能把工作做好。

內科的病人令我感動。我喜歡看他們的病情好轉，復原，病癒。他們的精神逐日轉趨明晰，四肢恢復氣力，傷口也復原了。不是每個人都會痊癒，但幾乎每個人都好轉了，那跟看電影倒帶播放的樂趣一樣。打破的花瓶又恢復原狀，跳回桌上，溢出的水回流到花瓶中，拋出的花朵恢復原來的擺放，直到花瓶又完好如初站在桌上。

我不喜歡我在精神科必須做到、勝任、看到的事情。那種從眼鏡望向病患的感覺，那種距離——醫生坐在桌子的這邊，病人坐在桌子的那邊。我不喜歡那種不知道自己做的一切究竟是好事或壞事的感覺。陽光先生和強斯頓先生一樣快樂嗎？索耶先生恢復成薩繆爾有比較好嗎？

榮格並不冷漠，他沒有拆解病人，他也沒有運用藥物去壓抑病人的思想和感情。他認為他們的精神病和精神官能症都是有意義的。他從容不迫，全心投入，他有許多病人好轉了，有些甚至痊癒了。他甚至處理了人生最後的那些事情，但精神病學認為榮格也是瘋狂的。

最後是第三個先知——酪梨園的先知——幫我確立了想法，打定主意。

先知，還是病人？

我認為精神病學提出了正確的問題，例如何謂瘋狂？何謂精神健全？何謂現實及誰來決定？但精神病學並沒有很好的答案。

那是接近實習的最後幾個月，我又回到了精神科。當時是傍晚，我被叫到急診室去評估一位被父親帶來求診的病人。

我先對他的父親問診。

他的父親告訴我，馬克二十五歲，過去七年間，他一直住在酪梨園的一塊大石頭上，只吃酪梨，只讀印度教修行聖典《薄伽梵歌》（*Bhagavad Gita*）。那個父親每個月都會去看馬克一次，以瞭解他的現況，並想辦法說服他回家上大學，但馬克一直拒絕回去，直到今天終於首肯了。今天他去找馬克時，馬克從那顆大石頭站起來，留著長髮和鬍子，一身蓬頭垢面，答應離開那裡。所以他們上了車，那個父親直接開車送他來急診室，因為他想知道精神科醫生怎麼看。他應該帶兒子回家嗎？馬克究竟是瘋了，還是沒瘋？

接著我見到馬克，他高䠷瘦削，一身髒汙，頂著纏結蓬亂的棕髮，髮長及腰，鬍子又長又亂，沒有整理。他的襯衫破爛不堪，瘦骨嶙峋，蒼白的胸膛清晰可見。牛仔褲髒汙，垂掛在屁股上。除了牛仔褲以外，他看起來就像文藝復興時期畫作中的施洗約翰（John the Baptist）。

他站在我的桌前，我們對視了一會兒，接著他低頭看著地板。我提出一些常問的問題，例如他目前在什麼地方？現在是西元幾年？他有幻覺嗎？有輕生的念頭嗎？他沒有抗拒，也沒有解釋。他只說時間到了，七年過去了，是他回家、理髮、刮鬍子、上社區大學的時候了。

他毫無思覺失調症的徵兆，不激動，不焦慮，也不焦躁不安。他不是偏執狂，沒有幻覺，也沒有離經叛道或狀況外的感覺[20]。我提出問題時，他可能回答，也可能靜默不語。他不瞎扯，就只是靜靜地坐著，很沉著。我無法判斷他是否精神正常，但他看起來並不瘋狂，所以我診斷他沒有問題。於是，他們父子倆一起回到郊區，兒子回去讀社區大學。但他們留給我一個問題。

難道這個世界上沒有先知容身的地方嗎？

馬克有足夠的聰明、毅力或成熟度，所以他把願景和心聲藏在心裡。由於他不講出來，我不需要治療他。但他要是講出來了，我就必須治療他。如果他真的有病，那個病是純粹主觀判斷的——亦即我的主觀。《精神疾病診斷準則手冊》（DSM）寫道[21]，《哈里遜內科學》也佐證，精神病——思覺失調症——是一種臨床診斷。更糟的是，它取決於病人所述，不論真實與否。病人的幻覺之所以是幻覺，是因為我看不見或聽不到。如果病人是從牙齒填充物聽到聲音，那就不是幻聽。如果病人確實遭到FBI跟蹤，那就不是妄想。我不喜歡這種判斷方式。內科有時會出錯，但我們大致上都認同病人確實有異狀，病人本身也這樣想。

但是在精神科方面，我已經不知道我在治療什麼，或問題是什麼。也許我們把界線劃得太明確，把幻聽和幻覺歸在一邊，把某種程度（但不太多）的幻想歸在另一邊。但馬克、索耶、陽光先生讓我意識到我不想當那個仲裁者。

約拿是一個試圖逃脫命運的先知，對他來說，鯨魚是仲裁者。神對約拿提出要求後，約拿搭船前往他施，那是他能想到最遠的地方。他下到船艙裡，找個地方躺下睡覺。接著，那艘船遇上大風暴，水手都認為那場風暴非比尋常，肯定和船上的某位乘客有關。於是，他們抽籤判斷是誰招惹了那場風暴，結果抽籤顯示是約拿。他們把約拿抛到海裡，約拿沉到海底，遭到鯨魚吞下。鯨魚游了三天，把他帶回了尼尼微（Nineveh）。此後，約拿終於信服了，他走進宏偉又腐敗的尼尼微城，要求他們及時悔改，國王聽從了！尼尼微城確實改變了作為！歸回！悔改！那是真正的奇蹟！

為什麼這一章的章名是「三位先知，沒有鯨魚」？

「先知」，是因為我覺得陽光先生、索耶、馬克跟約拿一樣，都被上天召喚去宣傳預言。至於「鯨魚」，我不知道他們答應去宣傳預言以前，各自經歷了多少掙扎。也許有一隻鯨魚吞下他們，經歷了黑暗的航行，把他們吐在我們這個郡縣的海灘上，雖然我懷疑這種事情真的存在。因為鯨魚本身就是奇蹟的一部分。許多人受到徵召，但很少人雀屏中選。我在精神科學到，許多人聽到了聲音，依循它的指令，但約拿的真實性是由鯨魚保障的，鯨魚只是吞下他，沒有吃掉他，沒有咀嚼或消化他，而是游了三天，把他吐在尼尼微的岸邊。

搞不好我遇到的三位先知也經歷了鯨魚旅程，只是我不知道罷了。他們難道不可能在野獸的肚子裡進行三天的榮格式掙扎，然後像約拿那樣宣傳預言嗎？

那是有可能的。那正是問題的關鍵。我無法判斷他們是真的先知，還是精神病患。榮格派精神分析師認為榮格是先知，佛洛伊德學派認為榮格是精神病患。思覺失調症患者會跟上帝對話，連支持佛洛伊德學派的蘭利醫生都這麼說了。他也認為我是精神病學家、是醫生，所以我是仲裁者，我自己就是判斷精神健全的標準。他告訴我，必須有人來當標準，但我不是那麼確定。我沒有看到鯨魚，也沒有聽說過鯨魚出現，即便如此，鯨魚可能真的存在。

我想起帕克先生，想到他那焦躁不安的踱步，想到他不知吃了多少苦。我也想到他和那些關在上鎖病房裡的病人，他們的身上依然有某些部分是健康的，會感到飢餓。我也想到在桌子的另一邊握有鑰匙的人，這時我們已經讀過連恩和薩斯的作品，也讀過榮格和佛洛伊德。我也知道有一種運動宣稱瘋狂並不瘋狂，或瘋狂只是社會定義的瘋狂，但那也不太正確。瘋狂帶有一點意志、化學、神奇的成分，那是一種混合。

那一年實習結束時，我認為精神病學提出了正確的問題，例如何謂瘋狂？何謂精神健全？何謂現實及誰來決定？但精神病學並沒有很好的答案。內科則是提出錯誤的問題，例如什麼導致耳朵疼痛？那些問題很實際，不是深奧有趣的問題，但它確實有答案。相較於問題，我更喜歡答案。不過，誠如那天深夜我在入院病房意識到的，內科本身是建立在最深刻的問題上，因此它在我的心中有了立足之地。

不久，我就會發現，有時連簡單的問題——為什麼我兒子的耳朵感染發炎？——可能比我想的還要深奧。有時儘管問題看來膚淺，但那可能只是榮格式冰山的一角，答案深藏在水中、開啟的大門、溶解層裡，把我帶到大家真正生活的地方。

08 造訪雞舍

我們把病人當成理性的成年人，
認為病人是識字的、受過教育的、冷靜的，他可以同意，也可以拒絕。
但你後來會意識到，病人（即使是你自己）其實不是最適合為自己做決定的人，
醫生與病人共同決策其實是一種對健康的幻想。

既然拿到了醫師執照，我決定出去行醫，看我是否真的喜歡當醫生。

我開始四處找工作，羅莎琳的朋友告訴我，他正在做代班醫生（locum tenens）。他解釋，代班醫生是擔任內科醫生的臨時代理人。當一家醫療機構需要醫生，卻找不到人長期接下這個職位時，就會雇用代班醫生。醫院會提供你看診室、病人、保險，你只要去現場就好了。他是在加州中央谷地為三名醫生開設的三家診所擔任代班醫生。上班時間是上午八點到下午六點，不必值夜班，週末不上班。你可以自己決定工作量的多寡，診所會幫你安排病人的就醫時間，你的收入是從你開的帳單抽取三分之一，你自己無法處理的病例可以轉送到急診室。

我只有實習的經驗，能夠勝任這種工作嗎？

羅莎琳的朋友說他也是實習醫生，他說他可以幫我跟那幾位醫生提起我，他們一直找不到願意住

在那裡的醫生。

果斷的護士
凱西

凱西從錢包裡掏出一把小刀，在壓破的氣管下方，往脖子處切入，接著把刀片轉成水平狀。如此一來，新鮮空氣就可以流入，讓那個自殺者深呼吸。

起初，我也在那三家診所工作。

我很快就發現，這種門診醫療和我之前受過的住院培訓不一樣。我沒有無限的時間和病人相處，也沒有會診醫生或加護病房可以依賴。每天我看十八到二十名病患，每個病人只有十五分鐘左右的時間，所以我必須專注於病史和身體檢查，不能遺漏任何關鍵，那是一門藝術。

開設那些診所的醫生都是好醫生，但他們沒什麼生意頭腦。他們那種財務設計對我們這些代班醫生非常慷慨，把帳單毛額的三分之一分給我們，那不只包含我們的看診費，還包括我們要求做的所有醫檢和X光片。由於多數患者是聯邦醫療保險（Medicaid）的病人，聯邦醫療保險報銷的金額比批發價低，所以我們分到的三分之一通常就是診所當天的全部收入，有時甚至超過診所的收入。

對我來說，這實在太神奇了，那收入比我需要的還多。這在道德上也很有趣，每天結束時，我會檢查我要開多少金額的帳單。雖然我不會要求病患做不需要的檢查，但是在醫囑方面我也不是特別節省。

後來我只到加州沙夫特（Shafter）的診所工作，沙夫特是中央谷地主要幹道外的一個小鎮，全鎮人口僅七〇一〇人，小房子散布在沒有人行道的網格狀街道上。我最喜歡這裡，它離貝克斯菲爾德的縣立醫院夠近，需要急救的病人可以轉送到那裡去。但它離縣立醫院也夠遠，所以病人有時會鼓勵我放手去做我覺得放心的醫療。

除了這家診所以外，鎮上唯一的醫生是脊椎推拿師，他在當地開業數十年了，很多病人會先去找他看診。為了診斷，他會照全身X光，照出來的X光片又暗又模糊，因為他的機器太舊，又使用太多的輻射。他把從頭到腳的X光片掛在檢查室的門上，看起來像萬聖節的道具。接著，他會向病人展示他的脊椎有多彎，要怎樣整治才能治好那個咳嗽症狀。他治不好症狀時，才會把病人送來我們這邊。

我們的診所很小，候診室是白色的，很涼爽。大廳的右邊是四個檢查室和醫生的辦公室，裡面有書櫃和拋光面的木桌。大廳的左邊是X光機，一間上石膏及護理傷口的治療室，一間小型的醫檢室，裡面有顯微鏡和培養箱。這裡的病人主要是來自加州中西部或墨西哥，沒有流浪漢及毒品濫用者。由於州立精神病院仍開著，這裡也沒有未經治療的精神病患。此外，當時為貧困成人提供的聯邦醫療保險尚未取消，所以幾乎每個病人都有醫療保險。

我看的病人不分男女老幼，患者的多元性超出了我的專業經驗，所以我後來採取一套策略：先檢查病人，再把他的病歷帶回我的辦公室逐頁閱讀。如此一來，我就知道以前的醫生針對什麼症狀開過什麼藥物，以及如何檢查出某種症狀。接著，我會寫下我看到的症狀，從書櫃中找書翻閱，以更瞭解病人的狀況。我在醫學院學到的一切知識都派上用場了，即使不符合整體模式，或看起來很老派又瑣碎也很實用。因為我在學校裡接觸過一次，即使考試寫錯了，它仍停留在腦海中。如今我在病人身上發現那個徵兆了，很容易就會聯想起來。我後來覺得，醫學院要我們學那些細節是有道理的，要求我們記住那些東西也是必要的。

那家診所有兩名職員：掛號接待員艾莉賽拉（Aricela）和護士凱西（Kathy）。艾莉賽拉是墨裔美國人，二十歲，戴眼鏡，笑容親切。我本來不知道她很重要，直到她去度假，我的看診時間整個亂掉，我才意識到她有多重要。原本我的看診時間常有超額預約的現象，她放假後，我幾乎沒有病人。最後我忍不住問凱西，為什麼我的看診時間那麼空。

「哦，因為艾莉賽拉休假去了。」

「那是怎麼回事？」

「我們這裡是由艾莉賽拉幫患者預約時間，由於她認識所有的病人，知道該安排什麼時間。如果你讓病人等太久，把病人排得太後面，病人可能惡化而直接去掛急診，或者他們可能好轉而取消預約。她的代班者不知道這些細節，把病人排在兩週以後。」

凱西屬於中央谷地的中西部人，她前面幾個世代是來自中西部。她的祖父是當地最早的醫生之一，她還小時，祖父常帶著她出診。她留著一頭棕色直髮，五官精緻，聰明伶俐，喜歡醫學。如今她應該可以當醫生，而不只是護士，但是那會很可惜，因為她是非常優秀的護士，她教了我如何當醫生。我和她共事的那幾年，她甚至救了病人一命。

那是在貝克斯菲爾德的某個週六下午，她和朋友走在街上，突然有個人仆倒在她眼前的人行道上。原來是有人跳樓自殺，沒有死成，但壓破了氣管，躺在凱西的腳邊。在氣管壓破後，他無法呼吸。於是，凱西從錢包裡掏出一把小刀，在壓破的氣管下方，往脖子處切入，接著把刀片轉成水平狀。如此一來，新鮮空氣就可以流入，讓那個自殺者深呼吸。但是在救護車趕到之前，她需要一個東西來撐開那個洞口。

就在這時，警察來了。

第一個警察一走出警車，凱西馬上對他說：「我需要一根吸管。」

他說：「抱歉，女士，我沒有。」

她說：「你有。」那口吻有點像修道院的修女，雖然她是基督復臨安息日會（Seventh-day Adventists）的教友，「每個警察在警車裡都會喝可樂，你也是。快去把飲料中插的那支吸管拿過來。」

那名警察穿著制服，塊頭很大，但凱西並未因此退讓。警察走回警車，果然看到前座有一罐可樂。他拿著吸管回來，凱西把吸管插入她剛剛開的洞口，在救護車趕來之前，讓那個傢伙活了下來。她甚至沒有向我提及那件英雄事蹟，我是看報紙才問她的。

凱西是我第一個遇到的基督復臨安息日會教友。我發現她信仰的那個教派很健康，她吃素，不菸不酒。但她不是因為信教才不喝酒，她本身就不喜歡酒。某天我問她為什麼，她說她不喜歡酒的味道。

「妳應該試試看。」我說：「那是一種後天養成的品味，我一開始也不喜歡，但我現在喜歡了。」

「我不懂為什麼我應該試試看。」她回應，「巧克力不需要後天養成，我一吃就很喜歡。此外，那種後天養成的口味最難戒。」

凱西用鞋子教我的道理

「我的鞋子讓我看起來像個糟糕的醫生嗎？」我問她。……但凱西指出，我那種觀點也讓我失去了某種東西，某種對我來說很重要的東西——病人對我的信心。

凱西也有一個深藏不露的優勢，她觀察敏銳，對事情的看法有獨到的諷刺觀點。此外，她也喜愛我喜愛的東西——病人，以及他們的古怪、溫和、無賴。她不喜歡擺架子，當大家發現鎮上最有名的心臟科醫師竟然是騙子時，沒有人比她覺得這件事情實在太妙了。

那時我們才剛共事幾個月，但是對彼此已經很熟悉，知道對方的優缺點。凱西的標準很高，她把診所打理得一塵不染，井然有序，隨時烹煮新鮮的咖啡。每次我在診所時，她會稱呼我S醫生。每次我的白袍達不到她的標準時，她就把白袍帶回家清洗、上漿、熨得平平整整的。

某天工作比較清閒，她站在我的辦公室門口，我說我收到達利瓦醫生（Dalliwal）寄給我的聖誕派對邀請卡，我問凱西他是誰。

凱西說，哦，他是城裡最好的心臟科醫生，找他會診幾乎是不可能的事，他的等候名單太長了。每年他都會在家裡舉辦一場盛大的聖誕晚宴，邀請城裡的所有醫生和他們的妻子一起參加，藉此感謝他們一年來把病患轉診到他那邊。凱西說，我一定要去，因為去那裡可以認識所有的人，光是食物就值得了。他有這一帶最漂亮的房子，最高檔的車子，以及最高雅的鞋子。

我不禁問道：「鞋子？」我可以理解豪宅和名車邏輯，但誰在乎鞋子？醫生穿的鞋子應該講究舒適，畢竟我們整天站著。

凱西告訴我：「妳錯了。」

「鞋子很重要。」她說，「大家會看鞋子的高雅度來判斷妳這位醫生的好壞。」

我一聽愣住了。我的鞋子並不高雅，看起來破破舊舊的，但很舒適，我並不想買高雅的鞋子。我不相信這種看事情的概念，外表不該那麼重要。

「我的鞋子讓我看起來像個糟糕的醫生嗎？」我問她。

「它們確實讓人比較難以看出妳有多優秀。」她回應。

這句話讓我不禁思考了起來。我們這個寶瓶世代的人反對專制，排斥那種展示權力和威望的打扮，例如教授袍、護士帽、企業家的西裝。我們認為卓越的特質會自然而然地散發出來，無能也會暴露出來。相較於昂貴的珠寶、時髦的髮型、高檔的汽車，我們更喜歡那些身上毫無配飾的印度苦行僧。

但凱西指出，我那種觀點也讓我失去了某種東西，某種對我來說很重要的東西——病人對我的信心。我把絆腳石擺在他們面前，我真的想要那樣做嗎？

我沒有去買新鞋，但幾年後在一次面試中，我遇到一位主治醫生，穿著T恤和牛仔褲，紮著馬尾，穿著涼鞋，我嚇了一跳。我必須忍住不想認真看待他的衝動，也想起凱西說過的話，事後我去買了一雙昂貴的鞋子。但我只穿了幾次，穿起來不太舒服，使我無法專心看診，也讓我更難衝上樓去看X光片的結果，所以我把它們收起來了。

不過，達利瓦醫生的故事並未就此結束。多年後，凱西特地找上我，只為了告訴我達利瓦醫生的事情。原來他不是心臟科醫生，他甚至連醫生都不是，「他根本沒上過醫學院！」凱西在電話上告訴我。

「但城裡大部分的心導管手術都是他做的。」我說：「沒受過任何訓練，他怎麼動那些手術？」

「沒錯！最後他就是因為那些手術露餡的。他經手的手術併發症發生率是二五％，醫學委員會對他進行調查，無法證實他的專科研究經歷、住院醫生經歷，甚至連就讀醫學院的經歷都無法證實。」

「那他當初怎麼取得執照的？」

「很簡單啊，他申請執照時，告訴醫學委員會，他在印度就讀的那所醫學院燒毀了，連同成績單和學位資料都付之一炬。」

雖然這個結局為我的主張「外表不該那麼重要」加了一分，但我覺得凱西對鞋子的看法還是對的。她的主張給我的啟示是，在醫學上，講究形式和內容都是必要的。

內容是本質——醫生的知識和經驗，歷史學家的研究和寫作技巧。形式則是其他的一切，亦即你只看到的「表象」。例如書的封面，理論上你無法光憑封面判斷一本書，但實務上我們是透過封面去認識一本書，也透過書名、書評、書店裡的擺放位置和行銷。形式是那些看似無關緊要、但其實很重要的東西。形式不像內容那麼重要，但依然重要。

形式意味著病人信任你之前，不需要先勉強克服某種偏見。形式意味著你不必去導正別人誤會的第一印象。形式幾乎是免費的療癒力，那是凱西用鞋子教我的道理。任何有助於治癒的力量都應該善加利用，任何有礙療癒的東西都應該排除。

黛柏拉的志願

「我問她以後想當什麼？她說：『媽，我想當醫生，我的名字是甜甜醫生。』」接著，她正眼看著我，凝視我的眼睛，我們都笑了，一種心照不宣的滿意微笑。

以前我遇到的人，從來不像那個農業小鎮的鎮民那樣。我不僅在街上遇到他們，也在最親近的場合下看到他們，我們同處一室，彼此距離觸手可及。他們的教育程度大多不高，但具備常識，雖然價值觀與我不同，但他們確實有自己的價值觀。那份工作讓我有機會認識到一個我原本不知道的世界。

那裡有掛在火車車廂外搭便車的人，有許多汙染的水源導致許多病患體弱多病，還有一個名叫斯坦貝克（Steinbeckian）的小鎮，街道上充滿一種空虛的空城感。布滿玫瑰的房子各自獨立，與世隔離，這裡的冬天很寂靜，只不過一年四季的氣候要不是太熱，就是風太大、太冷或太濕，不適合任何人外出。大家都待在客廳裡，坐在電視機前的棕色沙發上，吃著一份二十九美分的微波快餐。

我很快就發現，我不能直接認定每個患者都識字，所以我開始在檢查台的紙上畫圖，向病患說明診斷結果。解說完畢後，我會把那張紙扔掉。某天，一個病人問我，那張圖能不能給他。一個月後他來複診時，他從皮夾裡掏出那張摺疊破爛的紙，把它攤平。他說他有一些問題想問我，他用那張畫來發問。那時我才意識到他是文盲，後來我開始把那些畫也送給其他的病人。

此外，我也開始大聲地朗讀處方箋上的指示。「每天吃一顆藥丸四次，連續吃十天。一定要把整瓶藥吃完，不要因為感覺好轉就停藥。」病人通常不發一語，但他們會抬起頭來專心地聆聽。他們不識字，但聽得懂。

我也學會使用他們的用語，講簡單的句子，一個句子裡只有主詞、動詞和受詞。我發現我也很喜歡他們，我欣賞堅強、直率坦白的性格，所以我喜歡他們。

他們也喜歡我，接納我是他們的醫生。葛瑞斯醫生說的沒錯，那個MD頭銜，那個希波克拉底的披風確實發揮了效用，即使女性再次流行打絲質領巾也無妨。我也跟著趕流行打了領巾，穿上襯衫，搭配男性尺寸的白袍。我常看到病患的目光從我的臉部往下移到那條領巾，接著看到白袍上的MD名牌，然後目光又移回我臉上，並以信賴的眼神看著我。為了確定那不是幻覺，我偶爾會拆下領巾。少了領巾後，即使有白袍和名牌，病人不太確定我是誰，是做什麼的。繫上領巾後，他們接受我是奧斯勒醫生所謂的第三性別：女醫生。

在那裡工作幾個月後，我認識黛柏拉的媽媽，我開始確定我確實做出了一番成績。

我走進檢查室，她衣衫整齊地坐在檢查台上。我洗手，擦乾手，轉向她，問她為什麼來這裡。

「嗨，妳好，史薇特醫生。」她說：「我不是為我自己來的。我沒事，我只是想來告訴妳我女兒黛柏拉的事，妳上週看過她。」

起初我想不起來黛柏拉是誰。

「她來看喉嚨感染。」

「啊對！她怎麼了？」

「不，不，她很好。她吃了妳開的抗生素，兩三天就好了。但是她來看妳幾天後，某晚我哄她睡覺，她告訴我，她已經決定以後長大要做什麼了。我聽了很訝異，我們從來沒談過那些事情，她才十歲，所以我問她以後想當什麼？她說：『媽，我想當醫生，我的名字是甜甜醫生（Dr. Sweet，譯注：作者史薇特醫生的姓氏是Sweet）。』」

接著，她正眼看著我，凝視我的眼睛，我們都笑了，一種心照不宣的滿意微笑。

抗生素與登門拜訪

我們停下來，我盯著泳池看。裡面沒有過濾器，水靜止不動，上面漂著浮渣，跟豬槽裡的水一樣髒。我想像萊尼在裡面游泳，難怪他的耳朵老是感染。

但是雷姆利太太（Ms. Laemle）讓我意識到，除非我親自走訪患者一趟，否則我什麼都不知道。她帶著九歲的兒子萊尼（Lenny）來看病。她告訴我，萊尼最近常搖頭，摳耳朵，說他覺得會痛。我在醫學院裡學過耳部感染的一切知識，包括外耳感染、內耳感染、中耳感染；慢性感染、亞急性感染、急性感染；過敏、細菌、接觸感染。所以我按照我學到的方式檢查萊尼，不僅檢查感染的耳朵，也檢查正常的耳朵；不僅檢查耳朵，也檢查鼻子、喉嚨和鼻竇。診斷很簡單，他的耳膜腫起來發紅，那是細菌性中耳炎，我開了抗生素給他，並告訴雷姆利太太下週帶兒子來複診。他們確實又來了，萊尼好了很多，這個病例就此結束。

然而，三週後，他們又來了，萊尼的右耳又開始疼了起來。我重新做了檢查，再次診斷出中耳炎，再次開了抗生素。隔週複診時，萊尼的疼痛再次消失，耳膜恢復正常。

又過了三週，萊尼和雷姆利太太又出現了——問題一樣，診斷也一樣，我不禁納悶這究竟是怎麼回事？難道他沒有把該服用的藥物吃完嗎？難道是細菌產生抗藥性？他需要去看專科醫生嗎？

我決定再試一次，又開了一次抗生素。

但是當天晚些時候，我接到雷姆利太太的電話。她說，她忘了把藥帶回家，住的地方離診所很遠。她問我，等明天早上再吃藥會不會太糟？

我告訴她，我今天會幫她把藥送過去。

我之所以這樣提議，是因為我還有別的動機。那天早上她告訴我她有養雞，我很喜歡雞，想去看看。

她在電話上告訴我怎麼去她家，那是鐵絲網柵欄圍起來的小房子，她說她會在外面等我。

那趟路程比我預期的還遠，但我還是抵達了——我看到鐵絲網柵欄、小房子，還有雷姆利太太。在診所裡，雷姆利太太看起來不顯眼。但在這裡，她穿著圍裙，風吹著她褪色的棕髮，活脫脫像是從攝影師多蘿西．蘭格（Dorothea Lange，譯注：以拍攝經濟大蕭條對百姓造成的後果聞名）的照片裡走出來的人物，只是瘦了點，貌似緊張，畢竟我是醫生。

她感謝我把藥物帶來，接著問我，有時間看雞嗎？

我說有。

她帶我穿過大門，繞到屋後。後面約有半英畝裸露的土地，塵土飛揚，角落有雜草，近似草原。我們走過一個小穀倉，然後停在一座大型金屬建築的前面。

這裡是她養雞的地方。

她打開門，我們踏進去。

那是一個巨大的空間，裡面沒有窗戶，地板是水泥地，只靠幾顆從天花板垂吊下來的燈泡照亮室內。整個空間都是滿的，滿滿的雞！坐在地上或四處走動。到處都是羽毛，地板上到處都是雞屎。靠近天花板的地方，裝了兩支橫跨整個雞舍的棲木，上面也有雞。公雞到處都是，雞冠不見了，屁股上的羽毛拔得精光，漫不經心地互相較量，發出嘶啞無力的雞啼聲。我在昏暗中還可以辨識出來的雞幾乎都是光禿的，翅膀的羽毛都被啄掉了。

「這裡有上千隻雞。」雷姆利太太說，「但是蛋產量不多，牠們大多不下蛋，但我實在不忍以該有的方式殺牠們。」

我們默默地看了那些雞一會兒，就離開了。她把門鎖上，我們走回車子的路上，她也帶我看了豬。

我以前看過豬，肥肥大大的粉紅色豬隻，養在水泥砌成的豬欄中，豬欄裡有閃亮的鋼製飼料槽。但雷姆利太太家的豬又截然不同了，牠們躺在戶外的糞堆裡，踐踏著麥稈，上面爬滿了蒼蠅。

接著，我們走到了屋子，我看到一個地上泳池。

她告訴我：「那是我家孩子夏天游泳的地方。」

我們停下來，我盯著泳池看。裡面沒有過濾器，水靜止不動，上面漂著浮渣，跟豬槽裡的水一樣髒。我想像萊尼在裡面游泳，難怪他的耳朵老是感染。他不需要看耳科醫生，他需要的是泳池清潔員。

我們走回鐵絲網大門口時，左邊有一個很大的圍欄區，裡面關著一隻狗。那是一隻雜種狗，瘦成皮包骨，不斷地繞著圈子跑，一圈又一圈。我們停下來看了牠幾分鐘，牠從不換個方向轉圈，也一直沒停下來。

雷姆利太太告訴我：「這是史巴克。」她搖了搖頭說：「一年半前被車子撞到，從此以後就這樣不停地繞圈，一直繞，一直繞，我們也拿牠沒辦法，牠就是停不下來。或許我應該對牠開一槍，但我沒有時間處理。」

我把裝著抗生素的紙袋遞給她，我們站在那裡，看著史巴克繞圈。感覺很平靜，同時也很可怕。這裡有豬和雞、史巴克、雷姆利太太的善意、善良和邋遢。還有萊尼、泳池，以及一再復發的耳部感染。還有那些黃色的抗生素小藥丸，彷彿那些藥物可以治癒殘害這裡的一切似的。

那天，我也學到另一個慢療啟示——我需要造訪病人，不見得是造訪他們的住家，但一定要瞭解他們的想法、生活和環境。

我有十五分鐘的時間可以離開我家，踏入他們的家園，瞭解到他們不識字，糧食不足以溫飽，或非常友善。我可以瞭解到他們和我一樣自豪，跟我一樣各自活在自己的微小宇宙中，自己就是那個微小宇宙的核心。

凱西的堅持

我聽了很訝異，我永遠不會想到要那樣做。畢竟，舒默先生已經去了急診室兩次，那裡的醫生比我的經驗豐富得多。然而，凱西相信了我的體檢，她真的開車去舒默先生家了。

不過，那年我學到最重要的事情，是成為真正的醫生意味著什麼，那是凱西教我的道理。

某天傍晚凱西進來我的辦公室，說她剛把一個病人送進檢查室。那是艾德．舒默先生（Ed Schumer），是脊椎推拿師送他過來的，因為他胸痛不已，我最好馬上去看他。

我穿過大廳時，腦中浮現胸痛的可能原因：肺臟成因、心臟成因、腹部成因。多數成因都很嚴重，當然，最嚴重、也最有可能的成因是心臟病發作，那是我們這個診所無法處理的。幸好，縣立醫院離我們只有二十分鐘的車程。我走進了檢查室。

舒默當時坐在檢查台上，已經換上檢查衣。他的耳朵又大又平，耳邊長著稀疏的白髮，剪得很短。臉部曬得黝黑，紋路明顯，雙眼是淺灰色，有一雙工匠的大手。他又高又瘦，實際年齡七十二歲，但看起來比實際年齡還老。他沒有咳嗽，沒有喘不過氣來，也沒有捂著胸口，這是好跡象。他的血壓、脈搏、呼吸率都沒有異狀。

他告訴我，胸痛是昨天開始的，不是劇痛，也不是隱隱作痛，他也不知道該怎麼形容。他深呼吸、躺下或坐起來時，也不會變得比較痛。

我問他，上次看醫生是什麼時候？

他回答，六年前。

我運用古魯相隄醫生指導的方式，對他進行從頭到腳的完整檢查，檢查了頭部、眼睛、耳朵、鼻子、喉嚨，都沒有問題。肺臟，沒有問題。心臟，在我看來也沒有問題。腹部、手臂、腿部，都看不出什麼異狀。於是，我做了心電圖，看起來也很好。如此折騰了一個小時，我依然不知道是什麼導致舒默胸痛。我只知道他常去看那個脊椎推拿師，已經六年沒看過醫生了，所以，無論是什麼原因，肯定是有什麼東西不太對勁。

「我不知道你哪裡有問題。」我告訴他，「但我知道有東西不對勁，你需要去縣立醫院掛急診，那裡有心臟監測儀、諮詢專家和特殊檢測，他們會幫你找出病因。」

舒默緊閉著嘴，露出失望的眼神，但他很像退伍軍人，唯命是從，聽從醫囑，我知道他會去掛急診的。想到他去醫院應該可以找出真正的問題，我就放心下班了。

* * *

隔天我一進診所，凱西馬上告訴我，舒默先生下午會再過來一趟。他去急診室了，但醫院叫他回家，現在他的胸痛更嚴重了。

他看起來和前一天一樣。血壓、脈搏、體溫、呼吸率都一樣。他坐在檢查台上，表情和前一天一樣垂頭喪氣，抱怨著同樣的疼痛，症狀和非症狀都一樣。接著，他把昨天掛急診的單據遞給我，他的診斷是「支氣管炎」，醫生開給他抗生素。

我看了很生氣，舒默根本沒有支氣管炎。

我再一次徹底檢查他的身體，從頭到腳。頭髮、頭皮、耳朵、喉嚨、胸部、心臟、腹部……

哇！我前一天檢查過他的腹部，但沒有發現這個跳動的腫塊，差不多有五吋寬。那個東西不軟，他的肝臟和脾臟都沒有腫大。但我確定舒默先生前一天沒有那個跳動的腫塊。我走出檢查室，發現凱西在治療室裡，她正在整理輸液袋。

「嘿，凱西，我找到了。舒默有腹部動脈瘤，但昨天檢查沒出現。」

「那一定是剝離性動脈瘤。」

「對，所以他才會感到奇怪的胸痛。」

動脈中有脆弱點時，就會出現動脈瘤。舒默先生的情況是發生在主動脈，那是把血液從心臟輸送到身體其他部位的可擴張粗大血管。在心臟收縮下，血壓會不斷地衝擊那個脆弱點，那個脆弱點會慢慢地膨脹起來，像吹氣球一樣。那就是「動脈瘤」的部分。每隔一段時間，那個脆弱的地方會因為血壓不斷衝擊它而撕裂開來，動脈內的血液會開始流經那個撕裂口，「剝離」它——撕裂那個裂口。剝離性主動脈瘤可能引發胸部、背部或腹部的疼痛，從輕微的不適到劇烈的疼痛都有可能。剝離會進一步扯開裂口，使更多的血液流入，導致動脈瘤膨脹得愈來愈大，到最後會突然爆炸，就像輪胎爆胎一樣。由於主動脈負責輸送體內的所有血液，萬一它爆炸了，病人會在一分鐘內立即死亡。

我回到檢查室，把我的發現告訴舒默先生，並解釋他的情況很緊急。他的主動脈撕裂了，萬一爆掉的話，他會一命嗚呼。我在檢查台的紙上畫了他的主動脈和剝離變大，並以小記號註明它即將爆炸。

「急診室不是那樣告訴我的。」

「嗯，我猜他們沒發現動脈瘤。」

「所以我必須再去一趟急診室嗎？」

「對，我幫你叫救護車……」

「不必了，我太太在候診室，她會開車載我去。」

＊　＊　＊

幾個小時後，凱西打電話到急診室。對方回應：沒錯，舒默先生來了，醫生診斷他患有支氣管炎，又把他送回家了。

她走進我的辦公室，這時已經是下班時間。

「我打電話給舒默先生。」她告訴我：「他回到家了。我告訴他，他必須回急診室，但他說：『我去過兩次了，我不要再去了。』所以我現在要去他家一趟，帶他去看我的朋友，一個血管外科醫生。他答應在辦公室裡等我們，他會檢查舒默先生。」

我聽了很訝異，我永遠不會想到要那樣做。畢竟，舒默先生已經去了急診室兩次，那裡的醫生比我的經驗豐富得多。我所做的只是身體檢查，或許我前一天錯過了動脈瘤，或許動脈瘤存在很久了，急診室的醫生已經知道它的存在，認為它不會剝離。我懂什麼呢？我才當醫生一年而已。」

然而，凱西相信了我的體檢，她真的開車去舒默先生家了[22]。

她把車子開到沙土路邊的一間小屋子，屋外長滿了玫瑰。她上前敲門，舒默先生出來應門，他看起來狀況很糟。凱西告訴他，他必須回醫院，她要開車載他去。他告訴凱西，他不想去，也不需要去，他不想再去醫院第三次，他已經看夠醫生了。

凱西站在他家的門外說，他要是不上車，她就不走。最後舒默先生上車了，凱西載他去縣立醫院，她的血管外科醫生朋友特地為她加班，在醫院隔壁的辦公室等她。他檢查了舒默的身體，找到動脈瘤，確定那個動脈瘤正在剝離，因為現在變得更大了，直徑超過六吋。於是，他馬上找輪床過來，把舒默推去醫院照X光。照X光時，動脈瘤突然爆炸，舒默先生的血壓降至零，他馬上被送進手術室，由凱西的朋友打開腹部，夾緊主動脈，移除動脈瘤，然後縫合一切，同時舒默先生也輸了五個單位的血液，那是人體血液量的一半。

第二天我從凱西口中得知事情的經過時，舒默先生正在加護病房恢復中。凱西告訴我，舒默先生仍然病得很重，但出院後，他會來找我做術後照護。

舒默先生的禮物

光是診斷出疾病並開出正確的治療方法還不夠。凱西以行動讓我知道，最好的醫生會做出診斷，開處方，把病人送到急診室，並確定病人獲得正確的治療。而且必要的話，可以脅迫病人就範。

十天後，我走進檢查間，看到舒默先生在裡面。

他坐在檢查台上，眼睛變得比較藍，比較溫和，看起來變瘦了。他一開口就說，他有一個禮物要送我。他從一個棕色紙袋裡取出一個玻璃罐，罐子裡裝著朦朧的液體，我看到裡面浮著一大塊組織，那是他的動脈瘤。他告訴我，他為了把那個動脈瘤送給我，努力爭取了很久，還要等病理科醫生檢查過。他們確實檢查過了，現在裝在這裡。

他把罐子遞給我。

我看著那個東西。我向來不擅長解剖學，那是友人羅莎琳拿手的領域。那個東西看起來像一團不規則的團塊。但是你仔細思考的話，那其實是一個生命。直到今天，我仍在思考它意味著什麼，代表著什麼。

那意味著現代科技、我的醫學訓練、快速醫學救了舒默先生一命，但最重要的是，凱西救了他一命，因為凱西要是沒有做那些事情，再多的快速醫學都是枉然。

所以它代表著不同的意義，它顯示真正的醫生為了拯救生命，有時必須怎麼做——那是我在醫學院裡沒學過的。沒有人教過我那些東西，連葛瑞格醫生都沒教過。如果今天換成是我來處理，舒默先生早就死了，即使我做出正確的診斷也一樣。或許正因為如此，他把動脈瘤送給我，而不是送給凱西，因為我需要這個東西自我警惕。

我確實有很好的藉口，事實上，還不只一個藉口，我有兩個藉口。

首先，我對於自己身為醫生的實力，不像凱西對我那麼有信心。我才剛結束實習，我懂什麼？我只看過一次主動脈瘤，況且更有經驗的急診室醫生已經看過舒默先生兩次了。

第二，也是更重要的一點，我覺得脅迫病人不是醫生的職責。脅迫是個嚴重的字眼，但我還是想用這幾個字。我已經做了該做的本分，我遵循黃金法則，設身處地為舒默先生著想，做了今天萬一是我有動脈瘤會做的事。我已經診斷出病因，敦促舒默先生去急診室第三次。我也解釋過他要是不去醫院解決問題可能發生的狀況，他拒絕前往，那是他的權利，他有權跟我做相反的決定。

但凱西意識到我沒有意識到的事情：舒默先生可能不瞭解我告訴他的狀況，因為他如果真的瞭解，就會照我的建議去急診室第三次。所以凱西做出我永遠不會想到的事情：她主動開著自己的車子前往他家，堅持送他去醫院。

如今，我們已經以「知情同意」和「共同決策」等概念來體現我的想法，而不是凱西的想法，那是一種快速醫療的方法。那種方法認為人是理性的，有邏輯的——就像機器人一樣理性、有邏輯。我（醫生）告訴你（病人），我發現了什麼，診斷是什麼，以及我建議怎麼治療，其他的由你自己來決定。你可以同意，也可以拒絕。我們把病人當成理性的成年人，認為病人是識字的、受過教育的、冷靜的，他有權繼續保有即將爆炸的動脈瘤。在動脈瘤尚未引發病痛之前，那也無所謂。但你後來會意識到，病人（即使是你自己）其實不是最適合為自己做決定的人，共同決策其實是一種對健康的幻想。

但凱西做得更多。她知道，再去急診室一次，會像舒默先生所想的那樣毫無助益。她特地安排舒默先生去看血管外科醫生，賭上了個人的聲譽。

不僅如此，她也做了額外的努力。

她額外付出的努力讓我印象最為深刻。她坐上自己的車，特地去一趟舒默先生的家，堅持帶舒默先生就醫，她以自己的時間和車子來做這件事。我自己覺得醫學占用的時間很討厭，即便是晚上回家研讀《哈里遜內科學》也是如此，我每天晚上都會回家翻閱《哈里遜內科學》，查一下當天病人遇到的情況，那是因為我好奇，也很感興趣，但我還是很討厭額外付出這些心力。凱西一點都不討厭她花時間把吸管插入某人的氣管中，或哄騙病人坐上她的車以便就醫。或許那是因為她從小是祖父帶大的，祖父就是醫生；或許是因為她是基督復臨安息日會的教友；或許是因為她有使命感，又或許那是她的天性，她對醫學的喜愛就像對巧克力的喜愛一樣自然。對我來說，醫學是一種後天養成的喜好。

那天她教我的，以及我桌上那罐動脈瘤提醒我的是，光是診斷出疾病並開出正確的治療方法還不夠，那只算是好醫生。親自送病人去急診室也還不夠，那只是比較好的醫生。凱西以行動讓我知道，最好的醫生會做出診斷，開處方，把病人送到急診室，並確定病人獲得正確的治療。而且必要的話，可以脅迫病人就範。

舒默的個性羞怯，他會盡量避免和醫療體系打交道，但是他卻努力為我爭取了那塊動脈瘤。我把它放在桌上很長一段時間，以自我提醒：最好的醫生、最好的護士、最好的人為了拯救生命，有時需要做什麼。

09 走在時代之前的慢療診所

也許我可以用兩種身體模型來理解病人。
一種模型是把身體視為微型工廠和故障機器的實體，
另一種模型是把身體理解成液體流經許多通路，生病是液體流動受阻或氾濫的現象。
於是，我開始深思，或許接下來我該做的是學習中醫、印度醫學，順勢療法或自然療法。

經過與凱西共事的洗禮，我在沙夫特小鎮的實習結束後，知道自己喜歡內科，便把精神病學拋諸腦後。然而，我也還沒有準備好投入三年的內科住院醫師訓練。也許我不需要那種訓練，也許我可以跳過那一步，只當一位好的診所醫生。

所以，結束代班醫生的工作後，我搬回以前上大學的地方，發現當地某家診所開出一個醫生的職缺，於是我開車去面試。

那趟路程相當愉快，我開車穿過加州最富裕的社區之一，那裡有完美的花園別墅及空曠的街道，接著越過幾條鐵道後，我突然來到一個隱匿在郊區的墨西哥小鎮。主街兩旁是成排的商店，漆成粉紅、黃色和藍色，招牌寫著Supertienda（超市）、Restaurante（餐廳）、Panaderia（麵包店），接著我看到那家診所，護士珍．洛依德女士（Jane Lloyd）在門口等我〔她是註冊護理師（RN）和專科護理師（NP）〕。

我們一起走進診所，她帶我穿過候診室。候診室裡坐滿了病人，他們坐在塑膠椅上，雙手放在膝上，看著孩子玩耍。接著，我們走進她的辦公室，坐了下來，她轉過身來面對著我。

洛依德女士身材瘦小，打扮得一絲不苟，有一雙淡藍色的眼睛，細緻的小臉，緊抿著嘴，金髮剪成一九二〇年代的短髮造型，說起話來帶著輕快的新英格蘭口音。

她解釋，她正在找一位新醫生，因為診所的全科醫生剛辭職。那是一個領薪水的職位，上班時間是早上八點半到下午五點，每週工作五天，多數的患者是來自墨西哥。她問我，西班牙語說得怎樣？我習慣處理節育、性病、抹片檢查嗎？他們有一個小醫檢室，我會使用顯微鏡嗎？

我說，這些我都沒問題，西班牙語也在進步中，我會使用顯微鏡，也可以應付各種狀況，只要有急診室可以支援我就行了。

她說，好極了，妳什麼時候可以來上班？接著，她露出微笑。她的微笑很迷人，跟不笑時的拘謹模樣截然不同，帶有一絲的俏皮。於是，我們站了起來，她帶我四處參觀。

診所是一個很大的空間，中間有一張會議桌，六個檢查室靠著長長的牆壁排列。洛依德女士打開其中一間檢查室的門，我探頭往裡面看了一眼。裡面有檢查台和凳子、桌子和椅子，很簡單。接著，她帶我去後面看藥局和補給品。

她解釋，我們基本上就是藥局，她打開櫥櫃，讓我看幾瓶藥，有抗生素、降血壓藥、消炎藥、類固醇。她是從藥品目錄以幾美元的價格採購那些藥物，以因應患者的需要。她又說，這裡是藥瓶，這裡是標籤。可能的話，我應該自己開處方配藥，數藥丸，寫標籤，並向病人解釋怎麼服用，櫃臺人員會為病人結帳。

藥櫃旁邊是補給櫃，裡面有做切片的外科用品、子宮帽和子宮內避孕器等婦科用品。她打開一個壁櫥，說骨科用品在這裡。我看到裡面有彈性繃帶、夾板、手杖和拐杖。接著，我們走到前面，她介紹我認識診所的護士梅琳達和貝琪。她們會帶病人到檢查室，療程需要人手幫忙時，她們會協助我。她們負責採檢體，包紮傷口，打疫苗，檢查郵件，必要時會叫病人回來。最後，她帶我去看醫檢室，那只是一個狹窄的房間，裡面有顯微鏡、玻片和染色劑。

接著，她帶我穿過候診室來到前門，伸出又小又瘦的手，跟我握了握。

荷西與痲瘋病

荷西很瘦小，頹喪地坐著，頂著一頭失去光澤的棕髮，皺著額頭。他以西班牙語告訴我，他來看醫生是因為多年來他的雙手沒有感覺，他是個園丁，問我有沒有治療那種問題的藥物。

後來我發現洛依德女士是非常優秀的行政管理者，她沉默寡言，鮮少接觸病人。她很早就來上班，準時下班，大多數的時間都待在她的辦公室裡，我們都不知道她在裡面做什麼。她不會發出許多通知，也從來不召開員工會議，但診所從來沒出過緊急狀況，無論是醫療上或行政上。

我們唯一遇過的危機，是縣裡的一場預算之爭，監督委員會宣布他們要來診所察看我們。洛依德女士馬上打理好一切，她為病人拍了照片，做成一份簡報，讓監督委員會理解為什麼繼續資助我們對這個縣最有利。那些照片裡，有些患者因沒錢注射沙克疫苗而罹患小兒痲痺症，不良於行；還有罹患肺結核的患者在熱門餐廳裡擔任服務生。我們也向監督委員會說明，我們為病患治療身上的寄生蟲，那些寄生蟲有傳染性，那些患者就是為該縣的選民照顧孩子、花園、老人的勞工。經過那次說明後，我們的預算再也沒有問題了。

慢慢地，我開始明白洛依德女士的成功祕訣。關鍵在於她找來的人才，他們看似微不足道，但每個人都非常能幹，她從來不阻礙他們做事。

首先是護士，她們的性情和優缺點彼此互補。梅琳達像一九三〇年代電影中的鄰家女孩，蜜糖色的頭髮又長又亮，臉上有淡淡的雀斑，黑色的眼線使她的綠灰色眼睛更加顯眼。她活潑熱情，對待病人親切溫馨，也很細心，工作態度非常認真。她知道，任何時候她都有可能因為犯錯而危及他人的性命——這種見解在當今的醫療保健中出奇地罕見。相反的，貝琪是墨裔美國人，沉穩安靜。她對鎮上每個人的一切瞭若指掌，諸如誰有外遇、誰中彩票、誰的祖母在墨西哥老家生病了，而且不知怎的，她可以在不洩密下，設法讓我們知道病人的實際狀況。

除了我之外，診所中的另一位醫生是兒科醫生梅若（Meryl）。她留著一頭又長又直的中分黑髮，眼距較寬，但觀察敏銳，聲音沙啞，舉止大剌剌。她懶得穿白袍，直接穿著聚酯纖維長褲、聚酯纖維襯衫和涼鞋看診。她有一種淡定沉著的特質，特別適合她看診的小病人。

她也是訓練有素，已經完成我迴避的三年住院醫生訓練以及兩年的研究醫師訓練。每一季，她的先生都會載著她和一群醫生飛到墨西哥的偏遠地區，為當地居民提供唯一的醫療服務。他們會帶著我們不再使用的過期藥物和舊眼鏡到那裡。有一次她告訴我，她在那裡什麼病都見過了。自從她為我的患者荷西做出診斷以後，我逐漸明白她那一身聚酯纖維的衣物底下，蘊藏著深厚的專業底子。

我本來不知道荷西得了什麼病。我走進檢查室時，看到他脫了襯衫，坐在檢查台上。他很瘦小，頹喪地坐著，頂著一頭失去光澤的棕髮，皺著額頭。他以西班牙語告訴我，他來看醫生是因為多年來他的雙手沒有感覺，他是個園丁，問我有沒有治療那種問題的藥物。

接著，他張開雙臂和手指讓我看。

他的手臂是棕色的，瘦巴巴的皮包骨，兩隻手看起來像爪子，少了幾根手指。那讓我想起我在醫學院學過的東西，卻怎麼也想不起來。於是，我出去找梅若醫生，徵詢她的看法。她進來檢查室，荷西張開手讓她看。

梅若醫生站在他的面前，雙手抱在胸前，從頭到腳慢慢地打量荷西，之後又從腳到頭看一遍。接著，她往前一步，以雙手抓起他的右臂，摸著手肘附近，把他的手翻過來，看他的手掌，放下右手。然後換他的左手，重複同樣的動作。接著，她靜止不動，那是我第一次看到那種靜止狀態。

不久，她轉過來對我說：「維多莉亞，那是痲瘋病。」

痲瘋病。哇！我從來沒看過實例，我以為這種疾病已經大抵消失了。

梅若醫生怎麼會那麼肯定那是痲瘋病呢？

「嗯，你看，這裡是尺神經肥大。」她讓我看荷西手肘處的腫塊，「還有這裡的末梢萎縮。」她讓我看他的手指，「手肘的神經擴大了，那損害通往手指的神經，以至於手指麻木無感，他燙到或傷到手指時也沒有感覺，於是手指自然而然地截斷，我在墨西哥見過這種病例幾次。」

「我能以什麼方式治療他嗎？」

「沒辦法，太遲了。不過，妳可以把他轉到市區的痲瘋診所，如果那種診所還存在的話。他們會開達普頌（dapsone）給他，以消滅殘留的細菌，但那也無法治好他的手，而且痲瘋病不太會傳染。」

然後她就離開了。

梅若醫生的「三連發原則」

她是在感受——在龐大的經驗庫裡進行一種從容不迫的安靜搜尋。那不是線性的，而是全面的，她是在「本我」中摸索，尋找一種整體性——一種正確的診斷，符合所有線索的解答。

荷西對診斷結果似乎不訝異，他向我道謝，拿了轉診單就離開了。當晚，我拿出書本，閱讀痲瘋病的說明，我讀了痲瘋病的兩種類型（癩腫瘤型和結核樣型），它們和犰狳的關係，以及這種可怕的傳染病不會急性傳染。接著，一週後，岡薩雷斯先生出現了，他想知道我有沒有什麼東西可以治療他大腿上的那片紅斑。

我本來以為我會看到皮癬——體癬（*Tinea corporis*）——那是那裡的病人常見的症狀，不是寄生蟲造成的，而是真菌。但是岡薩雷斯先生掀起體檢衣時，我嚇了一跳。那片紅斑的邊緣隆起，中心麻木，跟我上一週讀到的結核樣型痲瘋病很像。這有可能嗎？美國每年只有四百個痲瘋病例。於是，我出去找梅若醫生，問她怎麼想。我可能遇到第二個痲瘋病例嗎？

她說，對，那很可能是痲瘋病，但我必須做切片才能確定。

我說，但她不覺得那很奇怪嗎？一週內出現第二個病例。

「不會啊，在醫學上，很多東西要麼不出現，一出現就是接二連三，連出三次。妳等著看，這幾天可能會遇到第三個案例，之後就再也不會遇到了。」

「但是為什麼疾病會連續出現三次呢？我的意思是說，我可以明白同一種疾病第二次出現的邏輯，因為我剛複習了痲瘋病，記憶猶新。要不是我先遇到荷西，我永遠也不可能診斷出岡薩雷斯罹患痲瘋病。但為什麼我還會遇到第三例呢？而且遇過三次之後，就再也不會遇到呢？」

她聳聳肩說：「醫學就是這樣，沒什麼道理，又或者它蘊含著比邏輯更深奧的道理。但妳可以提高警覺，睜大眼睛，有第三個案例等著妳。」

我為岡薩雷斯先生做了切片，確定那是痲瘋病，我也把他轉到痲瘋診所治療。不過，後來我就沒看到第三個病例了，但我確實看到其他的疾病連續出現三例。於是，我向一位醫療轉錄員（譯注：醫療轉錄是根據醫生的口述錄音，利用文書處理軟體來轉錄醫療過程的記錄，轉錄內容包括病史、體檢報告、臨床診斷、辦公筆記、手術報告、會診記錄。工作者必須具有相當的經驗，受過某些專業訓練，還必須瞭解醫生的口音、表達習慣等）請教了這件事，畢竟，誰比他們更瞭解病例呢？

她告訴我，沒錯，醫療轉錄員也知道這件事：在醫學上，疾病要麼不出現，一出現就是接二連三，連出三次。

於是我提高警覺，我相信梅若醫生。最後，我終於遇到了，但那是發生在幾年後，一個來自祕魯的病人罹患了癩腫瘤型痲瘋病，我沒有料到我會再遇到一例。

梅若醫生的「三連發法則」（Rule of Three）令我很感興趣，因為她觀察、接納、運用醫學中「非理性」的方式令我好奇。畢竟，那毫無道理可言，為什麼你會連續遇到三個病人都罹患同一種罕見的疾病，而且之後就再也沒遇到了？醫學以身為一門科學自豪，但如果醫學真的是科學的話，就不該出現這種情況。你可以解釋第二個病例的出現——因為你的大腦才剛關注過一例，現在你隨處可見類似的徵兆。但是第三例的出現，而且只出現三例，那要怎麼解釋呢？

更令我感興趣的是梅若醫生本人。我看著她先觀察荷西，接著檢查他的手肘，與其說那是在思考，不如說她是在感受——在龐大的經驗庫裡進行一種從容不迫的安靜搜尋。那不是線性的，而是全面的，她是在「本我」中摸索，尋找一種整體性——一種正確的診斷，符合所有線索的解答。

＊　＊　＊

那家小診所讓我隨時提高警覺，因為那裡的病人可能得各種病。他們可能因為胸痛來求診，結果診斷出血癌；因為肩膀上有個腫塊來求診，結果診斷出肉瘤；因為癲癇來求診，結果診斷出腦部囊蟲病。他們可能感染各種寄生蟲，罹患各種癌症，出現各種可能的自身免疫疾病。我在醫學院學到的一切，無論再怎麼罕見，都確實存在[23]。而我學到的療法——瞭解病史、身體檢查、鑑別診斷——都派上用場了。只要我逐步照著以前學到的方式，幾乎都會得出正確的診斷，雖然那個診斷不見得是病人來求診的原因。

所以我很喜歡在那家小診所裡看診[24]，那裡感覺很單純，單純就是它的優點[25]。那裡就只有一個大房間，一張桌子，幾個櫃子，幾間檢查室和六名工作人員。這六名人員包括一位櫃臺接待員，兩位護士，兩位醫生，還有洛依德女士。櫃臺接待員的工作結合了幾個角色，那些角色後來分別由社群工作者、病歷處理者、出帳者、病患領航員（patient navigator）承擔。兩位護士兼任看護助理、醫檢師、社工的工作，也照顧醫生。兩位醫生竭盡所能地擔任傳染病、內分泌科、基因遺傳科、血液科、心臟科、精神科的專科醫生，甚至也做點外科。洛依德女士負責編列預算，也是診所裡的萬事通。我們六人每年經手的患者超過七千兩百位。

幾年後，我開始覺得我應該可以不必接受住院醫生的訓練。隨著時間經過，我會接觸到令人好奇的病患，自己研讀內科。雖然我永遠無法變得像梅若醫生那樣，但那樣的得失取捨或許是值得的。

接著，我們醫界唯一的會議召開了。

矛盾的預算設計

顧問的建議是，給每位醫生一個固定的預算，超過預算的部分，就由醫生自己支付病人的檢測、會診、藥物、住院費用。我無法想像在那種環境下行醫。

那是在縣立醫院的醫生會議室舉行，是全縣醫生都必須參與的會議，每位醫生都穿著白袍，打著絲質領帶出席。診所的醫生靠牆站著，各科別的主任坐在會議桌邊。桌子前面有兩個穿著深色西裝的人。

他們自我介紹，說他們是縣政府聘請的顧問[26]。縣府衛生局的年度預算有二五%的缺口，縣府聘請他們來研究這個問題，提出意見，今天他們就是來報告建議的。他一開始就講到，根本問題是出在州政府。州政府打算在三年內改變其償付縣立醫院照護窮苦病患的方式，從原本的「論服務量計酬」（亦即州政府針對醫生提供的每項服務付費給縣政府），改成「論人計酬」（州政府針對每月治療的每個病患支付固定費用，無論罹患任何疾病）。那是一種新的模式，一種講究成本效益的方法。州政府預測，新模式比現有模式的效率高二〇%。因此，幾年後，縣政府用來經營衛生局的預算會少二〇%，所以縣政府需要做好準備。

顧問的建議是，給每位醫生一個固定的預算，超過預算的部分，就由醫生自己支付病人的檢測、會診、藥物、住院費用。那個固定預算是參考新模式預期的效率提升，以當前的成本減二〇%為基礎。

只要開支少於預算，醫生就可以獲得最高五%的獎金。萬一開支超過預算，差額是由醫生的薪水補貼。所以我們必須把焦點放在維持病人的健康上，因為唯有病人維持健康，我們才能把開支壓在預算內。當然，那本來就是醫療的用意，不是嗎？

顧問報告完後，環顧會議室裡的人，問道：有人有什麼疑問嗎？

沒有人。

「那好，我們知道你們都想盡快趕回病人的身邊。感謝各位來開會，祝大家順心如意。」

大家一聲不響地魚貫而出。我下樓時，想著那個新計畫[27]。理論上，付錢讓醫生來維持病人的健康，聽起來很合理。但實務上，我遇到的那些病人根本沒有多少健康可以維持。他們不是健康時來求診，而是病了才來求診，所以我必須讓他們恢復健康，那我該怎麼做呢？病人的健康取決於三個決定因素，那三個因素都不是我能掌控的：他們的基因、運氣、選擇。他們自己唯一能掌控的是他們的選擇，我能怎樣影響那點呢？我可以力勸他們不要抽菸、喝酒、吸毒或參與不安全的性行為；我可以要求他們減肥、繫安全帶、吃藥、照X光片，但這些我早就做了，效果不是很好。

走到樓下時，我巧遇友人弗萊克醫生（Frack）。他心煩意亂地對我說：「維多莉亞！我們以後要為自己的預算負責！只要超出預算，就會扣我們的薪水去補貼！」

我想辦法安慰他，我說我懷疑一切會那麼快改變。但我們聊得愈多，我愈覺得顧問的建議根本上就很矛盾。一方面，那個概念的立基點在於：醫生是唯利是圖的，很容易在利益所趨下要求做太多的檢測和療程，或是為了省錢而要求更少的檢查。另一方面，那項計畫的成功，有賴於一個相反的概念：醫生是有道德的，只要病人需要檢測，即使檢測成本必須扣自己的薪水來支付，他也不會因此而不要求檢測。你仔細想想會發現，那個設計真的很妙，顧問把我們這些醫生想得多麼崇高、多麼高尚、多麼聖潔！那箇中的矛盾是無意間造成的，卻是計畫成功的關鍵。

在縣立體制中，那個計畫顯得特別沒有意義，因為我們不是從病患身上獲利。我們是領薪水，早就盡量減少我們要求的檢驗和療程了，因為我們知道我們要求的一切都會耗用病人的時間和金錢。所以我們自己做切片，打電話諮詢專科醫生，在病患幾乎達到住院標準又可以不住院的情況下，要求病患每天來看診就好。我們要求做沒必要的東西已經無利可圖，換成新計畫以後，我們連要求必要的東西都有可能要自掏腰包補貼。

我無法想像在那種環境下行醫。如果我知道每次我要求做檢測都會從我的薪水扣款，我的第七感會開始麻木。

那次會議讓我做下了決定，我無法在那家診所待得太久，所以現在是決定我下一步的時候了。我開始四處尋找，參加會議、研討會和靜修。我因此認識了麥蒂（Mattie），並學到有一種瞭解人體的方法是我所不知道的。

李與氣喘

李的陰太多，陽不足，所以才會氣喘。所以，她必須增加體內的陽，減少陰。最初十天，她應該先從只攝取陽性食物開始做起——只吃糙米。

李的陰太多，陽不足，所以才會氣喘。所以，她必須增加體內的陽，減少陰。最初十天，她應該先從只攝取陽性食物開始做起——只吃糙米。

那一切是從我的朋友李（Lee）開始的，當時她得了氣喘。

她告訴我，小時候她曾經氣喘發作，但後來好了，她甚至還抽菸，都沒什麼問題。但現在她又開始氣喘了，她不知道該怎麼辦。她沒有醫療保險，那種病可以讓診所賺很多錢。

那時我已經看過許多氣喘病例，由於治療並不難，我直接去她家照顧她。我一開始給她一個吸入器，那有幫助，但效果只是一點點。所以我又給她胺非林錠（theophylline pills），那也有幫助，但不久之後李又開始氣喘。於是，我加開類固醇，她又好轉，但只持續一個月。

那實在令人沮喪，比在醫院、甚至診所內治療氣喘還要困難。病人痛苦地到醫院或診所就醫後，病情好轉就離開了。在李的家親自照顧她，讓我瞭解到這種病有多麼耗費心神，她錯過了很多工作，損失了很多錢，雖然我把知道的一切療法都用上了，她的氣喘發作卻愈來愈頻繁，也日益嚴重。看她發作的樣子實在很痛苦，一開始先是一陣咳嗽，接著李會馬上把吸入器抓來使用。但即使用了吸入器，咳嗽會轉為間歇性的痙攣，接著變成氣喘。她意識到氣喘又要發作時，會突然出現專注的表情，姿勢也會改變——雙手放在臀部，彎下腰，嘟起嘴。她努力在那種無法控制的束縛下呼吸時，會陷入一種恐慌和慘白的狀態。

後來李的病情惡化，不得不住進縣立醫院。醫生花了兩天的時間才使她的病情好轉，讓她出院，並開給她一大包藥。雖然她的病情有好轉，但疾病軌跡依然令人擔憂，因為成人氣喘的病程是走下坡。她的氣喘減少了，但並未消失，那個病仍在，等候下次感冒、下次聞到花粉、下次感到恐懼或氣急敗壞時伺機而動。她並未被治癒，只是病情暫時緩和下來。

在此同時，我安排了一場週末靜修活動。活動結束後，我和主辦單位分配給我的室友聊了起來。

麥蒂的體態輕盈，精力充沛，頂著一頭白髮，有一雙湛藍的眼睛。她說她是久司道夫學校（Michio Kushi）的治療師。

我問道，那是什麼？

她解釋，那是一種中醫。它的根本概念是疾病是因為冷和熱、乾和濕失衡所造成的——亦即陰陽失調。每個人的身體在那兩者之間都有一種特有的健康平衡，我們經歷的一切——舉凡天氣和季節、情緒、飲食等等——都會改變那個平衡，以不同的比例改變陰與陽，從而影響氣的流動。氣是我們的生命力，應該在體內十二個看不見的通道中自由地流通循環。氣的流通受阻或耗盡時，肝臟、心臟、腎臟、脾臟或肺臟就會生病。

我問道：「例如氣喘嗎？」

「是的，尤其是氣喘。」

「所以那是氣瘀在肺裡嗎？」

「不是，氣喘通常是一種腎病。陰太多，陽不足；太冷太濕，不夠乾熱，導致腎臟陰濕。由於肝臟會把氣送到腎臟，腎臟陰濕時，肝臟的氣會回流到肺部，導致呼吸困難。所以治療氣喘的方法是讓陰陽平衡，使用陽性食物和陽性草藥來滋補腎臟。」

這時我腦中浮現出李的腫脹臉龐和身體、濕咳不止、卡痰的聲音。那模樣確實看起來像濕氣太重。

「妳曾經登門看診嗎？」我問道。

「有，但我現在正要返回馬里蘭的住家。」

「妳回去之前，順便來我家一趟，我希望妳能看一下我的朋友。」

我把李請過來，麥蒂去機場時順道過來了一下。我介紹她們認識，我們一起圍坐在我家的餐桌旁。麥蒂把椅子拉過去面向著李。起初她只是看著她，接著她伸出手，把手指放在李的手腕上，把脈幾分鐘，先是右手腕，然後換成左手腕。她沒有聆聽李的肺部，但她請李伸出舌頭讓她檢查。接著，她做出診斷並開了處方。

李的陰太多，陽不足，所以才會氣喘。所以，她必須增加體內的陽，減少陰。最初十天，她應該先從只攝取陽性食物開始做起——只吃糙米。晚上她吃兩顆梅子，每天喝四盎司的蘿蔔茶三次。十天後，她可以開始慢慢地放鬆飲食限制，一開始只吃陽性食物，先從根菜類開始，接著再加入魚肉和雞肉。不吃糖、水果、沙拉或乳製品，那些都太陰了。麥蒂問我們有問題嗎？

李沒有任何問題，但我有。「那麼這段期間，她該怎麼處理氣喘呢？目前很嚴重。」

「她需要立即停止所有的藥物，那些都是合成藥物，所以是陰性的。」

「全部都是嗎？馬上停？」

「沒錯。」

那實在是很大膽的做法。李付了看診費，我們都跟麥蒂握手道謝。

兩種治療模型

西醫（快速醫療）在治療急性疾病方面做得很好，例如感染、創傷、重症，但是治療緩慢發生的疾病時不太有效，例如癌症、糖尿病、自身免疫性疾病。

麥蒂的藥方很快就見效了，而且速度之快，令我吃驚。不到四十八小時，李已經看起來不一樣——

不再是病懨懨的，整個人消瘦下來，不再腫脹。她挺直了身子，動作也俐落了起來，氣喘漸漸少了。到了第十天，她的身體已經恢復到多年未見的狀態，肺臟通透，眼睛明晰，浮腫全消失了。這是一種療癒方法，而且療效令我驚訝[28]。

我可以用兩種不同的方式、從兩種不同的觀點來理解這種療法。

首先，從西醫（快速醫療）的角度來看，基本上，麥蒂等於是讓李做了十天的食物排除法。或許李有食物過敏，例如對牛奶過敏，這並不罕見。所以，一旦李停止食用乳製品，氣喘問題就解決了。這種說法的問題在於，在接下來的幾個月裡，李恢復吃任何東西，但她的氣喘並未復發。

又或者，我可以從麥蒂的觀點來看。李的氣喘是體內太濕冷的症狀——陰太多。以陽性食物（乾熱）加以平衡後，氣喘就消失了。

這說法跟我學到的人體知識完全不同。但李的痊癒讓我開始思考，偶爾採用一下麥蒂的觀點是不是也有幫助，尤其是慢性病和現代醫學無法治癒的疾病。

因為就我當時所知，西醫（快速醫療）在治療急性疾病方面做得很好（例如感染、創傷、重症），但是治療緩慢發生的疾病時不太有效（例如癌症、糖尿病、自身免疫性疾病）。我覺得，有另一套身體模型可以用來瞭解病患挺好的。我唯一不喜歡這個模型的地方是：如果每個人都像麥蒂說的那樣，各有一套自己的陰陽平衡，那要怎麼做對照組研究？那要怎麼進步？持續進步可說是西醫的最大優點。

但西醫也有一個很大的缺點。西醫套用在細節上說得通，但是套用在整體上卻說不通。雖然在醫學院就讀時，我很喜歡學習身體的機制——凝血連鎖反應，抗體的形成、三羧酸循環——但實務上，我與病人面對面時，我開始注意到身體的機器模型並不符合所有的實證。很多時候，病人會自己好起來，那是身體的機器模型所無法解釋的。我的汽車沒電或油底蓋有洞時，它不會自己恢復原狀。

也許我不必在這兩種模型之間二選一，也許我可以用兩種身體模型來理解病人。一種模型是把身體視為微型工廠和故障機器的實體，另一種模型是把身體理解成液體流經許多通路，生病是液體流動受阻或氾濫的現象。於是，我開始深思，或許接下來我該做的是學習麥蒂那一套——中醫或印度醫學，順勢療法或自然療法。

我想到麥蒂和李，也想到了梅若醫生和荷西。

這是個關鍵時刻。

最後，我決定了——要事先辦。在探索第二種醫學之前，我應該先完成第一種醫學的學習。於是，我硬著頭皮，咬緊牙關，開始四處尋找住院實習的機會。

* * *

我花了兩個月的時間才找到，但那確實是個完美的機會。「舊金山凱瑟醫院尋求實習醫生，以遞補意外空缺的住院醫師職位。」

我打電話給那份職缺公告裡的聯絡人羅斯醫生（Rose），他立刻接了我的電話，並在交談的尾聲高興地告訴我，我從下個月第二個週一的早上七點開始在該院實習。

我不像他那麼高興，但鬆了一口氣。

10 過了無可挽回的時機

在醫學院裡，從來沒有人教我什麼是「過了無可挽回的時機」，那是我第一次聽到這種說法。快速醫學不會承認某個時機點是疾病衰變、惡化的點，超過那個點之後，身體就無法復原了。快速醫療可以讓身體存活很長一段時間，但那樣做對卡莫納太太毫無益處，甚至對她有害。

舊金山市的凱瑟醫院（Kaiser hospital）看起來像一九五〇年代的辦公大樓，我在裡面度過了後續幾年的時光。那棟大樓是七層樓高的混凝土建築，裝了鋁窗。一樓大廳鋪著油氈地板，牆上掛著退休醫生的黑白照片。頂樓是加護病房，中間的五層都是病房。

每個病房有四張床，那是當時的床位上限。室內的天花板低矮，以日光燈照明，牆壁是膽汁那種綠色。那些病房不會讓你誤以為是旅館房間，它們不是用來休息和復原的，而是用來診斷和治療的工作場所。它們清楚顯示：醫院不是由市場商人設計的，也不是由理想主義者設計的，而是熟悉商場的實業家設計的，對他們來說，醫院是修復病人的工廠。

後來我得知，這種簡約風格、理直氣壯的「預算至上」主義，是凱瑟特有的革新性架構，很像那些顧問想在縣政府推動的保健組織（HMO，譯注：為加保團保健康險的人提供綜合醫療服務的組織，例如醫生、醫院、診所等）模式，但凱瑟與他們的計畫不同，而且更好。一九三〇年代，一位偏向社會主義的醫生創立了凱瑟，以收取月費的方式提供醫療服務。它是非營利事業，是由一群領薪水的醫生經營。它有整體的預算，但沒有個別醫生的預算，不過主治醫生都知道醫院有成本考量，但不會把焦點放在成本上。一旦他們確定病人需要某種檢測和醫療，他們就會開醫囑，不計成本。

後來我發現，舊金山市約四分之一的市民加入這個計畫。由於醫院只有一百張病床，但要服務十五萬可能生病的人，占床率通常是一一〇%。這表示急診室裡總是有十個病人躺在輪床上，等著住院。但病人是勞工階級，期望低，即使醫院很擠，沒有人情味，醫生分身乏術，他們依然滿意自己獲得的醫療服務。這裡的各方面都是取捨出來的結果，日後我逐漸明白，它的缺點也有其優點，它的優點也有其缺點。

不過，對身為實習醫生的我來說，那是疲憊不堪的一年。我已經盡我所能提高效率了，但每週工作時數依然無法壓到一百一十六個小時以下，而一週總計才一百六十八個小時而已。後來法令禁止那樣的工作量，我為後來的實習醫生感到高興，他們不需要那麼辛苦地工作，不需要睡得那麼少[29]。當初如果我也能獲得那樣的減量訓練，我會覺得很慶幸，但我也會失去很多寶貴的經驗，因為實習是一場淬鍊。

那一年，我照顧了三百二十名病患，整本《哈里遜內科學》都活靈活現了起來，不僅是因為我接觸的診斷很廣泛，更因為我必須每分每秒照顧病人，分秒必爭。例如，接一位心臟衰竭的病人住院，並在接下來的三十六小時親自醫療並關注他的變化，學習怎麼做有效、怎麼做無效，並看著他好轉！或有時看著他死去……這令我筋疲力盡，意志消沉，我永遠不想再走一遭，但那就是淬鍊。我開始學到快速醫療的深度，也開始理解快速醫療的種種，變得駕輕就熟。

每個病人都會教我一些東西——某種訣竅、某種效率、某種診斷。但是那年我遇到的所有病人中，愛琳・卡莫納女士（Irene Carmona）教了我最多。

卡莫納女士的胸痛

我的腦中浮現她胸痛的可能原因，各個都令人畏懼。在快速醫療的供氧、止痛藥、追蹤下，她的胸痛消失了，腿部消腫了，她鬆了一口氣，她不是心臟病發。

那是發生在二月的某個深夜，急診室呼叫我去接她入院。她七十三歲，是貝若斯醫生（Barrows）的病人。貝若斯醫生是腫瘤科醫生，金髮碧眼，身材魁梧，性情樂觀。

十一年來，他一直為卡莫納女士治療慢性淋巴性白血病（chronic lymphocytic leukemia，簡稱CLL）。那不是最糟的癌症，即使在那個年代，也可以用一種便宜的口服化療藥物（瘤克寧錠）來治療。不過，CLL確實有最終轉趨惡化的傾向：使癌症轉移到淋巴結、肝臟、脾臟；引起免疫缺陷，引起不尋常的感染；導致繼發性癌症（secondary cancer）突然出現在肺臟、心臟、肝臟或大腦。但那天晚上以前，卡莫納女士的身體狀況一直很好，貝若斯醫生一直以她的長壽為傲。

她告訴我，她來掛急診是因為胸痛。幾個小時前，她在家裡開始感覺胸部作痛，那時她的先生正在看電視，她正在玩拼圖。那胸痛有一種沉重感，躺下時感覺更糟，坐起來時感覺較好。我問她有沒有咳嗽或發燒。她說沒有咳嗽，也沒有發燒，但有點喘不過氣來。

她講話時，我心想她看起來真是美麗高雅，尤其是那個年紀。她的身材窈窕，留著一頭灰棕色的中長髮，有一雙淺藍色的眼睛，五官精緻，不笑時近乎嚴肅。

「她的頭髮突然變白了，」她的先生插嘴說，「她抓住胸口，喘不過氣來。」

卡莫納先生的相貌不如卡莫納太太好看。他有一張國字臉，面無表情，頭髮稀疏，下巴鬆弛，雙眼細小，挺著大肚腩。

「我問她怎麼了，需要水嗎？」他繼續說。

卡莫納太太望著他，眼裡充滿了憤怒和怨恨，但什麼也沒說。

「所以我問她，為什麼不吃止痛藥？因為上週她胸痛，我們在急診室待了幾個小時，她才剛吃了新藥沒幾天。」

「我告訴他，不管他要不要載我去，我都要去醫院。」卡莫納太太喘著氣說，雙手抱著胸部，臉色蒼白。

我的腦中浮現她胸痛的可能原因，各個都令人畏懼。她的胸痛可能是來自白血病或新的癌症；可能是來自肺部——肺炎或血栓；也可能是來自心臟——心絞痛、心臟病發、心包膜炎（包在心臟外面的膜狀組織發炎）。不過，她的檢查倒是令人放心。我沒有發現淋巴結，也沒有看到肝臟或脾臟腫大，那表示可能不是癌症。她的右肺確實出現新的積水，腿部腫脹了起來，所以她可能得了肺動脈栓塞（來自腿部的血塊堵塞了肺動脈）。但急診室做了這方面的檢測，結果是陰性的，所以只剩下心臟可能出問題。她確實有不正常的心臟雜音，所以我們讓她住院以排除心臟病發的可能。後續幾天，在快速醫療的供氧、止痛藥、追蹤下，她的胸痛消失了，腿部消腫了，她鬆了一口氣，她不是心臟病發。

到了第十天，她已經準備好出院了，但心臟突然經常出現不規則的心房撲動，她又喘不過氣來，變得很虛弱。我們嘗試了靜脈藥物注射，以便讓它恢復正常律動。那樣做無效時，我們把她送到樓下的心導管室做心搏復原和心臟超音波檢查以觀察她的心臟。心臟超音波檢查令我們大吃一驚，它顯示特異性肥厚性主動脈下狹窄（idiopathic hypertrophic subaortic stenosis，簡稱IHSS），那是指心肌擴大，間歇地干擾了血流。那可以解釋她間歇性胸痛及喘不過氣來的症狀。所以我們放了一根管子在她的心臟裡以追蹤壓力，然後把她轉送到加護病房觀察。

卡莫納太太住進加護病房後就再也沒出來了，雖然我們過了很長一段時間才知道這點。

不斷地試錯與檢測

貝若斯醫生又重新檢討所有的可能性：白血病造成的免疫缺陷導致一種不尋常的感染；新的癌症；或其他專科的疾病——他確信他最終會找出原因。

卡莫納太太在加護病房中，總計住了六十三天。

卡莫納先生每天午餐前都會來看她，臉上掛著愁容。他會在床邊的椅子上坐下來，打開她的電視，看醫療節目。那些節目裡，帥氣的醫生穿著筆挺的白袍站在床邊，和年輕貌美的病人交談。卡莫納太太的午餐送來時，他就吃那個午餐。有新寄來的慰問卡時，他就把卡片貼在牆上讓她看。卡莫納太太住進加護病房的第六十一天，已經收到一百八十三張卡片。下午兩點左右，卡莫納先生會從椅子上奮力起身，緩慢吃力地離開。

卡莫納太太的兩個孩子皆已成年，兒子是律師，女兒是教師，每天都會來探望她。他們都愛她，希望她趕快康復。他們會問貝若斯醫生和我，她得了什麼病？何時可能好轉？何時可以離開加護病房？何時可以出院返家？

貝若斯醫生告訴他們，卡莫納太太的症狀起因很可能是IHSS，伴隨間歇性心房撲動。IHSS可以解釋她的胸痛、喘不過氣來和虛弱。不過，右邊的肺臟出現新的積水，醫院抽出積水檢查了，確定那不是癌症，感染取樣的檢測也顯示陰性，但他還是決定用一種強效的抗真菌抗生素來治療她，以防萬一。

但是用了抗生素後，卡莫納太太並未好轉，反而變得更糟、更虛弱。於是，貝若斯醫生又重新檢討所有的可能性：白血病造成的免疫缺陷導致一種不尋常的感染；新的癌症；或其他專科的疾病——他確信他最終會找出原因。目前卡莫納太太將繼續留在加護病房裡，直到病情穩定。

但卡莫納太太的病情並未穩定下來。每次貝若斯醫生準備把她轉出加護病房時，她又會出現胸痛或喘不過氣來，或血壓降到需要搶救。

所以貝若斯醫生繼續尋找診斷結果，並要求我做他想得到的各種檢測——切片和骨髓檢查、驗血、檢體化驗。但卡莫納太太持續消瘦變弱，吃得愈來愈少，體重持續下滑。

身為實習醫生，我每天早晚都會去看她。如果白天她有胸痛，呼吸急促，心律不整，發燒或出現緊急狀況，我也會去看她、抽血、觀察她的搶救復甦，寫下新的醫囑。

一開始，她看到我時都會微笑。

我會讚美一下她剛收到的慰問卡。我幫她抽血時，她會談到她的狀況。她的先生法蘭克目睹了第一任妻子死於癌症，所以她也診斷出罹癌時，他很難過。有段時間，甚至不再跟她說話。但她吃了貝若斯醫生的藥後，沒有因罹癌過世，他後來接受了她罹癌的事實。但是她來住院的那天，他們吵了一架，他不想載她去掛急診，她堅持要去。她告訴他，她生病了，醫生也不知道是什麼問題，醫生開的藥沒有效。

那次他們吵得很凶，她希望我們能找出問題所在，她也認為我們會找出來，因為她覺得貝若斯醫生真的很棒。

但是過了幾週後，她不再跟我交心，也逐漸疏離醫院裡的一切。她看到我時，不再有微笑，後來連話也不說了。她不再看電視，不再和訪客打招呼，不管誰在場，她都一直盯著天花板。

日子一天一天過去了，每次她有任何狀況，我們都會馬上因應。她的血壓驟降了好幾次，我們每次都幫她恢復過來。她無法呼吸，我們幫她插管，接上呼吸器。她沒吃東西，我們用另一根管子餵食。她開始掉髮，我們幫她戴上一頂小帽子。

卡莫納太太住進加護病房的第三個月，貝若斯醫生已經用盡了方法，束手無策了。他確信那些症狀不是白血病造成的，他也找不到另一種癌症。既然不是癌症，她還不會死，她的兩個孩子自然也希望我們繼續想辦法治好她。她本人則是不再參與討論。

不過，她不再是急性重症患者，而是慢性重症患者，所以貝若斯醫生把她從單人的加護病房轉到四床的加護病房。新房間的牆上沒有足夠的地方可以張貼慰問卡，所以卡莫納先生把卡片取下來了。不過，午餐前他還是會來看她，兩個孩子也會隔天輪流來探訪，我每天至少看她兩次。

但加護病房的護士開始迴避她。他們本來很喜歡她，因為她態度溫和，要求不多。護士本來堅信，在他們的照顧下，她會好轉（事實上病人只要不是馬上死亡，在他們的照顧下都能好轉）。但卡莫納太太沒有，她既沒有死去，也沒有好轉。

最好的時機已經了

凱薩琳轉向我大聲說：「妳在幹什麼！卡莫納太太快死了！她已經奄奄一息！我不知道原因，妳也不知道原因，但她永遠不會離開這個加護病房了，永遠不會！」

卡莫納太太的病例讓我學到，快速醫療能做什麼、不能做什麼，以及不應該做什麼。快速醫療能做的，是讓卡莫納太太的身體近乎無限期地活下去。我之所以能做到這樣，部分原因在於我每小時、每分鐘都在照顧她的身體，所以她的身體快惡化以前，我會馬上察覺。我可以在她發燒以前，就知道她快發燒了，甚至在體溫飆升以前，就開始使用抗生素。在胸痛還沒真正發生以前，我就可以判斷她又快胸痛、心房撲動或血壓驟降了，我可以做點小改變以避免那些事情發生。

此外，我自己也想出一些快速醫療的小技巧。

例如，我學會運用血液來維持卡莫納太太的血壓。我其實不該那樣做，應該使用鹽水搭配糖和白蛋白，但是那樣做只能維持約二十四個小時。所以，卡莫納太太的血壓降低時，我不是用鹽水，而是向血庫訂血液，輸血可以讓她的血壓持續幾天，而不是幾個小時。

當然，我那樣做對卡莫納太太的病情毫無助益，但確實讓她的身體繼續撐下去了——那也是家屬希望我們做的事，家屬希望我們用盡各種方法！那也是貝若斯醫生叫我做的，因為卡莫納太太並非處於臨終狀態。

但那不是凱薩琳要我做的。

凱薩琳是加護病房的護士，跟我一樣年輕，身材高挑，有一頭金紅色的頭髮，又長又捲——她是另一個拯救我這個醫生的「凱西」(凱薩琳的暱稱)。多年後我才明白，這些凱西之所以那麼能幹是有原因的：這些凱西那麼能幹，是因為她們都是愛爾蘭裔。愛爾蘭的護士是源自一條代代相傳的護理淵源，遠溯及中世紀，中世紀的護理和醫療是由修士和修女負責，他們把護理和醫療視為天職。

到了四月中旬，凱薩琳把我從卡莫納太太的床邊拉開，帶我穿過加護病房的大廳，走到護士休息室。她請我坐在一張椅子上，她自己坐在另一張椅子上，接著她轉向我大聲說：

「妳在幹什麼！卡莫納太太快死了！她已經奄奄一息！我不知道原因，妳也不知道原因，但她永遠不會離開這個加護病房了，永遠不會！」

然後她坐回去，看著我。

我不知道該如何回應。「嗯，我知道這看似絕望，可能也真的沒望了。不過，貝若斯醫生說她沒有癌症，但有一些感染或自身免疫性疾病。只要我們找到問題，就能治療，她就會好起來並出院。但是在我們找到問題之前，只要有必要，我們會在加護病房一直幫她撐下去。」

凱薩琳搖搖頭說：「妳看看她！她已經沒有地方可以插靜脈注射了，她的皮膚正在崩解，牙齒也掉了！她再也無法把孫女抱在膝上了，再也無法靠自己的雙腳、坐輪椅，甚至躺在輪床上離開這裡了。她已經過了無可挽回的時機。」

在醫學院裡，從來沒有人教我什麼是「過了無可挽回的時機」，那是我第一次聽到這種說法。快速醫學不會承認某個時機點是疾病衰變、惡化的點，超過那個點之後，身體就無法復原了。有一位即將升任為醫科主任的醫生，以他那帶有諷刺意味的德州口音說，那叫「迅速惡化」。病人一旦過了那個時間點，身體的細胞就再也無法支撐其架構、複雜性和整體性。當然，你可能經歷過某種燒傷或事故是永遠無法恢復的——每個人都知道這點。但有些流程（例如感染、癌症、絕望、孤獨、憤怒）可能延續太久而導致身體無法恢復……那時我完全沒意識到人體有那個點，而且卡莫納太太已經撐了那麼久，以至於我沒有注意到她那張一度深受喜愛的臉龐已經衰老，早就過了那個點。

於是，我起身，走進卡莫納太太的房間，站在她的床邊觀察，我看到了。

那也是快速醫療不會注意的另一個重要差異：觀察及看見。我參與了卡莫納太太的緊急搶救，從她愈來愈脆弱的血管中抽血，每天檢查她的檢驗結果兩次，但我已經很久沒有好好地**觀察**她了。

如今我仔細端詳她，我很震驚。她動也不動地躺著，眼睛漫無目的地掃視著天花板。手臂伸在被子外，腫脹癱軟。她的頭髮沒了，臉色發黃，嘴唇發黑，牙齒也斷了，看起來像戴了死亡的面具。

凱薩琳說的沒錯，卡莫納太太已經過了無可挽回的時機。她快死了，無論是死於什麼都一樣（感染、癌症，或是我們沒診斷出來的東西）。她再也無法好轉了，我們之前究竟在做什麼？

不僅我很久沒有仔細觀察卡莫納太太，貝若斯醫生也沒有。他很堅持，覺得她不會死於癌症。不過，我們不該再維持同樣的做法了，我覺得我需要去找貝若斯醫生談一下這件事，請他注意卡莫納太太的狀況，就像凱薩琳叫我注意那樣。

但是我該怎麼做呢？

這很棘手，我是實習醫生又是女性，更加顯得無足輕重。貝若斯醫生和我一起照顧卡莫納太太五十六天了，但他除了對我下醫囑外，從來沒跟我說過話。不過，我還是可以試試看。

所以隔天早上他來巡房時，我問他我們在做什麼？卡莫納太太快死了。

「她不是快死了。」他回答：「她的癌症已經消失，她很可能是真菌感染。只要讓感染消失，她很有可能離開這裡。」

「我們難道不能跟她的先生或孩子談談嗎？」

他冷冷地看著我說：「她不是快死了。」

住進加護病房第六十三天

我的本分是什麼呢？是做對卡莫納太太最好的事？還是做對卡莫納太太的身體最好的事？直到今天，我對自己的決定依然不滿意。

我確實有一次機會，但我沒有把握住。

那個機會是出現在凱薩琳把我拉進護士休息室的一週後。

卡莫納太太又開始咳嗽，我確定那是因為心臟衰竭，液體流進了肺部，所以她需要抽取液體。由於心臟科的波森醫生（Posen）早上會來巡房，我刻意在他帶著住院醫生一起過來時，湊到卡莫納太太的床邊，以便聆聽他的診斷。他們一行人來了，波森醫生拿起護理夾板來看心臟的壓力順流導管值（SG）。

波森醫生對醫療小組說，她的SG是五。

對普通病人來說，五表示病人脫水了，需要補充液體。波森醫生叫我為卡莫納太太訂兩升輸液。

但是對卡莫納太太來說，我知道這樣做是不對的。我很瞭解她的身體，她現在的身體很虛弱，對她來說，SG等於五很可能意味著相反的情況——她體內的液體太多，應該使用利尿劑，以排出多餘的液體。

「但你覺得她的白蛋白如何？」我問他，「她只有〇．七，那是不是應該改變我們對SG的看法？她在咳嗽，那會不會是因為體內的液體超載，而不是脫水，才導致SG仍是五？」

「不是。」他回答，接著就帶著醫療小組移向下一個病人。

但我知道，卡莫納太太需要的東西和波森醫生的指示完全相反。如果我真的給她那兩升的輸液，她的體內液體會過度超載，陷入緊急狀態，可能會死掉。

我該怎麼做？

有兩種道德論點正好相反：兩種正確的做法及兩種錯誤的做法。一種道德論點是做對卡莫納太太最有利的事情，亦即照著波森醫生的要求，給她輸液，讓她走。但那也意味著，我明明知道那在醫學上是錯的，卻還是做了。那表示我沒有做到我想成為的優秀醫生，我個人很重視那個價值觀，那也許是自私的價值觀。我想，真正勇敢的人、最開明的人，應該會聽從波森醫生的指示，給卡莫納太太輸液，讓她死去。

我想起《薄伽梵歌》一開始的描述：阿諸那王子（Prince Arjuna）問奎師那（Krishna）：他（亦即王子）加入家族中的一派去對抗另一派是否合乎道德？奎師那回答：「如果有人認為他是在殺戮，另一人認為他遭到殺戮，他們兩人都不知道真理之道。人的永生是不殺戮，人的永生也不會死，所以你應該盡你的本分。」

但我的本分是什麼呢？是做對卡莫納太太最好的事？還是做對卡莫納太太的身體最好的事？

直到今天，我對自己的決定依然不滿意。

我很確定，卡莫納太太的肺部X光片會顯示她不是脫水，而是液體超載。我也很確定，讓波森醫生看X光片以改變他的決定會很尷尬，可能毫無用處。但那天早上晚些時候，方醫生（Fong）會過來這裡。他高大、聰明、親切，思想開放。於是，我要求照了胸部X光片，放在卡莫納太太的床邊。在方醫生過來時，刻意待在卡莫納太太的床邊。

我請他和我一起看X光片。

「嗯，對，顯然她心臟衰竭了，液體超量。」

「所以她不需要輸液囉？」我問他。

他以奇怪的眼神看著我說：「當然不需要。」

「今天早上波森醫生要求我訂兩升輸液，因為她的SG壓力是五，你能跟他談談嗎？」

方醫生的臉上露出一絲微笑，「好，我去跟他談談。」

因此卡莫納太太沒有得到那兩升的輸液，所以沒有在當天或隔天死去，而是繼續掙扎，衰頹，逐漸消逝。她過世那天，看起來像一副骷髏。她是五月一日上午十點過世，那是她住進加護病房的第六十三天，就在我結束任務、把工作交接給下一位實習醫生（活潑的史托雋醫生）的兩小時後。我沒有向史托雋醫生解釋她咳得愈來愈厲害的原因，也沒有提到我用的一切小伎倆（例如血壓驟降時需要輸血），他也沒有問我。史托雋醫生是個務實的人，從來不吹毛求疵，鑽牛角尖。

為什麼卡莫納太太在我交接兩小時後就過世了？

我沒有在現場，所以我也不確定。但因為我不在現場，我的不在場可能有點關係。我們常聽人家說，有些人一直撐到畢業或婚禮，或等他們鍾愛或痛恨的人來了或離開以後，才撒手歸去。我自己也見過這種情況，所以或許卡莫納太太在加護病房裡撐了那麼久，不是因為我兢兢業業地根據她的醫檢結果和數字去微調她的狀況，而是因為我在場，我的注意，我的刻意關心。

什麼都不做到什麼都做

我們沒有把凱薩琳給我的觀點套用在家屬要求的「竭盡一切所能」上。我們應該把「竭盡一切所能」理解成「當下有助益的一切」，並在無可挽回的時機出現時，做出判斷。

於是，隨著卡莫納太太的過世，我的實習淬鍊期也結束了。

因為她，我明白了快速醫療不能做什麼——那就是，如果有東西阻礙一個人的康復，我就無法治療他。那阻礙可能是任何東西——生理的、環境的、精神的、心理的或心靈的；細菌、肺積水、家庭生活、藥物、酒精。除非找出阻礙的東西並加以移除，否則無法療癒病人。我們從來沒找出阻礙卡莫納太太的癥結。

從卡莫納太太那個病例，我也學到我不該用快速醫療來做什麼。我不該再讓患者為了活著而活著，我需要以全面的觀點來看眼前的患者，必要時也對家屬和病人說凱薩琳對我說的那些話：唉，你不會好起來了，你來日不多了，你已經過了無可挽回的時機。我們也不知道原因，但是這樣硬撐下去是錯的。

即使醫學有個信條是不要失去希望。

當情況已經無望，但家屬、甚至病人堅持「竭盡一切所能」時，那也不是我能提供的選項，更不是他們能做的選擇。「病人自主權」是有限的。任何病人、任何家庭堅持「竭盡一切所能」時，他們並不知道自己在說什麼。身為醫生，你需要看得很清楚，解釋得很清楚，但最後，必要時，你也需要說不。

這不是說立生前遺囑或「預立醫療決定」不是好事。聽到卡莫納太太的家屬要求我們「竭盡一切所能」時，那讓我們知道在「什麼都不做」到「什麼都做」之間，她是落在哪一點。但是當你把那些希望和想法套用在實際狀況時，那表示你選擇做醫療干預，但那是無法事先確立的。你病得很重時，「遵照你的指示」會變成一種移動的目標與主觀判斷。今天還算合理的「竭盡一切所能」，跟明天的「竭盡一切所能」是不同的。卡莫納太太的例子顯示，我們沒有把凱薩琳給我的觀點套用在家屬要求的「竭盡一切所能」上。我們應該把「竭盡一切所能」理解成「當下有助益的一切」，並在無可挽回的時機出現時，做出判斷。

最後，我也從卡莫納太太那個病例學到，我可以用快速醫療做什麼——它可以讓身體存活很長一段時間。雖然我那樣做對卡莫納太太毫無益處，甚至對她有害，但那件事情讓我從此有了某種信心。那是最優秀的主治醫生所具備的信心，幾乎就像調校身體的音叉一樣。

Confidence（信心）來自拉丁文的 *confidere*，意指相信，有信心。我從卡莫納太太的身上學到，要對身體有信心，但不是把身體視為機器或機器的組合。她的身體運作確實是依循我學到的那套人體法則，但那是以一種個別、連接、和諧的方式。在那幾個月裡，我學會以自己的身體來瞭解那種方式。我知道，她的血球計數稍稍下降時，心臟也會稍稍加速；由於她的IHSS和白蛋白濃度低，液體會流回肺部，使她變得稍稍焦躁不安。我自己的身體會感受到她的焦躁不安，那種憂慮、不和諧的感覺，我會去調整那個些微的偏差，那幾乎是無意識的調整。

那很微妙，但我是以某種整體的方式去瞭解她的健康和疾病狀態，不是看個別的改變，而是看整體的改變。就像音樂家感受音樂的諧調一樣，我的身體和自我也學會隨著她的身體調節。如果我能對一個病人做到那樣（無論我做了什麼），我也能對其他的人做到那樣。

間歇期——快速醫療和緩慢醫療的會合

我學到一個緩慢醫療的啟示：個體醫學是什麼樣子。
這世上沒有一體適用的醫療，不是每個人都該接受同樣的治療或服用某種藥物。
正確的答案取決於你的風格、你是誰、病人是誰。
還有，哪個醫生負責治療那個病人！

為期一年的實習結束了，但我沒有馬上投入兩年的住院醫師生涯。羅斯醫生不得不為我重新安排時間表，他需要想辦法找人填補我的職缺一年。總之，現在我有十二個月的時間可以離開醫院去休息、進修和冒險。我聽說徒步穿越尼泊爾到珠峰（Mount Everest）是可能的，所以我決定那樣做。

我之所以對尼泊爾感興趣，是因為它應該很接近中世紀的狀態。我這輩子一直對中世紀很著迷，例如中世紀的城堡和教堂，鐘鳴與市集叫賣等等。中世紀的價值觀也令我嚮往，例如對抗惡龍、解救少女、誠實、忠誠、真實。中世紀的文化關注的是物質以外的生活，例如隱居在小教堂裡的隱士、修道院裡的修士、路上的朝聖者。中世紀的人知道審判日將會到來，報應也會隨之而來，正義終將出現，生命會有意義。

我一直很想知道那到底是什麼樣子，尼泊爾似乎是當代最接近中世紀的地方。除了首都加德滿都之外，那裡沒有電話，沒有汽車，也沒有道路，在當地穿梭只能靠步行。

於是，我找到一個健行旅行團，登記成為他們的醫生。尼泊爾南接印度，北接西藏，我們從尼泊爾的南部國界穿越該國抵達北部國界，這趟旅程實在太迷人了。我們穿過高山隘口，從一個山谷走到另一個山谷，看到居民的樣貌逐漸從印度人變成西藏人，宗教逐漸從印度教轉變成泛靈教和佛教，農作物和鄉野風貌也逐漸改變。

但是醫療沒變。這趟旅程中，最令我訝異的是我們沒有遇到的事——那裡完全看不到醫療，既無快速醫療，也無緩慢醫療。

我從來沒想過中世紀是像尼泊爾那樣缺乏醫療的情況。我們不僅沒看到任何醫生、醫院或診所，那裡似乎也沒有最簡單的醫學知識，甚至連衛生常識也沒有。母親在稻田裡工作時，嬰兒也直接放在戶外。嬰兒流著鼻水，流著淚水，身上停著蒼蠅。在河邊，即使下游使用河水烹飪及飲用，上游還是把巨石當成廁所。房子沒有壁爐或煙囪，婦女直接生火煮飯，屋頂只挖一個洞讓煙冒出去。所以當地最常見的疾病是眼睛發紅，最常見的兒童傷害是燙傷。

我們一路走下來，我看到傳染病、畸形、痲瘋病，不禁納悶難道我們的中世紀也是那樣，那實在令人難以置信。畢竟，中世紀的歐洲人蓋了教堂，發展出法律、圖書館和大學，他們想必也有某些醫學知識。尼泊爾本身並不單純，也許它的醫療就在我周遭的某處，但我始終沒有找到。

身為隨團醫生，我很幸運，每個團員都很健康，但旅程中我確實有一次行醫的經驗。那是我們在當地的第二週，亦即我們脫離文明世界的第八天。

英國佬膝蓋的傷口

無論我對中世紀的靜謐、價值觀和世界觀有多麼嚮往，
我還是很慶幸我擁有快速醫療的發明：
嗎啡、碘液、精緻的不銹鋼器材、消毒包裝的針、抗生素。

我們沿著山坡步行，從一個高山隘口走到另一個高山隘口，旁邊都是梯田。我們一行人是以一長排的方式前進，由尼泊爾籍的領隊蘇瑞許（Suresh）走在最前端，接著是我們請來的搬運員，幫我們扛帳棚、食物和醫藥箱。然後是我們的美籍領隊和我們四名美籍遊客，我走在最後面。我才剛爬上一個高地的頂端，就看到下面有一個人從稻田中間的小木屋走出來。他等我們一行人走到他那邊，攔下蘇瑞許並與他交談。蘇瑞許往上朝我的方向指了一下，便繼續往下走。那人在小路上等，直到我走到他面前。他穿著卡其短褲，又高又瘦，額頭很高，雙眼深邃，鬍鬚垂掛在戽斗上[30]。

「妳是醫生嗎？」他以優雅的英國腔說。

「是的，我是醫生。」

「我可以請妳幫個忙嗎？我的膝蓋後面好像有一根刺，已經有好幾天了，但我自己一直拔不出來。」

「你用什麼拔？」我問道，想像他用刀子戳挖，造成感染。

「哦，我先用火柴把針消毒了，試了一下，但就是搆不著，在膝蓋後面，你看。現在有點發紅，開始疼了。」

我們都知道目前身處在何處，在這個近似古代的地方，距離是以腳步衡量，而不是英里衡量；腳程是以天數衡量，而不是分鐘衡量。整個尼泊爾，沒有一台直升機。這裡唯一能讓飛機降落的地方，

要走一天的路才到。由於附近沒有醫院或診所，沒有靜脈注射或護理，感染可能會致命。

「好，我幫你看一下。」

他轉過身去，開始把短褲往上拉。

「不是在這裡，去室內吧。」

「喔，對，那好多了。」

我跟著他進入他的小房子，房子是木造的，通風又乾淨。窗邊擺了一張沙發，一張咖啡桌，還有一個小廚房，我在那裡洗手。

醫療箱已經扛下山了，但我隨身帶著一個鋁罐，裡面有應付簡單緊急狀況的一切物品。英國佬在沙發和茶几之間的地板上，鋪了一條毯子和一張乾淨的床單，接著趴下來，臉朝下，讓我看得更清楚。

那很簡單。他的膝蓋正後方插入一根粗木片，周圍紅腫了起來，看起來已經感染了，他永遠無法自己拔出那根木片。

我取出需要的工具，把它們擺在桌上——碘棒、無菌針頭、手術刀、蚊式鉗。我先清潔皮膚，以針挑起木片，用夾子夾住，一拉就把木片拉出來了。結果我發現那不是木片，而是一根很大的刺，整支拔了出來，沒有殘留汙垢和碎片在裡面。接著，我在傷口上塗了抗菌藥膏，貼上ＯＫ繃。

英國佬站了起來，整理衣服，我開了一包抗生素給他，接著收拾東西。他告訴我，他來這裡以前，打過破傷風疫苗。我請他當著我的面先吞下兩顆抗生素藥丸。接著，他帶我走出小房子，我們一起站在門外，四周群山環抱，我們一起尋找我的健行團，他們已經走到山下了。他跟我握手，向我道謝，並告訴我最近他剛從香港首席大法官的職位退休，問我要不要喝杯茶？

「不了，謝謝，我得趕上隊伍。但是要記得，一天服藥三次，每次兩顆，傷口要保持乾淨。」

「好。」

我告別後，他一直看著我下山，跟上隊伍為止。

我相信他會照著我的指示去做，傷口也會順利癒合。不過，我一邊走，一邊想到那是多麼簡單的事情——只是一根刺插入自己拔不到的地方——卻又令人如此難受。那其實不需要醫生處理，但需要別人代勞，也需要用到肥皂和水，鋒利的針，以及德國製的不銹鋼器具，以便夾住那根刺，把它整個拔出來，但是整個尼泊爾都沒有那種東西。我們唯一看到的工具是印度廓爾喀人使用的彎刀（kukri），那是男人隨身攜帶的自製刀具。我們沿途看到工人挖地開採鐵礦，經過冶煉鋼鐵的小棚子，看到鐵匠錘鍊那種刀具。男人用那種刀具來做一切事情，從砍樹到剔牙，不一而足，但那些彎刀都無法把那根刺拔出來。

要不是我們那一團以小小的罐子帶著快速醫療前來，英國佬插入那根刺的地方可能會潰爛、化膿，皮膚變得更加紅腫發痛。那根刺也許會自己排出體外，但感染也有可能從大腿蔓延到鼠蹊部，從而進入血液循環。他可能因此發高燒，躺到床上，變得神志不清，血壓下降，然後就這樣死了。畢竟，那裡離醫院有八天的路程。在中世紀，人們常因那種小病而死亡，連有錢有勢的人也不例外。有「獅心王」稱號的中世紀英格蘭國王理查一世（Richard the Lionheart）因肩膀中箭而感染死亡；神聖羅馬帝國的皇帝腓特烈二世（Frederick II）因腹瀉而死亡。

所以英國佬讓我洞悉了中世紀的可能樣貌。無論我對中世紀的靜謐、價值觀和世界觀有多麼嚮往，我還是很慶幸我擁有快速醫療的發明：嗎啡、碘液、精緻的不銹鋼器材、消毒包裝的針、抗生素。

遇見英國佬可說是我對快速醫療改觀的開始。如果說卡莫納太太的死亡悲劇是快速醫療過量的例子，我那個鋁罐裡的蚊式鉗則是運用適量的快速醫療達成任務的例子。

位於懸崖上的鄉村診所

我是方圓幾百英里內唯一的醫生，最近的醫院要開兩小時的車程才能抵達。在那種地方，任何事情都有可能發生，也確實發生了。

那段留職停薪的間歇期，我還是需要賺錢謀生，所以我和一家代班醫生的經紀公司簽約，專門幫休假的醫生代班。我可以臨時前往某個城市、郊區或鄉村的醫療院所，看到多種行醫方式——有的診所高雅、有的破舊；有的護士能幹、有的欠缺能力；許多醫生對患者、藥物的使用、醫療風格各自抱持著不同的看法。

我發現，有些醫生會治療各種疾病；有些醫生幾乎不太治療疾病。有些醫生檢查出各種症狀，然後把快速醫療發揮到極致；有些則是慢慢來，讓時光藥酒來慢慢療癒。有些醫生強勢嚴苛；有些醫生幽默和善，有些醫生裝模作樣。但各種風格都運作得很好，因為久而久之，醫生會吸引那些適合其療法的病人——保守的醫生會吸引保守的病人；積極的醫生會吸引喜歡做檢查及吃藥的病人。所以我幫任何一位醫生代班時，只要找出他的風格，別造成阻礙就好了。

當了代班醫生兩個月後，我發現某家診所很適合我的醫療風格。那是一家位於懸崖上的鄉村診所，可以俯瞰大海，為方圓數百英里的居民提供唯一的醫療服務。裡面的工作人員很少，只有一位櫃臺接待員和另一位具備護理常識的護士凱西。那裡的病人主要是中產和勞動階級，但是在附近買度假別墅的有錢人和印第安保留區內的印第安部落也會光顧那家診所。我們談好的條件是，在我開始到大醫院當住院醫生以前，每隔一個月我去那家診所工作一個月；每四天晚上及每四週的週末要隨時待命。萬一必須在非營業時間看診，我可以在診所裡自己照顧病人。

白天有工作人員在身邊，陽光普照，隨時待命的壓力不大，但夜晚隨時待命的壓力就大了。我是方圓幾百英里內唯一的醫生，最近的醫院要開兩小時的車程才能抵達。在那種地方，任何事情都有可能發生，也確實發生了，例如撕裂傷需要縫合；腸胃不適；一名醉漢的前列腺阻塞，需要治療，我以前沒做過。要不是因為那次實習的機會，我永遠也不會做。那份工作讓我習慣了獨當一面。接線員會聯繫我，我馬上接聽電話，並與病患約在診所見面，然後親自去診所開門，取出病歷，聆聽病人描述病情，做出診斷。接著，我收拾一切，開帳單，最奇怪的步驟是為醫療服務收取費用。

* * *

那段期間我經歷了一個重要時刻，那是發生在陣亡將士紀念日（譯注：每年五月的最後一個星期一，悼念在各戰爭中陣亡的美軍官兵）的下午。

我脫了鞋，盤腿坐在餐桌邊，翻閱著《哈里遜內科學》，這時電話響了。接線生幫我把電話轉接過來，那是病患的妻子打來的。我一邊聽電話，一邊穿鞋，那是我那年學會的一件事。人性的本能反應是在電話上想辦法化解焦慮，找個理由，好讓自己不必出門去面對冷酷的逆境。但我發現，那樣的本性會導致錯誤及誤判。所以我一接起電話就開始穿鞋，那樣一來，我需要被說服才**不出門**。

「醫生，很抱歉打電話到府上打擾，但我先生的醫生告訴我，要是他的脈搏低於四十五，就趕快打電話給醫生。」

「為什麼妳需要幫他量脈搏？」我問道。

「哦，一直以來，我都會幫他量脈搏。每次我給他吃藥以前，都必須量一次。」

啊，我對那個藥物很熟悉，那是一種降血壓的藥，吃下去一定會讓脈搏變慢。那也是它的效果之一，所以可能不是什麼嚴重的問題，於是我停下穿鞋的動作。

「好，他的脈搏通常是多少？」

「噢，五十或五十五。」

「妳今天量是多少？」

「四十二。」

正常的脈搏率是六十以上，多數人可以習慣五十以上的脈搏，但是降到四十二時，循環到大腦的血液不夠，病人會出現意識模糊、跌倒，或甚至癲癇發作。此外，我也不知道是什麼原因導致他的脈搏大降，他服用的藥物應該不會讓脈搏降得那麼低，所以我又開始繫鞋帶。

「妳還有給他吃藥嗎？」

「沒有。」

「那就好，那很好……聽起來我需要看他一下，妳可以把他帶到診所嗎？」

「現在嗎？今天是陣亡將士紀念日。」

「對，現在。我至少得親自幫他量一下脈搏，也量一下血壓。」

「不能等明天再看嗎？我知道他不想去。」

我穿上毛衣。

「最好現在就來，以防萬一，我在診所等你們。」

打電話叫直升機

我實在不想在直升機的狹窄後艙，對我不太熟悉的病人注射阿托品，因為萬一發生什麼意外（例如那藥物導致心臟停止跳動），我根本沒有空間做心肺復甦。

從住處到診所的車程不長，所以我比他們早到診所。我開門開燈，進入診所的急診室，那只是在一個大房間裡擺了一張檢查台。我穿上白袍，在檢查台上鋪上新的隔離紙，打開儲物櫃，拿出一個靜脈注射袋、塑膠管和針頭。我覺得我應該用不到那些東西，他可能只是吃藥導致脈搏減慢。但世事難料，那幾個月在那裡行醫，我也學會了做點護理工作。

史登姆太太（Ms. Sturm）開著白色的凱迪拉克，載著史登姆先生前來看診。她特地換了套裝，穿上絲襪，塗了口紅。史登姆先生則是穿著休閒褲、開襟襯衫和獵裝外套。我不知道她是怎麼辦到的，因為史登姆先生看起來已經有點精神渙散，他反應很慢，全身僵硬，意識模糊，甚至不知道該把腳放在哪裡。

他們在候診室坐了下來，我坐到史登姆先生的旁邊，幫他量脈搏。結果量出三十六，看起來不太妙，這是我無法處理的狀況。史登姆太太說的沒錯，幾個小時前她量的脈搏肯定是四十二，現在已經降至三十六，史登姆先生現在陷入意識模糊的狀態。或許他的右心房心肌梗塞，導致竇房結停擺（竇房結是一種特殊細胞的小集合，每秒鐘會透過心肌傳送電流，使心肌跳動）。心臟確實有備用組織，萬一竇房結停擺，還有第二組細胞可以代勞，但它的跳動慢很多，約三十左右。又或者，可能他的房室結阻塞了，房室結的作用是調節竇房結的跳動速度。房室結受損時，可能導致脈搏減速太多。或者，史登姆先生患有病竇症候群（sick sinus syndrome），那是指竇房結隨著年齡增長而開始不規則地加速或減速。無論如何，我都無法單獨在這個懸崖上的診所治療他，他需要去醫院求診，而且速度要快，趕在脈搏進一步下降而死亡之前。

我需要協助。

我把史登姆帶進急診室，讓他躺在檢查台上。我一邊準備靜脈注射，一邊打電話給安迪。安迪是這條路上的雜貨店老闆，他是離診所最近的人，他在電話裡告訴我，他也是當地的義消，他會馬上過來。

「醫生，如果他需要去醫院，而且沿途有人照顧的話，妳有兩種選擇。」

「安迪，幫我裝上氧氣好嗎？」

「好……妳可以打電話給聖羅莎的醫護人員。他們會開救護車過來，但是這樣來回各要兩個小時。或者，妳可以叫直升機。」

「幫我把這件外套脫下來，好嗎？……你說有直升機？」

「對，但妳必須跟他一起去。直升機上有一名正駕駛和一名副駕駛，但沒有人受過醫學訓練。」

我啟動了靜脈注射。謝天謝地，可以動，真是奇蹟！「好，我們叫直升機吧，他可能撐不到四個小時。」

於是，安迪打電話叫直升機。我們等直升機時，我為史登姆先生做了心電圖。真是謝天謝地，多虧以前當實習醫生的熬夜訓練，我取得了心電圖，解讀那個資料。果然，現在心室節律已經降到三十二。我走到候診室，坐下來向史登姆太太解釋發生了什麼事。我說，我們打算用直升飛機把她的先生送到縣立醫院，她應該去那裡跟我們會合。我們會竭盡所能，但現在的情況很嚴重。

她看起來沉著專注，雖然肩膀看起來些微僵硬，臉色慢慢沉了下來。她說，她會等到我們搭機離開，再開車去醫院。

接著，我們聽到直升機的聲音，我走了出去。直升機從天而降，以一種昆蟲般的奇怪方式降落在懸崖上。

安迪和我去跟飛行員見面，接著回到診所，把史登姆先生搬離檢查台，把他接上的氧氣切換成直升機的氧氣。我們不能帶靜脈注射袋，因為直升機上沒有地方可以掛，所以我裝上留置針（那是一根可以維持靜脈打開的管子，可以用來注射藥物）。我和安迪設法把史登姆先生弄進了直升機的後座。接著，直升機的螺旋槳開始轉動，我鑽進他旁邊的空位，安迪會幫我把診所上鎖。

直升機裡面很吵，副駕駛遞給我耳機，他比手勢表示那是我們溝通的方式。最後，他遞給我一袋藥物。

我們的頭頂上就是直升機的頂部，身後就是機尾，感覺像坐在舊式福斯汽車（Volkswagen）的後座。前面有圓弧狀的擋風玻璃和狹窄的座位，我直接面對著史登姆先生，他已經無法溝通了，雖然眼睛還睜著，坐得筆直。接著，就像搭福斯汽車一樣，飛行員把油門向前推，直升機抖動了一下，但我們不是往前進，而是往上升。不久，我們就飛到高空上，比海岸山脈還高，並朝著山脈的方向飛去。接著副駕駛轉過身來，遞給我一個脈搏追蹤器，我把它放在史登姆先生的左食指上，他的脈搏降到了三十。

我拉起他的手，親自檢查脈搏。他的手又冷又軟，脈搏不僅很慢，也很微弱。接著，他失去了知覺，頭癱靠在我肩上。

「你們有阿托品（atropine）嗎？」我透過耳機的麥克風問道。阿托品可以加速心跳，但你永遠不知道，吃下那個藥物會出現什麼反應。

「我不知道，妳看那個袋子裡有沒有。」

我打開他們給我的那個棕色布袋，裡面裝滿了藥物。有，找到了，裡面有兩支阿托品的安瓿瓶，裝在預用藥的注射器裡。

現在直升機飛越山脈，史登姆先生的脈搏降到了二十八。我實在不想在直升機的狹窄後艙，對我不太熟悉的病人注射阿托品，因為萬一發生什麼意外（例如那藥物導致心臟停止跳動），我根本沒有空間做心肺復甦。或者，萬一阿托品對大腦產生作用，導致患者激動起來，那個狹小空間也會亂成一團，畢竟裡面有針頭、氧氣，直升機的機壁又薄。我因此決定，萬一脈搏降到二十二，我無論如何都會施打阿托品。史登姆先生整個人變得愈來愈冰冷，我非常不希望他死在我身邊。他的脈搏降至二十三時，我深深吸了一口氣，慢慢呼出，準備好阿托品，注入他的體內。

隨著藥物在他的體內運作，我數到十，結果就像奇蹟一般，史登姆先生的脈搏開始回升：二十五、三十、三十六、四十二。升到四十五時，他的身體開始有活動。四十八時，他把頭從我的肩上抬起，手也變暖了。

這時，我們已經飛越群山，開始降落在縣立醫院屋頂上的直升機停機坪。史登姆先生的脈搏回升到五十，我們著陸了。一群醫護人員帶著氧氣、輸液架、藥物、輪床擁過來。我從來沒有那麼開心過。

我下了直升機，做了報告。史登姆先生被放上輪床，推送到加護病房。接著飛行員問道：「我們要送妳回家嗎？」

回程的景色很壯觀，我們飛過了群山，接著飛向海岸，沿著岸邊飛翔。大霧散去了，太平洋——加州的平靜海洋——往南、往北、往西無限延伸。右邊是翠綠的海岸，左邊是標誌著文明邊界的白色海浪。不久，我們回到了診所，在懸崖上著陸。我感謝飛行員的協助，他們起飛離去，我返回診所清理內部。

第二天早上，護士凱西來了。

「聽說妳昨天過得很刺激。」她說。

「妳怎麼知道？」

「哦，每個人都聽說了……妳覺得搭直升機怎樣？」

「很棒啊。」我說，「很新奇……我從來沒搭過直升機。」

「妳喜歡嗎？」

「喜歡。」

「好吧，我只是想讓妳知道，那是這裡的第三架直升機。」

我的心一沉。

「另外兩架怎麼了？」

凱西仔細打量我的眼神時，眼中露出一種耐人尋味的笑意。「另兩架墜機了。第一架墜機時，兩名飛行員和我們的醫生都喪生了，那也是我們一直找不到全職醫生的原因。第二架墜機時，只有飛行員喪生。」

承擔與選擇

學徒和學徒期滿的工匠，兩者的區別在於承擔責任。每次外科醫生拿起手術刀，每次內科醫生拿起筆，那都是一種責任的承擔。

我也很想告訴你史登姆先生復原得很好，他如何活下來，出院跟妻子團聚，回來拿他的降血壓藥和獵裝外套，以及後來痴呆症的進展。他雖然沒有馬上過世，但他也沒有出院。他住院兩個月後就死了。

所以，也許我當初不施打阿托品、不叫直升機、不堅持要求他來診所，或是我不穿上鞋子，結果會比較好。關於這點，我永遠也無法知道答案。也許他多活兩個月是件好事，讓他有時間跟親友道別，把一些事情做個了結，雖然我也懷疑這點。醫療保健的經濟學家告訴我們，醫療保健的開支幾乎都是發生在最後那幾個月，我相信那種說法。比較可能的情況是，我給史登姆先生、史登姆太太和他的家人帶來了痛苦。這件事讓我想起了卡莫納太太，想起了死者和臨終者所承受的酷刑。但這不是讓我記住這個故事或個人經驗的原因。

我之所以對這件事情記憶深刻，是因為我決定施打阿托品的那一刻。當時我獨自在直升機的後艙，旁邊有個垂死的病人。那是我唯一能做的決定，但無論發生什麼事（我也不知道會發生什麼事），那都是我的責任。當下我沒有完整的資訊，我自己做事後諸葛的分析或是別人做事後批評都很容易，但那些都是後話了，決策是當下的事。

我必須在空中獨自承擔責任，在搖晃及充滿噪音的直升機中翻找袋子裡的東西，然後採取行動。那就像熔岩冷卻、凝固、緩冷、硬化、結晶的時刻，所有的原子組成都恰到好處。

自從經歷過那件事以後，我知道我是一名醫生。

那是什麼意思？

身為醫生，不光只是承擔責任而已，但那是一切的起點。那正是演算法、法規、要求、命令如此有害的原因。他們把責任的披風從醫生的身上摘了下來，把醫生變成醫療保健的供應者、中間人，彷彿從卡車卸下醫療保健的包裹，把它遞送給病患似的。他總是可以把責任推卸給別人或其他的事情，聲稱那是某人或某事逼他做的。就像伊甸園裡的亞當指著夏娃，聲稱是她要我做的；夏娃指著蛇，聲稱是蛇要我做的。

學徒和學徒期滿的工匠，兩著的區別在於承擔責任[31]。在你承擔責任以前，你是業餘者、學生、實習醫生，是臨時的。你總是有人可以詢問，可以把關鍵決定交給別人做。但是在直升機上，只有我一個醫生。我有責任，也有義務，我也有知識和經驗。當時我不確定我是對的，但我確定那是我唯一該做的，我也確定不管後果如何我都會設法處理。我們著陸時，我知道從此以後我已經永遠改變了。

* * *

於是，間歇期就這樣結束了。

那段期間我瞭解到，沒有快速醫療的世界（沒有快速醫療的邏輯、方法和科技）是什麼樣子，那經驗讓我更加欣賞快速醫療。實習期間，卡莫納夫人那件事，以及目睹許多致命的疾病有成功的療法、但沒有治癒的方法，令我震驚。肺炎病人帶著治療過的肺炎回家，繼續咳嗽，但確實保住了性命。癌症患者帶著治療過的癌症和所有的副作用出院，但沒有痊癒，只是延長了痛苦。在尼泊爾，我意識到我低估了快速醫療，我對它的態度也開始改變。

我從那些代班醫生的工作中，學到一個緩慢醫療的啟示：個體醫學是什麼樣子。這世上沒有一體適用的醫療，不是每個人都該接受同樣的治療或服用某種藥物。正確的答案取決於你的風格、你是誰、病人是誰。後來，我學習醫學史的時候，我發現希波克拉底早就知道這點了。他寫道，病人罹患什麼疾病不是那麼重要，重要的是，哪個病人罹患那個疾病。現在我想再補充一句：還有哪個醫生負責治療那個病人！

那一年我學到的第三個啟示，跟緩慢醫療和快速醫療都沒有關係，就只是一個醫學啟示。每次外科醫生拿起手術刀，每次內科醫生拿起筆，每次病理學家把放大鏡的鏡頭靠近採樣並斷定那是不是癌症時，那都是一種責任的承擔。

現在，隨著為期一年的間歇期結束，我即將回到醫院和城市，回到以前的工作崗位，卻赫然發現我意外身處在暴風眼的核心中。

11 轉變

直到我自己成為病人，並從病人的原型中（那是依賴、無助、危急的原型）理解以後，我才瞭解病人的反面。病人的脆弱、恐懼和依賴喚起了醫生的原型——冷靜、無畏、可靠。一個發出呼喚，一個做出回應。所以，只要有疾病，就會有病人；只要有病人，就會有醫生。

那場風暴是愛滋病，但愛滋病並非最初的名稱[32]。第一個名稱是GRID：男同性戀免疫缺乏症（gay-related immune deficiency），如此命名是因為男同性戀者開始帶著奇怪的感染和罕見的癌症出現在洛杉磯、紐約和舊金山市的醫院，而那些病症只有可能是因為免疫系統失調造成的。我在洛依德女士的診所上班時，就看過第一批報導。不久之後，我看到一名年輕的男同性戀出現明顯的症狀：淋巴腺病——全身的淋巴結腫大。他是我遇到的第一起病例，我把他送到舊金山市做檢查。

我在醫院當實習醫生時，我們開始看到一些病例，那些都是致命的可怕例子，我們也不知道該如何處理。我們遵循了快速醫療成功處理其他疾病的腳本，以系統化的方式檢查病人的主訴。所以咳嗽發燒的病人來求診時，先檢查有沒有肺炎；頭痛發燒的病人，先檢查有沒有腦膜炎；胸痛發燒的病人，先檢查有沒有心內膜炎。不過，一開始少數來求診的愛滋病患者並未隔離起來，我們甚至沒戴手套。我們對他們做檢查時，他們可能在一週內就惡化成插管的垂死肉身。

看來新的疾病出現了，那是大家前所未見的疾病。但那是什麼？病因又是什麼？

愛滋風暴襲來

總之，我們也無能為力。他們病得厲害，各個如此年輕俊俏，每天住院的人數那麼多，他們出疹子、咳嗽、紅著眼睛、意識模糊，發高燒。

當時有兩種不同的假設。那是性實驗的時代，是寶瓶革命的一個方面，也是迷幻藥實驗的時代。性病（梅毒、淋病、皰疹）以及用藥過量和使用針頭所造的皮膚感染都出現可預測的增加。GRID的兩種假設病因呼應了上述背景：第一種假設是性傳播病毒感染導致免疫抑制；第二種假設是娛樂性藥物和匿名性行為對免疫系統造成累積的傷害。

所以，你可以說一個是左派假設，另一個是右派假設，快速醫療選擇了前者。看到科學方法發揮效用令人印象深刻，但科學採用的辨識方法並不明確。也就是說，快速醫療選定了一種假設以後（GRID是病毒感染引起的，因此可以用工具識別），它的搜尋是客觀的，但忽略了不符合其假設的證據（後來異性戀也開始出現病例時，GRID改名為AIDS）。

不過，我們這些實際看過疾病的人都確定，愛滋病有傳染性。急診室的多賓斯醫生（Dobbins）甚至辨識出AIDS的急性期，某晚他告訴我，急性期會出現粉紅色的小疹子[33]。他比其他人早一年發現那點，畢竟，除了舊金山市中心的急診室醫生以外，誰有機會觀察到這種新疾病的急性期？

我留職停薪的那年，科學家開始密集地研究，以確定愛滋病究竟是已知的感染，還是未知的感染。

結果他們發現一種新的病毒，把它命名為「人類免疫缺陷病毒」（human immunodeficiency virus，簡稱HIV）[34]。

在此同時，由於同性戀聚集的卡斯楚街（Castro Street）仍全天候開派對，持續不歇，所以我重返醫院任職時，原本只有零星幾個病人的愛滋病已經演變成風暴。統計數字相當嚇人，後來的研究顯示，舊金山市有二五％的居民是使用凱瑟醫療體系，那二五％中有一〇％是男同性戀者，那些男同性戀者罹患愛滋的風險是五〇％。那表示可能罹患這種潛在致命疾病的病人多達一萬四千五百人，但我們只有一百個床位。我們開始看到大量的愛滋病例湧現[35]，這些病人不是只出現卡波西氏肉瘤或肺囊蟲肺炎（我們已經知道這是愛滋病的典型症狀），他們也出現其他以前罕見的奇怪疾病，是我從未見過或沒料到會見到的。

他們來求診時，身上感染了各種你能想像的微生物，包括病毒、細菌、真菌和寄生蟲。那些微生物原本該待在屬於牠們的地方（例如腸胃或皮膚），但是在那些愛滋病患者的身上，那些微生物卻是無處不在，連肺臟、肝臟、眼睛和大腦裡都有。他們以令人難以置信的速度罹癌，而且病毒的毒性很強。此外，他們也出現一種迅速惡化的奇怪痴呆症，那和老人身上看到的老年痴呆症完全不同。有時病人會發燒，我們完全找不出發燒的原因，又或者病人莫名其妙地日益消瘦，彷彿體內有某種東西在消耗他們。

後來我們雖然知道病因了，卻依然沒有診斷檢測，也沒有特殊的療法。在這方面，整個醫療體系感覺很像十九世紀，我們只能用以前受到的訓練來因應狀況：我們為病人輸血以治療他們的貧血；為他們的腎衰竭進行洗腎；以動手術和化療的方式幫他們抗癌；以抗生素治療感染，但我們始終知道這些療法都毫無希望。儘管我們認為愛滋病有傳染性，我們依然對每個病患做心肺復甦術，緊急搶救每個病患。

那種病的傳染力有多強？

沒有人知道。我們不知道它是否會像鼠疫那樣，變成全球性又致命的災難，沒有人知道。由於政府擔心鐵達尼號沉沒以前醫生先行逃逸，政府宣布這種新疾病的「傳染性不強」，它建議我們戴手套，但不必擔心觸摸病人；建議我們戴口罩，但不必擔心呼吸分泌物；還說病毒在表面僅存活一週，不必擔心門把或桌子。

對我們這些實習醫生和住院醫生來說，那根本無關緊要。我們成天被血、痰、身體排泄物包圍著，我們筋疲力竭，脆弱不堪，做著我們知道該怎麼做的事。我們抽血，把針扎進患者的胳膊和大腿，靜脈和動脈，肺臟、腹部和脊椎。我們檢查、傾聽、觸摸患者，看到許多生病的年輕人咳嗽、嘔吐和恐懼。我開始對歷史、對古代面對新疾病（瘧疾、鼠疫、梅毒、萎黃病、炮彈震盪症）的醫生產生了更多的同情。他們不知道那是什麼疾病，只能用已知的概念和療法去理解和治療它。

總之，我們也無能為力。他們病得厲害，各個如此年輕俊俏，每天住院的人數那麼多，他們出疹子、咳嗽、紅著眼睛、意識模糊，發高燒。我們以治療任何人的方式來治療他們，只不過我們最重要的診斷邏輯原則——奧坎剃刀（Ockham's razor）——毫無作用。

聖方濟各會的修士奧坎的威廉（William of Occam）是十四世紀的哲學家，他為了證明上帝的存在，主張在兩種可能的解釋之中，那個比較簡單的解釋更為可取。這個論點套用在醫學上，意味著我們應該尋找一種統一的診斷，但是這個方法對愛滋病無效。病人發燒、咳嗽、出疹、腹瀉時，不見得只有單一診斷，可能同時有三種不同的診斷，例如肺囊蟲肺炎、隱球菌腹瀉、卡波西氏肉瘤。

你可以說這是一場完美風暴——一種無法治療又有傳染性的致命疾病，在自由戀愛的情境下，遇上了快速醫學。病人長得愈俊俏，感染得愈早，在更衣室或澡堂裡愈受歡迎，死得愈早。我從來沒想過這世上有比癌症還要嚴重的死亡，現在卻出現了。

不過，在這起風暴之中，最英俊，也最悲慘的，當屬護士大衛。

護士大衛的臨終

他仍有意識，但不是很清醒，和以前一樣英俊，金髮碧眼。他仍在掙扎，在等待，我們已經沒有什麼可做了。

護士大衛看起來就像電影《俠醫柔腸》（*Calling Dr. Kildare*）裡的瀟灑俠醫奇戴爾醫生（Dr. Kildare），像電影《阿拉伯的勞倫斯》中的彼得．奧圖（Peter O'Toole），像電影《飄》（*Gone with the Wind*）裡的萊斯利．霍華德（Leslie Howard），他活脫脫就像電影明星一般。

他的身材中等勻稱，舉止充滿了自信風采，金色的短髮修剪整齊，鬍子刮得乾淨。在男性護士很罕見的年代，他是急診室的「護士大衛」。他的朋友、戀人、前戀人都因為罹患那個新疾病而送來急診室，病入膏肓。當時已經確認那個新疾病是病毒引起的，有傳染性，但護士大衛並未戴上手套或口罩。他們因吐血或腹瀉而滿身是血時，他細心地為他們做全身清潔。在臉部毫無保護的遮蓋下，他幫他們從氣管裡吸出黏液，還把他們長了卡波西氏肉瘤的頭部抱在懷裡。他毫無畏懼，心地善良。

但後來診斷抗體檢測出來時，護士大衛從急診室消失了。我從小道消息得知，他的愛滋病毒檢測呈陽性，當時還沒有治療方法，所以有如判了死刑，是一種瀕死的判決。對一個做人誠信正直的人來說，那也是一種無愛又無趣的諷刺判決。我們都知道保險套可能破裂，所謂的「安全性愛」只是「比較安全」的性愛，但不夠安全。

我很想念他。

過了幾個月。

他回到醫院，但現在是以病人的身分出現。那是個灰暗的傍晚，正好是感恩節。我是加護病房的住院醫生，護士大衛的診斷是肺囊蟲肺炎，各種療法都失敗了。

卡氏肺囊蟲是一種黏糊糊的單細胞寄生蟲，通常寄生在肺臟裡，但數量很少。然而，隨著愛滋病和病毒破壞T細胞，肺部的少數寄生蟲可能失控，就像地鼠在無人照護的草坪上一樣。牠們開始蔓生，不受人體免疫系統的干擾，持續分裂繁殖，直到填滿肺泡的蜂窩狀結構，氧氣再也無法進入血液中，導致病人死於窒息。雖然我們確實有殺死那些寄生蟲的抗生素，但是用在護士大衛身上已經失效，我們已經找不到其他的療法，他自己也很清楚。

他在病房中安頓好後，我進去看他。那是一個大房間，另外還有三張空床。他的朋友圍繞著他，站在床頭、床側和床腳。為了讓氧氣跨過肺囊蟲進入肺部，他戴上呼吸器，喉嚨插著一根管子，所以無法說話，靠著機器幫他勉強維持呼吸。他渾身是汗，即使呼吸器推送的是純氧，他的血液含氧量仍低於維持生命所需的低標六十。

他已經奄奄一息，朋友來陪他走完最後一程。

他仍有意識，但不是很清醒，和以前一樣英俊，金髮碧眼。他仍在掙扎，在等待，我們已經沒有什麼可做了。朋友的冷靜應對把他照顧得很好，這種臨終方式就像傳統一樣。在當時比較罕見的是，他已經簽了「預立醫療決定」，把臨終處理交代清楚了。所以院方不抽血，不搶救，不做心肺復甦，不必瞎忙。

加護病房的護士也是他的朋友，他們不時來檢查他的狀況。整個下午和晚上，我也會不時來看他。

他的呼吸愈來愈糟，到了晚上十一點，他失去了知覺，但仍在冒汗，有點不安，身體不時地抽動一下。他的血液含氧量已降至五十以下。心電圖的心室跳動顯示，結束即將到來。他的朋友都保持冷靜。

心室搏動變得越來越頻繁，接著突然取代了大衛的心律，變成心室性心搏過速，那是無法維持血壓的，於是血壓開始下降。這時，大衛的眼睛已經閉上，全身動也不動，我們開始盯著螢幕看。我們靜悄悄地看著心室性心搏過速（規律的鋸齒狀跳動）逐漸變成死亡前的心室顫動（混亂跳動）。接著，那條線變得愈來愈和緩、平滑、彎曲，到最後只剩下一條蜿蜒的綠波穿過螢幕。

接著，那條波線開始變平，最後只有一條穿過螢幕的綠線。我們已經關掉警報，我檢查他的脈搏，沒有脈搏。我打開他的眼皮，檢查瞳孔。瞳孔固定不動，已經擴張。

我們關掉呼吸器，時間正好在午夜前。

但心臟監測器仍開著，我們圍站在他身邊，無意離去。接下來的十分鐘，我驚訝地發現，螢幕上那條平坦的綠線偶爾會出現正常的心跳，那是什麼意思？大衛已經死了，但是內心深處卻依然有生命。這是一般常見的現象嗎？我很好奇，但我們永遠不得而知——在所謂的死亡之後，仍會不時地閃耀生命的火花？大腦和心智中也是如此嗎？

我想到亨利八世和那些遭到斬首處決後被舉起的頭顱。如果當時有心臟監測器，他們的螢幕上肯定也會偶爾出現光點。我也想到十九世紀的人在棺木裡放一條繩子，繩子連接棺外的鈴鐺。萬一屍體醒來，他可以拉鈴告知他還活著。十九世紀的理性主義者出奇地擔心死屍仍有意識存在。

過了十分鐘，那些偶發的亮點才消失，不再劃破那條躺平的綠線。

接著，我關掉螢幕，去看下一個病人。

愛滋病風暴來襲時，如果你是第二年住院醫生，處於暴風眼的核心之中，那就是當時愛滋病肆虐的情況。

一切都是徒勞？

我感到壓抑、受迫、沮喪和憂鬱，在我看來，我們做的一切都是徒勞。愛滋病患者送來這裡治療，只是延緩死亡幾個月，那幾個月盡是折磨。

我筋疲力竭，沮喪低落，深陷絕望，決定辭職不幹了。我看不出我要如何再撐一年半的時間。我不想放棄，但我也不知道該如何繼續保有自我。然而，就在此時，轉換月出現了，我沒有辭職，那完全是因為急診室裡發生的事情。

那一切完全出乎意料之外。畢竟，急診室是那麼粗暴、迅速、冷酷無情的地方，候診室只有站立的空間，有時等候急診的病人還排到門外的街上。急診室的小隔間和輪床總是滿的，黑板上也是滿滿的病患名字，那些都是等著內科住院醫師看病的病患。每個病人需要花兩小時檢查及鑑別分類。人滿為患時，黑板上可能有六個病患的名字，那需要十二個小時才能處理完。而且隨著時間經過，仍有病人不斷地上門。你計算一下，就會覺得那根本不可能做完，因此充滿絕望。我最慘的情況是一天接十九個病患住院，把整個加護病房都塞滿了。

那感覺沒完沒了，雖然不見得吃力不討好，但肯定沒有心滿意足的感覺。那感覺就像在破水桶裡裝水一樣，永遠裝不滿。急診室裡充滿割傷、擦傷、意外事故；心臟衰竭和心臟病發；痴呆、譫妄和脫水；胸痛、頭痛、腳痛、腹痛；癲癇、癌症、肺炎和精神病。

我感到壓抑、受迫、沮喪和憂鬱，再也受不了那些充滿熱誠、相貌姣好、初出茅廬的實習醫生。我也受不了急診室的醫生，尤其是多賓斯醫生，他的衣著邋遢，體重超重，一臉橫肉，鬍鬚雜亂，滿臉痘疤，老是把他隨便檢查的患者硬塞給我們這些住院醫生。在我看來，我們做的一切都是徒勞——愛滋病患者送來這裡治療，只是延緩死亡幾個月，那幾個月盡是折磨。肝硬化的出血患者、腿部長壞疽的糖尿病患者、化療的癌症患者、陷入痴呆的肺炎患者也是如此。

但是這個月是轉換月。

轉換月是指我不再做第二年住院醫師，而是做第三年住院醫師的工作。那個月讓我們先體驗未來一年的角色，不過是在已是第三年住院醫師的人指導之下。那表示我要處理緊急搶救任務，做外科會診，負責醫院的運作；第三年住院醫生則換成第二年住院醫生的角色，他們負責接病人入院，指導實習醫生，做大部分的工作。這是壞消息，也是好消息。但最好的消息是，跟我搭配的第三年住院醫生是安妮・里茲醫生（Annie Leeds）。這是最好的消息，因為里茲醫生非常完美，我這樣說一點也沒有諷刺的意味。

首先，她非常漂亮，身材勻稱，頭髮有點少年灰，但正好搭配她那雙藍灰色的眼睛。她的皮膚毫無紋路，更重要的是，她總是打扮得完美無瑕，穿著裙子、絲襪、高跟鞋、毫無皺摺的上衣，時髦的外套，妝容完美，即使是凌晨三點也是如此，沒有人知道她是怎麼辦到的。而且，她的性格開朗、博學多聞、成熟穩重。

當晚我們一起值班，我們帶了兩位實習醫生，其中一個我特別不喜歡。邁克高大壯碩，頂著一頭微紅的鬈髮，方下巴，臉部扁平，有雀斑，恭順有禮但冷漠。他感覺動不動就翻白眼，一臉不耐，好像巴不得實習趕快結束，以便名正言順地成為醫療團隊裡的主力，成為第二年住院醫生，那是我當時對他的印象。

晚上八點半，安妮提議我們一起去會議室吃披薩，她已經訂好了。我們坐在長桌邊，披薩送來了。但我們的旁邊，在開放隔間的另一邊，有一個戒酒無名會的聚會正在進行，非常嘈雜。所以，我起身，去關上隔在我們之間的折疊鋼板。我用力拉動鋼板，啪的一聲打開了，但折疊板把我的左手夾進了鋼褶中。我把手拉開，發現手上沾滿了鮮血，手指也不見了。我盯著那隻手看了一會兒，那是血淋淋的殘肢，是我的左手。當下我的腦中只閃過一個想法：「哦，好吧，看來我截斷手指了，我需要先去包紮一下，才能看下一個病人。」由此可見當時我有多疲累，多麻痺。

我轉身想要告訴安妮，結果看到她、邁克和另一個實習醫生傑森目瞪口呆地盯著我的手。

「妳得去急診室一趟。」安妮說。

「何必麻煩呢？」我告訴她，「我打過破傷風。」可見我當時有多疲憊。這時我開始回神發現，手指沒有截斷，只是重傷，看起來是一團血淋淋的糊狀物。

安妮站了起來，邁克和傑森也是。「我們送你去急診室，把手舉高。」安妮下指令。

我把手舉高，我們走去搭電梯時，手指仍在滴血。邁克按了電梯的按鈕，我們等到電梯門打開，踏進電梯。

* * *

我睜開眼睛時，看到多賓斯醫生俯身看著我，他的臉上流露出關心和親切的表情。

「發生了什麼事？」我問他。

「妳在電梯裡昏倒了，」他說。「他們認為妳需要急救，邁克把妳抱來這裡，我們已經照過X光了，沒有骨折。我們清潔了傷口，現在準備縫合。」

我的左臂插著靜脈注射，他們是怎麼辦到的，我怎麼會毫無知覺？我穿著醫院的病人袍，躺在輪床上，頭頂上是急診室五號房的日光燈。接著，多賓斯醫生為我做了最溫和的注射，開始縫合手指，手法專業俐落，全神貫注。「受傷的醫生嫻熟地操作著鋼刀，細心處理發病部位（其實是修復重傷部位）；在他那雙淌血的雙手下（其實淌血的是我的手），我感覺到聖手仁心的強烈關懷。」詩人艾略特（T. S. Eliot）是這樣說的。

多賓斯醫生縫合完畢後，推開托盤，開始以四乘四吋的無菌紗布幫我包紮，感覺不痛。

「安妮說妳應該回家休息，妳需要人開車送妳嗎？」

「那誰來做我的工作？」

「她會處理。」

「我感覺還好，」我說，「只是左手受傷而已。」

「妳要不要吃點泰諾（Tylenol）和可待因（codeine）？」

「不，也許一些泰諾就夠了。」

「我先讓那袋輸液跑完，我會去通知安妮。」

多賓斯醫生離開了。

我獨自躺在那裡，盯著天花板，看著靜脈點滴，納悶他們是怎麼脫下我的襯衫，為什麼一切發生時，我毫無知覺？當下我無法主動因應，毫無用處，就只是一個被動、無意識的患者。這時護士進來了。那是瑪姬，她是老派的護士，性格堅韌強硬。她曾告訴我，任何人都不該孤獨地死去。病人奄奄一息或已經過世時，她會在他的身邊待一會兒，即使值班結束了也一樣。

「妳怎麼幫我脫下襯衫的？」我問道，她正在打掃。

「哦，我們得把它剪開。」

「我什麼都不記得了。」

「妳完全昏過去了。」

靜脈注射結束，她幫我取下，並在我的左肘窩貼上ＯＫ繃。「妳應該再躺一會兒。」

「我的叩機一直響，我感覺沒事了。」

我慢慢地坐起來，看著我的世界從水平變成垂直狀，從病人變成醫生，從被動變成主動，從被人照顧變成照顧別人。

我回應了叩機。

「妳去哪兒了？」加護病房的實習醫生泰瑞說，「我用叩機呼叫你一個小時了！我自己一個人在加護病房。」

「我馬上過去。」

我的左手包紮著，但沒有頭暈的感覺，也不覺得疼痛。我開始走出急救室，走到門口時，邁克出現了。

「妳沒事了！」他說，「妳剛剛在電梯裡昏倒了！我們跟妳一起踏入電梯，裡面還有其他的人；妳突然變得很蒼白，整個人失去了血色！然後就昏倒了。我覺得我們應該緊急搶救，因為摸不到脈搏。這時電梯門開了，到了急診室的樓層，我把妳抱起來，進入急診室……妳好輕！幾乎沒什麼重量！」

他看著我，我也看著他，我們都在忖度以後怎麼處理我們之間的新關係。最後我們暗暗決定，先暫時擱下成見吧。

「謝謝。」我說，接著就上樓去加護病房，去瞭解情況有多糟。

從病人轉換回醫生

> **當我身為病患、無法照顧自己時，我意識到那個神祕醫院是由醫生和護士，以及他們的關懷、技巧和能力所組成的。**

上面的情況很糟，但那件事成了我的轉捩點，那是我從醫生變成病人的轉變。

希伯來語裡有一個概念叫做teshuvah[36]，通常譯成「悔改」，但實際上的意思是「回轉」或「歸回」，那是介於猶太新年（打開《命運書》）和贖罪日（關上《命運書》）之間，為期十天的任務。那意味著重新思考、重新解決、重新轉向生活中重要的事物。所以是翻開新的一頁，洗心革面，改過自新。那是改變方向——確定眼前的景色，然後轉過身去，看到不同的景色。後方的景色其實一直都在，但你現在轉過身才看到它。

之前，我眼前看到的是多賓斯醫生、邁克和醫院本身的缺失。但如今在轉變日，我看到他們的缺失只是個人的、偶然的，他們的成功才是原型（archetypal）。

「原型」是榮格給那些源自於跨文化、獨立在直接傳播之外的思想情節、情感、形象所取的名字。他認為，那是因為它們是出自於人性的基本本質，例如母親的原型、孩子的原型、完整的原型。榮格認為，我們的內心世界大多是由這些無意識的原型構成的——它們源自的欲望，它們創造的期望，它們滿足的需要。

對我來說，我在轉換日那天瞭解了醫學的原型本質。多賓斯醫生俯身幫我縫合傷口時，他不僅是多賓斯醫生，他主要就是「醫生」的原型——善良、客觀、能幹。里茲就像姊姊一樣，邁克像救我離開惡龍的王子，醫院不單只是治病的工廠，它主要是一個「照顧那些不能照顧自己的人」的場所。

醫院本身也有缺點。它可能遭到壟斷，它的目的遭到推翻，搞得天翻地覆。但即便如此，那並未改變其成功與存在的驚人事實。在鋼筋水泥打造的醫院背後，其實是另一家醫院，它是回答下面問題的原型場所：我生病無助時該去哪裡？那是一個不需要鋼筋水泥的神祕醫院，雖然鋼筋水泥需要它。即使把它移到戶外，在停車場上醫療，它仍然存在

在轉換日那天，當我身為病患、無法照顧自己時，我意識到那個神祕醫院是由醫生和護士，以及他們的關懷、技巧和能力所組成的。沒有他們和那些東西，所有的高超科技、靜脈注射器和無菌生理食鹽水、鋁盒裡的精緻鋼針、麻醉藥和殺菌的優碘等等都只能擱在輪床邊的不銹鋼托盤上，沒人使用，也毫無用武之地。

所以，當我從病床上起身，從平躺變成直立，從病人變成醫生時，我發現我的視角也改變了。我是個受傷的醫生，醫院的功用和意義遠比表象更為豐富。從此以後，雖然我依然感到疲憊、憂慮和沮喪，但我知道，即使在最糟的時候——凌晨四點，整夜沒睡，遇到尖叫的病人、垂死的病人、焦慮的護士，還必須做複雜的療程——我可以進入實體醫院後面的那個神祕醫院。

這裡所謂的進入，不是指用鑰匙打開上鎖的門，而是指調到某個恰到好處的基調，那是覺醒的基調。在那裡，我不再疲憊不堪，而是頭腦清醒；在那裡，我的夥伴不是工廠裡的同事，而是抗戰的戰友，他們停下來照顧那些在戰鬥中倒下來的人。

* * *

於是，我從病人的原型轉變成醫生的原型。

在那個轉折點之前，雖然貝蘿曾經感謝我，我的肩上披著希波克拉底的披風，甚至目睹史登姆先生從鬼門關回來，但我並未理解醫生的原型[37]。直到我自己成為病人，並從病人的原型中（那是依賴、無助、危急的原型）理解以後，我才瞭解病人的反面。病人的脆弱、恐懼和依賴喚起了醫生的原型——冷靜、無畏、可靠。一個發出呼喚，一個做出回應。所以，只要有疾病，就會有病人；只要有病人，就會有醫生[38]。

所以我並未辭職，而是撐過了那一年，並進入培訓的最後一年。那將是淬鍊成形的一年，所有難以捉摸的知識和經驗，以及成千上百個病人和體驗，都將融合成一套架構。

12 技藝、科學與藝術

那些玫瑰告訴我，醫學不僅是一門技藝，也是一門藝術。醫學確實是一門技藝，因為那是一種技巧——是經歷數千小時的學習和數千名病人而累積的許多技巧。但它也是一門藝術，因為它有第七感——知道把手指放在哪裡，或者更確切地說，是我的手指知道要往哪裡放。

第三年住院醫生是學徒訓練的最後一年，也是熟悉快速醫療的一年。這時，你幾乎已經是個專家，承擔了最大的責任：你要監督醫療運作，處理緊急搶救，照顧加護病房，主治醫生也開始尊重你。你的主要職責是通過醫師執照考試，在此同時，你主要是為心臟科、腎臟科、傳染病等不同的專科擔任諮詢顧問。所以，這是融會貫通知識的一年，幾乎快出師了。我想像，中世紀的鞋匠或石匠在學徒期的最後一年想必也是如此，他們應該也有一種即將隨心所欲地展現技藝的自由感。

這時我對醫學的瞭解主要是一門技藝。

Craft（技藝）這個字來自德語的 Kraft，意指「因為知道而產生的力量」。《牛津英語詞典》把「craft」定義為「為達某種目的的實用技能總合」。但我所謂的「技藝」，是指你只能從實踐、接受教育和指導來學習的東西。所以，那和你在電腦上學到的東西是相反的，因為它需要去摸索，掌握手感。因此，技藝的傳授需要一個行會，需要一群熟練的人逐步傳授知識，從簡單到複雜一步一步地傳承，並欣然樂見學徒出師[39]。

醫療是一門很美的技藝，非常人性，攸關著身體——不僅攸關病人的實體肉身，也透過你自己的身體，蘊藏在你的體內。這是我從照顧卡莫納太太學到的。你無法假裝，醫療需要溫暖的活力、投入和掙扎，需要放棄一部分的自己，才能成就那個技藝。

所以，擔任第三年住院醫生是學徒期的最後一年。傳統的學徒最後會向前輩展示一份「傑作」，例如鞋匠展現一雙雅致的手工鞋，烘焙師展示宏偉的杏仁蛋白城堡蛋糕，醫生則是做專題演講（Grand Rounds），描述自己治療的某位重要病人，藉此與前輩分享他覺得前輩也該學習的疾病。

前輩點評他的演講，最後點頭認同。

於是，你獲得了接納，學成期滿，出師了，雖然只是年輕的大師。你可以出去闖蕩，獨自精進技藝，那就是最後一年住院訓練的意義。

麥澤女士的肝臟疑雲

我突然注意到她的身體有點怪，她沒有發黃。
理論上，她應該全身發黃，變得非常黃。
肝功能衰竭、停止排除氨時，也會停止從用過的血紅素中排除膽紅素。

然而，醫療不單只是一門技藝而已，也是一門科學，那是當年瑪麗．麥澤女士（Mary Mather）讓我相信的事。古往今來，醫療始終渴望成為一門科學。它講究邏輯，至少有時是如此，所以任何細節，無論再怎麼晦澀，都可能派上用場。

我遇到麥澤女士，是在內科擔任資深住院醫師的那個月，當時我負責瞭解醫院裡的所有病人。那是某天早上接近中午的時候，我去了「下轉單位」（級別較低的加護病房），去聽取前一晚最新入院的病例。

第二年住院醫生報告了她的情況。他說，麥澤女士已婚，五十五歲，沒有孩子，曾是精神科的護士，本身就有很長的思覺失調症和憂鬱症的病史。上週，她因背痛來掛急診，急診室的醫生開給她可待因。醫生也告訴她，吃藥時不要喝酒，所以她停喝平時經常享用的雞尾酒和葡萄酒。結果，可待因並未治好她的背痛，她又回來掛急診，拿到止痛藥Percocet。兩天後，她開始癲癇大發作。她的先生又把她帶來急診室，他們幫她治療了癲癇，但昨晚深夜癲癇又發作了，一直停不下來，後來出動麻醉師才把癲癇壓下來。今天早上，她的醫檢報告出來了，氨濃度三百二十，所以她是肝功能衰竭。她不適合做肝臟移植，醫院也聯絡不到她的先生，沒有人知道現在該怎麼做。顯然，他們試圖以常規藥物幫她降低氨濃度，她的主治醫生羅斯醫生現在也來這裡檢查她的病例，幫忙做決定。

我聽完後，覺得那個病例聽起來很典型。有酗酒習慣的人驟然停止飲酒，並開始因酒精戒斷而出現癲癇大發作，後來發現有肝硬化。你不需要整顆肝臟健全就能存活，只需要五％的肝臟就夠了，但只要缺乏那五％，你就會死。肝臟負責為血液排毒；產生白蛋白，好讓血液中的血清停留在靜脈；製造凝血蛋白，使你不至於流血致死。當時，我已經看過許多肝硬化死亡的案例，即使以快速醫療的觀點來看，那種病還是很可怕，無法治療。肝硬化的患者會突然在床上坐起來，把全身的血都吐在床單上，然後死去。或者，血液裡的血清會滲入腹部，填滿腹部，接著血壓會慢慢降到不足。又或者，他會整個人變黃，或因為肝臟無法從血液中移除氨而陷入肝昏迷。麥澤女士的病例更典型，因為她很有可能沒有思覺失調症和憂鬱症，而是躁鬱症，多年來一直以酒精來因應自己的躁症和鬱症。

我應該去看她，她可能在幾天內過世，而且我應該準備好對她做既沒有必要又沒有效果的緊急搶救。

接著，我望向走廊，看到羅斯醫生走了過來。羅斯醫生這個人也很典型，只是比較少見。他是英國人，身材矮小，打扮乾淨俐落，有一頭灰色的鬈髮，指甲修剪整齊，穿著義大利皮鞋，說話迅速，帶著濃濃的英國腔，特別喜歡研究罕見疾病。他平常涉獵許多醫學雜誌，記憶力驚人。他主持醫院的晨會報告時（每天醫生齊聚一堂，聽取前一晚入院消息的會議），總是對病例有一些耐人尋味或獨到的看法。

不過，那當然不是他今天前來的原因。他身為內科主任的職責之一，是幫我們這些住院醫生處理棘手的道德議題，例如今天他就是來處理即將死於肝功能衰竭的麥澤女士。

我走向他，跟他打招呼，接著探頭進去看麥澤女士的房間。她獨自一人躺在一團被子底下，由呼吸器幫忙呼吸。我走進房內，以便看得更仔細。我站到她的床邊，往下看。

麥澤女士靜靜地躺在床上熟睡著，閉著眼睛，臉部鬆垮，嘴唇像一般靠著呼吸器呼吸的昏迷病人那樣撅起。她的鼻子肥厚，臉部腫脹，棕色的短髮雜亂，手臂伸在床罩外面。我抬起她的右臂以感受其狀態，那隻手臂砰的一聲癱落在床上。

我想著肝功能衰竭。麥澤女士的肝臟應該要過濾掉人體因攝取蛋白質而產生的氨，然後把氨送到腎臟，通過尿液排出體外。但她的肝功能壞了，導致氨濃度高到引發頑固型癲癇，現在陷入昏迷。如果不做肝臟移植，她永遠也不會醒來。

我站在那裡，看了她一會兒。

我突然注意到她的身體有點怪，她沒有發黃。理論上，她應該全身發黃，變得非常黃。肝功能衰竭、停止排除氨時，也會停止從用過的血紅素中排除膽紅素。所以隨著氨濃度升高，膽紅素濃度也會升高，導致皮膚變黃。我撐開麥澤女士的眼皮以確定狀態，卻發現她的眼白是白的。

這很奇怪。

接著，我掀開她的被子，仔細檢查她。肝功能衰竭的患者也會有「蜘蛛狀血管瘤」（血管破裂造成的小紅斑），但麥澤女士完全沒有。她也沒有任何瘀傷，但是肝臟停止產生凝血蛋白時會出現瘀傷。

接著，我檢查了她的肝臟和脾臟。肝功能衰竭時，肝臟可能擴大或變得很小，但她的肝臟大小和質地都很正常。我也摸不到她的脾臟，肝功能衰竭時應該可以摸到。此外，她的腹部也沒有因為積水而腫起，腿部也沒有水腫。

真奇怪。我在麥澤女士的身上找不到肝功能衰竭的跡象，但她的氨濃度卻是我見過最高的。

這實在不合理啊。儘管這些年來我並不覺得人體的運作有完美的邏輯，但是如果醫學是符合科學原則的，麥澤女士的氨濃度那麼高應該有它的道理。

於是，我以科學方法來逐步檢測。

第一，證實檢驗結果。

我離開麥澤女士的病房，去拿她的病歷，查看她的醫檢結果。她除了氨濃度很高以外，其他的數值都很正常。肝酶、凝血因數、白蛋白都正常。醫檢結果中並沒有證據顯示她的肝臟衰竭。

第二，提出對立假設（alternative hypothesis）。

我去找羅斯醫生，他在護理站翻閱另一份病歷。我問他的看法，如果麥澤女士的氨濃度太高是因為肝臟衰竭，為什麼她的肝功能都是正常的？

他從病歷中抬起頭來，把眼鏡推到額頭上並回我：「顯然她的肝功能衰竭了，她的肝酶正常是因為肝臟已經死透了，已經完全沒有酶了，妳應該知道這點啊。」

「我知道，但是除了氨濃度以外，其他的一切都正常。不是只有肝酶，膽紅素、白蛋白和凝血因數都正常。除了氨濃度以外，沒有任何證據顯示她的肝功能衰竭。」

羅斯醫生想了一下，接著說：「肝門脈分流，」他兀自點頭，「一定是這樣沒錯。她一定是繞過肝臟了。兩年前就有這樣的病例，是肝內門靜脈分流。那個案很耐人尋味，充滿氨的血液無法送到肝臟，所以在血液中囤積，導致肝性昏迷[40]。」

我一向很尊重羅斯醫生對罕見病例的看法，但我實在看不出來那說法符合麥澤女士的狀況。「肝內門靜脈分流」是指是肝內某條動脈（送入有毒的血液）和靜脈（送出淨化的血液）之間異常相連。「分流」意指繞過。羅斯醫生認為，麥澤女士的動脈和靜脈突然出現連結，導致一大部分充滿氨的有毒血液繞過了肝臟，而不是讓肝臟解毒，所以氨濃度很高。

我問道，如果是這樣的話，麥澤女士不是也應該身體發黃嗎？膽紅素是另一種有毒物質，那應該也會繞過肝臟。

他聽完後，搖搖頭，戴回眼鏡，繼續看病歷。

來不及做的測試

那天下午院方關掉了她的呼吸器。
但是在那之前，我確實把她的檢體送到醫檢室化驗了。
我知道，如果醫學真的是一門科學，檢測會顯示遺傳性OTC缺乏症。

當天剩下的時間，麥澤女士的氨濃度持續以驚人的速度上升。正常的氨濃度是低於四十，她第一次測得的氨濃度是三百二十，那是我見過最高的濃度，卻沒有就此打住，仍持續上升，後來再量變成四百八十，接著又升至五百六十二，沒有人見過那麼高的濃度。但她依然沒有發黃，一點也沒有。她的肝酶依然正常，白蛋白沒有下降，凝血蛋白也沒有下降，看來是其他因素在做怪。

所以，第三步：其他的方法都失敗時，去圖書館查資料。

由於我不是被大量病患纏身的第二年住院醫生，而是第三年住院醫生（人稱「紳士醫生」，儘管我的性別不是男的），傍晚我離開醫院，去了一趟大學圖書館。醫學若要證明它是一門科學的話，麥澤女士那個高到嚇人的氨濃度必定有其特殊的意義。

當肝臟依然正常下，氨濃度怎麼會飆升至那麼毒的境界呢？

突然間，我想起剛讀醫學院那幾個月的事情：生物化學。那門課要求我們死背細胞週期——細胞色素循環（cytochrome cycle）、ATP循環（ATP cycle）——身體如何利用葡萄糖來製造能量、如何排除二氧化碳的連續酶反應。當時讀那些東西覺得晦澀難懂，沒必要學，後來醫學院的課程確實也刪除了那些死背的內容。但我還是很慶幸我學到了，因為我需要尿素循環（urea cycle）時，正好派上用場。

尿素循環是肝臟裡一連串的酶，它們持續從血液中移除氨，使氨附著在二氧化碳分子上以形成尿素，接著把尿素輸送到腎臟，以便跟著尿液排出體外。我不禁猜想，麥澤女士該不會是尿素循環出了問題，而不是肝功能衰竭吧？

那種情況發生過嗎？

隨著午後時光一分一秒地消逝，我開始從書架上取下書籍來查閱。

後來我發現，那確實會透過三種機制發生：毒素、毒藥、基因缺陷。

第四步：縮小可能性。

某些毒素可能阻止尿素循環。例如，一九五〇年代的中國，一批變質的大豆曾經引發尿素循環中毒。此外，有些魚類會產生某種毒素，阻斷尿素循環。一九三〇年代，甚至有一種添加在蛋糕粉內的乾燥劑會阻止尿素循環。我不禁猜想，麥澤女士該不會是發現一盒過期的布朗尼蛋糕粉吧？也許她是在車庫拍賣時發現的？她那頭剪得亂七八糟的短髮讓我不禁想像，她帶著一盒廉價的布朗尼蛋糕粉回家，然後拿來做蛋糕……引發癲癇。好吧，這個推論有點牽強。毒素似乎不太可能，我把它們從嫌疑清單中排除[41]。

麥澤女士該不會是被下毒吧？我聽說她的先生在實驗室工作，我讀到有一種名叫「刀豆尿素酶」（jackbean urease）的化學物質是實驗室常用來阻止尿素循環的。從麥澤女士的酗酒和憂鬱症狀況來看，我相信麥澤女士這輩子應該過得不輕鬆。遭到下毒似乎不太可能，但也不是完全不可能，所以我把它保留在嫌疑清單上，但順位往後移[42]。

最後，如果是她的尿素循環有基因缺陷呢？

有一種可能性，它是在名叫「鳥胺酸氨甲醯基轉移酶」（ornithine transcarbamylase，簡稱OTC）

的尿素循環酶中。它的基因是在X染色體上，所以雄性（染色體XY）只有一份，雌性（染色體XX）有兩份。因此，出生時有OTC基因缺陷的男嬰完全無法處理氨，通常嬰兒時期便因頑固型癲癇而早夭。但女性可以因應這種缺陷，因為女性有另一份OTC基因，可以產生足夠的OTC來代謝氨。但是基因病變後，就沒辦法代謝氨了，導致氨濃度飆升，患者陷入意識模糊、精神病發或癲癇發作[43]。

如果麥澤女士是這種情況，那不僅可以解釋她的現狀，也可以解釋她悲慘的一生。如果她是遺傳性OTC缺乏症，她一輩子經常出現氨濃度飆升的狀況，因此陷入意識模糊狀態並產生幻覺，所以才會被診斷為思覺失調症[44]。而最近的發作應該是治療背部疼痛的麻醉劑引發的，那個藥劑干擾了她平常自體產生的一半OTC，因此引發高氨血症和頑固型癲癇。

如果是這樣的話，現在以洗腎的方式幫她把氨排出體外，那會發生什麼事？她會醒來嗎？她會沒事嗎？

我決定去詢問羅斯醫生。

所以隔天早上我去找他，發現他在麥澤女士的房外寫記錄。

我問他，麥澤女士會不會是有遺傳性OTC缺乏症？那不是可以解釋她的氨濃度很高、但肝臟正常嗎？如果是的話，我們能不能以洗腎的方式治療？

他說，那樣做無濟於事。今天早上她的氨濃度已經升至八百一十八，她已經腦死了。他搖了搖頭，說那些癲癇真可怕，他只希望院方能盡快找到她的先生。

我說，但是氨不會傷害大腦。也許以洗腎的方式排出氨以後，她就會醒過來。

他再次搖頭，「問題在於癲癇發作。現在她符合哈佛為腦死定義的所有標準。她做了兩種腦電圖都是平的，不是低體溫的狀態，自主呼吸測試也沒過。她已經腦死了，今天下午我就會要求關掉呼吸器[45]。」

「難道氨和麻醉劑不會干擾那些測試嗎？我們怎麼知道她的腦電圖真的是平的？」

「她的肝功能衰竭了。」他說道，寫完了醫囑。

「那麼，無論如何，你能讓我做OTC缺乏症測試嗎？」

「可以，可以，妳去做吧。」

麥澤女士的先生一直沒有出現，那天下午院方關掉了她的呼吸器。但是在那之前，我確實把她的檢體送到醫檢室化驗了。我知道，如果醫學真的是一門科學，檢測會顯示遺傳性OTC缺乏症。

我也知道，如果我是做羅斯醫生那個職位，我會做完洗腎檢測以後，才要求關閉呼吸器。我的判斷可能是錯的，也許經過那麼多次癲癇發作後，她的大腦真的一團糟；很可能她是遇到像卡莫納太太那樣的災難，科技讓不該存活下去的身體存續太久而促發另一種疾病。但無論如何，即使她符合哈佛的腦死標準，腦電圖是平的，不是低體溫狀態，我還是會試試看，以防萬一醫學並不是科學。

麥澤女士的血液和組織送去遺傳醫檢室進行檢測，需要兩個月的時間才能取得檢驗結果。在此同時，我遇到病人丹斯卡先生。我們的醫病關係很短暫，只有一夜，但那次經驗讓我不禁思考，醫學不僅是一門技藝，一門科學，也是一門藝術。也就是說，醫學有某些難以解釋的成分，那涉及了人心。

應該給他電擊嗎？

丹斯卡先生失去了知覺，但我不想對他電擊。
當時只有我們三人在電梯裡，任何事情都可能發生。
他可能電擊以後就掛了，那我們怎麼辦？所以我決定嘗試頸動脈竇按摩。

某晚我在加護病房值班待命時，遇到丹斯卡先生。當時我在專為資深住院醫生保留的值班室裡休息，那個房間很小，不通風，牆壁毫無裝飾，角落有一張單人床，床邊有張椅子，椅子上擺著一支電話，沒有窗戶。如果以那個房間來當牢房，州政府會被告，但是我們待在裡面總是很開心。

我躺在床上，閉上眼睛，那時才晚上九點，但我已經學會把握空檔，好好休息。這時我的叩機響了，是急診室打來的，我回撥給急診室。

「嘿，我是史薇特醫生，有人呼叫我嗎？」

「對，是我，多賓斯，這裡有個入院病人給妳。男性，四十二歲，前端心肌梗塞。嗎啡和鎮痛藥已經大致壓下疼痛，但他出現心室性心搏過速，我幫他打了max lidocaine和amiodarone，但還是心律不整。我們不得不再對他電擊一次，妳得下來這裡，送他去加護病房。」

「好的，我馬上下去。」

我離開值班室下樓，看到丹斯卡先生的頭墊高，躺在走廊的輪床上。他的身材瘦小，看起來不像是會出現嚴重心臟病發的體型，金髮稀疏。他接上氧氣，兩隻手臂都插著靜脈注射，旁邊是心電圖監測器。古銅色的皮膚發白，一臉憔悴但平靜。

「嗨，我是史薇特醫生，這位是實習醫生榮恩，我們要帶你去加護病房，你還好嗎？」

丹斯卡先生微笑說：「還好。」他講話有一種腔調，但我聽不出來是哪裡人。

「還會很疼嗎？」

「不太疼了。」

「你哪裡人？」

「伯靈格姆市（Burlingame）。」他說，疲累的眼神微微發亮。

「不，我是指老家。」

「丹麥。」

我們把丹斯卡先生從急救室推向電梯，我繼續以閒聊的方式來分散他的注意力。電梯門開了[46]，裡面是空的，我們三人進去，實習醫生按了七樓，電梯門關上。

裡面很安靜，電梯開始上升，突然……

「糟糕！」

「怎麼了？」實習醫生問道。

「你看顯示器，」我說，「他又v-tach了。」v-tach是指心室性心搏過速（ventricular tachycardia），是受損的左心室導致心率加速，那可能很快變成心室纖維性顫動，是一種死亡前的節律。」

「我們應該給他電擊嗎？」

我緊盯著監測器和丹斯卡先生說：「且慢。」

接著，丹斯卡先生閉上眼睛，垂下頭。電梯停在四樓，門打開了，但沒人進來，門再度關閉。

現在丹斯卡先生失去了知覺，但我不想對他電擊。當時只有我們三人在電梯裡，任何事情都可能發生。他可能電擊以後就掛了，那我們怎麼辦？所以我決定嘗試頸動脈竇按摩（carotid sinus massage）。

頸動脈竇按摩之所以有效，是因為頸動脈竇位於頸動脈，它把血液從心臟送到大腦。那是一小群位於凹陷處（或稱竇）的感壓性細胞，可以調節脈搏，速度快或慢取決於它在動脈感受到的血壓。如果它感覺到血壓低，就會使心臟加快跳動；如果血壓高，就會使脈搏減緩。按摩頸動脈的用意，是在頸動脈竇的位置揉動頸動脈，以便對那些細胞施壓。細胞感受到血壓高時，就會減緩脈搏。那是一種減緩或甚至轉變快速心律的機械化方式，不靠化學或電。

我是在醫學院求學時學到這一招，那時我們兩個人一組，住院醫師教我們怎麼按摩，接著叫我們去加護病房，對那裡的病人試試看。我們兩人分別站在病人的兩側，把各自的手指分別放在患者左邊和右邊的頸動脈竇上，然後開始揉動，病人的心臟迅速慢了下來，甚至停止跳動。所有的警報都響了，住院醫師跑過來告訴我們，絕對不能同時揉動兩邊的頸動脈竇。我們把手指移開，病人的心臟又開始跳動。

所以我知道這個方法有效。

我把兩根手指放在丹斯卡先生脖子右邊的頸動脈竇上，用力地按摩。果然，我按摩時，看到螢幕顯示 v-tach 的綠色鋸齒線變慢了，接著停了下來，平躺了一秒鐘，然後又以正常的竇性心律重新啟動。幾秒鐘後，丹斯卡先生醒來，電梯門開了。我們把他推過加護病房的雙扇門，進入他的房間，把他交給加護病房的護士。把病人交接給護士總是讓人鬆了一口氣，因為加護病房的護士都很厲害。他們整天都在照顧心臟病的病人，他們懂很多救命技巧是我們這些醫生也想不到的。

一整晚的心臟躁動

我走到加護病房，按摩丹斯卡先生的脖子，他又恢復正常……大約每半小時，丹斯卡先生就會進入 v-tach，我的手指又會讓他恢復知覺。我很納悶，為什麼像琳達那樣出色的加護病房護士按摩沒效。

我回到值班室，那個小房間就在加護病房的旁邊。我躺下來休息，過了一會兒，電話響了，是丹斯卡先生的護士琳達打來的。

「嗨，史薇特醫生，很抱歉把妳吵醒，丹斯卡先生又出現 v-tach 了。妳可以過來看一下嗎？他的血壓已經降了二十，現在失去知覺了。」

「好。」

我起身，走進加護病房，看到丹斯卡先生確實失去知覺了，血壓降至八十。我檢查了顯示器，沒錯，是 v-tach。

「我應該去拿電擊板嗎？」琳達問道。

「等一下，我在電梯裡試過頸動脈按摩，成功了。我再試一次。」

我站在丹斯卡先生的右邊，以手指壓住他的脖子，再次揉了十秒鐘。v-tach 的鋸齒狀線線慢了下來，停止，變平，接著恢復正常的竇性心律。

「他的電解質怎樣？」我問道。

「都很好，他打了嗎啡、鎮痛劑、抗心律失常藥，也接了氧氣。疼痛控制良好，現在血壓沒問題了。」

「好，現在不太需要做別的了，但我來教妳怎麼按摩吧，以防他再次出現 v-tach。」

「好啊，從來沒有人示範給我看過。」

我示範了，但不是在丹斯卡先生的身上示範，我不希望讓他的脈搏再度減慢。我指著說：「按這裡，然後用力揉，像這樣，這樣懂嗎？」

「懂了，希望妳今晚能睡個好覺。」

「謝謝。」

我確實睡著了，但不久就傳來敲門聲及一個輕柔的聲音。

「史薇特醫生，抱歉再次打擾妳，但他又恢復 v-tach 了。我試了頸動脈按摩，但沒有用。」

「好，沒問題，我馬上過去。」

這時已經凌晨兩點，丹斯卡先生看起來很累，臉色蒼白。他自己也很擔心，但神智清醒。

「嗨，丹斯卡先生，你還好嗎？還會痛嗎？」

「感覺還好，有比較好了，但我可以感覺到胸腔裡的顫動，你要對我電擊嗎？」

「嗯，也許吧，我們先看一下狀況。」我站在那裡，以手指壓住他的脖子，揉動頸動脈，他又從 v-tach 恢復成正常的竇性心律。他可以感覺到胸腔內的不同，並對我露出微笑。

「謝謝。」

「不客氣。」

接著琳達問道：「為什麼我做沒有效果呢？再為我示範一遍好嗎？我去找另一個護士過來一起看。」她走了出去。

我和丹斯卡先生獨處了一會兒，我們都累了，沒說話，但不知怎的，我們感覺很合得來。這時丹斯卡先生已經相信我了，他相信我的手指，放鬆了下來。我看著他那張放鬆但疲憊的臉，想到我非常喜歡丹麥人，他們在二次大戰時很冷靜聰明。其他國家為他們的猶太人而奮戰或投降時，丹麥人直接全民配戴黃星，包括國王，讓人無從判斷誰是猶太人，誰不是（譯注：猶太星俗稱黃星，是納粹德國統治期間，歐洲國家受迫於納粹，要求猶太人配戴的識別標記。德國占領丹麥後，曾勒令全體猶太人佩戴黃星標誌。對此，丹麥在國王的帶領下，全體丹麥人都戴上了黃星）。

琳達帶著凱倫過來，我示範給她們看，並在丹斯卡先生的脖子上畫了一個X，作為標記。「頸動脈竇大概是在這裡，妳們可以站在右邊，把手指放在上面，像這樣揉約十秒鐘。施力大概是這樣……」

我傾身向前去按壓琳達的前臂。

琳達和凱倫點點頭，她們都學會了，那不難。

我離開加護病房，回到值班室，凌晨三點左右睡著了，但不久門口又傳來輕柔的聲音。

「我是琳達，很抱歉，史薇特醫生，我們都試過了，但是都沒有效果。」

我起身，走到加護病房，按摩丹斯卡先生的脖子，他又恢復正常。就這樣，同樣的狀況持續了一整夜。大約每半個小時，丹斯卡先生就會進入v-tach，我的手指又會讓他恢復知覺。我不介意這樣來來回回，但我確實有點納悶，為什麼像琳達那樣出色的加護病房護士按摩沒效，這實在很奇怪。

清晨五點左右，丹斯卡先生睡著了，他不再感到痛苦，心肌梗塞結束。導致他一再v- tach發作的心臟躁動部位不再停擺，也不再激動，整個放鬆了下來。我在值班室不再接到電話，我也睡著了。

學成出師

台下的前輩聚在一起討論了一下，並從各種角度評估那個病例，檢討及咕噥了幾句，最後他們點點頭，接受了。他們都認同我已經把快速醫學練到駕輕就熟。

兩週後是丹斯卡先生的出院日，自從那晚過後，我們就沒見過面了，但我聽說他復原得很好。他走路時不會感到疼痛，不需要接氧氣，他的妻子來接他回家。但那天下午，有個盒子被送到櫃臺，櫃臺服務人員打了電話給我。

「史薇特醫生嗎？這裡是櫃臺，花店送來一個盒子，是給妳的……不，沒有卡片……我不知道……好吧，我五點下班，妳需要在那之前來拿走。」

當天稍後的空檔，我下樓去拿了。我下樓梯時，想到丹斯卡先生、他的心臟和我的手指。我想到無論我多努力教那些優秀的護士如何按摩他的頸動脈竇，他的心臟卻只對我的觸摸有反應。

那究竟是怎麼回事？

我想起一位我很喜歡的主治醫生：方滔醫生（Towie Fong），我有一次看到他只用手觸摸病人，就讓病人持續的癲癇停止了。他發現我注意到那個怪現象時，有點不好意思地笑了起來，接著舉起雙手讓我看，他說：「這雙手，維多莉亞！就是這雙手！」

我不太確定他講那句話的意思。我也不覺得丹斯卡先生的心臟和我的手有什麼關係。我的手指只是剛好知道要放哪裡，怎麼按壓罷了。那幾根手指不知怎的，就是知道要怎麼按，並不是觸摸就有療效。那比較像是好廚師不必品嚐，就知道要在湯裡多加點鹽；或是好園丁懂得在植物前駐足，調整葉子，多澆幾滴水。我的手指只是剛好知道怎麼按壓，那是一種額外的東西，幾乎難以言喻，就只是一種感覺。

我敲了一下櫃臺的小門，她遞給我一個白色的長盒子，那個長盒子占用了她的小房間整個下午。我站在她的門外，打開盒子。裡面是一打長莖紅玫瑰，放在柔軟的白色纖布中。

那些玫瑰是一個答案和一則訊息，盒內沒有卡片也證實了那則訊息。丹斯卡先生知道，我會明白那是誰送的，他知道我們有共鳴，他的頸動脈竇只對那個共鳴有反應。

那些玫瑰也回答了我的問題：「那是怎麼回事？」

那些玫瑰告訴我，醫學不僅是一門技藝，也是一門藝術，因為，就像任何真正的藝術一樣，它是基於主體與客體之間的愛——畫家與畫布之間的愛、雕刻家與石頭之間的愛、作家與文字之間的愛。這種說法並不否認醫學也是一門技藝，它確實是一門技藝，因為那是一種技巧——是經歷數千小時的學習和數千名病人而累積的許多技巧。但它也是一門藝術，因為它有第七感——知道把手指放在哪裡，或者更確切地說，是我的手指知道要往哪裡放。

藝術是你無法傳授的東西。我就是知道及感覺得到哪裡是恰到好處的按壓點，雖然解剖學向來不是我最拿手的科目，我甚至需要先查頸動脈竇在哪裡，才能告訴你它的確切位置。但直到今天，我還是可以看到及感覺到，我應該把手指按在丹斯卡先生脖子上的哪一點及施力多大。我可以「感應」它，那種「感應」是由我們之間的共鳴構成的，那些紅玫瑰確認了那個共鳴，也確信它們不需要卡片就能傳達訊息。玫瑰（私人、親密、面對面的）和藝術（使它有別於技藝的額外東西）一起存在那個白色的長盒子裡，就像活蹦蹦的心臟在活生生的人體內一樣。

麥澤女士的OTC檢測報告終於出來了[47]，證據確鑿，毫無爭議——她的OTC不到正常水準的一半，這顯示她確實有遺傳性OTC缺乏症。可見醫學不僅是一門技藝和藝術，也是一門科學。

遺憾的是，她在世的時候從來沒有診斷出來。如果她知道自己有這種缺陷，她會更小心攝取蛋白質，因為我們吃下的蛋白質會製造氨；當她感到意識模糊、開始產生幻覺時，她可以治療過高的氨濃度，而不是被診斷為思覺失調症，構成生活上的障礙。如今我們知道遺傳性OTC缺乏症的診斷並不罕見，而且氨濃度的檢測也不昂貴。

羅斯醫生讓我在專題演講上說明麥澤女士的案例，以及她那異常但非罕見的疾病，以提醒大家注意那種疾病的可能性。台下的前輩聚在一起討論了一下，並從各種角度評估那個病例，檢討及咕噥了幾句，最後他們點點頭，接受了。於是，我結束了學徒訓練，他們都認同我已經把快速醫學練到駕輕就熟。

＊＊＊

現在我出師了，雖然還很菜，但我可以開始展開醫療探索了。

13 樓上樓下

我想起醫生和患者之間既奇妙又深刻的關係，
想起我從患者身上得到的，以及他們從我身上得到的。
在我學到的現代人體模式底下，彷彿還存在著某種東西，那是另一種體系，
它的範圍不是那麼明確，那是一種能量和連結的體系，有無形的「因」與有形的「果」。

我做專題演講那個月，卡羅・佩屈尼（Carlo Petrini）在義大利發起「慢食運動」[48]，他是發起那項運動的最佳人選。

佩屈尼是義大利人，以前住在加州柏克萊一帶，受到當地反主流文化的薰陶。回到家鄉皮埃蒙特區（Piedmont）的布拉（Bra）後，看到美國文化已滲透家鄉，大為震驚。不久之後，麥當勞宣布在羅馬設立第一家分店。佩屈尼為了抗議，籌辦了一場名為「慢食」的烹飪飲食節。「慢食」是與「速食」對立的概念，「快速」可說是美國人戰後最引以為傲的指導原則。「快」意味著現代化、令人振奮、有效率；相反的，「慢」則顯得落伍、笨拙、沒效率，是做生意最不希望看到的。

佩屈尼鼓吹的「慢」帶起了有機食物運動，以及我周遭醞釀已久的其他特質，包括個體的、感官的、叛逆的。那也是榮格所欣賞的「物極必反」——慢到極致，促成了快；快到極致，促成了慢。榮

格認為，對立的兩邊包含著彼此；結構（甚至是思想結構）會達到平衡。任何事物一旦「太過」，都會催生一股相反的抗衡力量。鐘擺盪到最遠的點以後，會以同樣的力道盪回相反的方向。

所以，「慢」開始流行起來，佩屈尼開始創立其他的慢食活動，包括盛宴、會議、研討會、國際組織，甚至是宣言。然而，這股「緩慢」風潮過了很久才抵達醫界。部分原因在於，乍聽之下，誰會想要「慢」手術、「慢」醫院，或「慢」醫生呢？快速醫療的魅力過了多年以後才褪色。大家歷經了多年的匆忙和壓力、錯誤的診斷和治療，才終於催生了快速醫療的對立面。然而，緩慢醫療出現以後，便在多處萌芽，各自獨立發展，它是以解藥之姿萌發。

不過，在此同時，快速醫療也達到了顛峰，創造出「健康照護」。健康照護既不是技藝，也不是科學，更不是藝術，而是一種股市販售的商品。

我首度遇到「健康照護」的奇怪想法，是在一家特別的診所裡。我第一眼看到那家診所時，就很喜歡那個地方。

世界的縮影

大診所的病人來自世界各地，每場戰爭都會造成許多流離失所的難民，戰爭的浪潮把那些說著不同語言的漂浮者沖到了我們的門口，所以我們看遍了各種疑難雜症。

結束住院醫生的訓練後，我放了一個暑假，認真讀書，通過考試，取得了內科醫師執照，開始尋找行醫的地方。我想遠離世事，尤其是遠離矽谷，那時的矽谷充滿了創意和雄心。我前往大橋的另一端，穿過樹林，在大都會的外圍找到了理想的工作場所。那是一家很大的診所，位於城市、郊區、鄉下的交界處，這裡就姑且稱之為「大診所」。

我是去當代班醫生，那裡需要一位臨時的內科醫生，醫療主任羅克醫生（Roark）雇我去代班幾個月，但我後來在那裡工作了幾年。那裡很像以前那個有梅若醫生和洛依德女士的小診所，只是規模大很多，有三名醫師、兩名醫師助理、三十多名輔助人員、一名醫療主任、一名院長。那也不是縣立診所，而是「社區診所」，後來我發現，兩者在政治上截然不同。

這家診所剛創立時，是在拖車上經營的免費診所。但我就職時，它是開在一棟現代化的兩層樓建築裡，前有修剪過的玫瑰，後有封閉的停車場。樓上是行政部門，很安靜，鋪著地毯，裡面有好幾個小辦公室，每個辦公室各有自己的入口。樓下是看診的地方，一間候診室占了約一半的空間，另一半是內科，內科與候診室之間隔著一道牆。內科有體檢室、醫檢室、醫生辦公室，醫生辦公室裡只擺了四張鋼桌。在那裡，我學到的一切知識都很實用。有時感覺像回到榮民醫院精神科的上鎖病房，有時會用到以前醫學院在產科、眼科、骨科之間輪流見習時所學到的東西，或是用到我在尼泊爾或小診所學到的東西。

但這家大診所比前述的那些地方更好，因為那棟樓就是一個世界，整個環境是社交、友好的。那裡有愛八卦的醫師助理，有擺臭臉在小房間裡為患者鑑別分類的護士，有掛號人員和醫檢師。那裡也有講話犀利的醫師助理，以及抱持社會主義的布里吉醫生（Brigit）。那裡還有一位哥倫比亞來的家醫科醫生，紮著馬尾，留著濃密的黑鬍子。某天他喜孜孜地告訴我，他用避孕藥給蘭花施肥。我們幾乎每天都會一起出去吃午餐，在餐廳裡看到我們的病人（糖尿病患者喝著可樂、高血壓患者吃著玉米片）及接受他們的服務。

大診所的病人來自世界各地，每場戰爭都會造成許多流離失所的難民，戰爭的浪潮把那些說著不同語言的漂浮者沖到了我們的門口，所以我們看遍了各種疑難雜症。越戰結束後，越南人來了，接著是柬埔寨人和赫蒙族人。南美洲的戰爭帶來了瓜地馬拉人、薩爾瓦多人和尼加拉瓜人。伊朗革命後，波斯人來了，我是在那個時間點加入診所的。俄國進軍阿富汗時，阿富汗人也來了。那裡甚至還有一些錫克教徒，他們是基於我不懂的政治問題來到美國。在體檢室裡，錫克教徒會拆下包頭巾和髮梳，褪下身上的鋼製手鐲和彎刀（譯注：錫克教徒的衣著打扮有所謂的五K戒律：Kesh〔留長髮包頭巾〕、Kara〔佩戴鐵手鐲〕、Kanga〔加髮梳〕、Kaccha〔短衫及膝〕、Kirpan〔佩刀〕。），以及每個人都穿的半長內褲，放在檯子上，絲毫不在意醫生是女性。當然，那裡也有很多來自墨西哥的病人，合法和非法移民都有。

病人一起在候診室裡等待——有孩童、嬰兒、孕婦；有胸痛、撕裂傷、咳嗽的工人；有背痛、高血壓、憂鬱症的中年人；還有年老、抑鬱、精神錯亂的人——我在每個人的身上都可以找到我喜歡的東西，那個東西通常是一樣的：他們都很有活力，有勇氣，不抱怨，沒有太多的期望，心存感激。

莫斯提克先生（Moustique）就是一例。

醫師助理阿蕾特（Alette）請我診斷他，她語帶擔憂地說：「他看起來不太對勁。」

果然，我看到莫斯提克先生以歪斜的姿勢坐在檢查台上，頭偏向左邊，眼睛轉向右邊。

「莫斯提克先生！你怎麼了？」

「哦，大約兩週前，我和兒子出去散步，我突然跌倒在地上，我也不知道為什麼，從此之後我就失去平衡了。」

「你昏過去了嗎?」

「沒有，但我再也無法正常開車了，我太太很擔心，她要求我來看醫生。我的頭必須這樣放，」他把頭偏向更左邊的方向，「然後像這樣開車，」他做出把頭伸出車窗的樣子，「否則看不到路。」

我檢查他的身體，他似乎得了「小腦症候群」，很可能是因為血管裂了，導致血液流入小腦。小腦是負責控制平衡的部位，那是大腦中的孤立部位，隱藏在後方。小腦受損時，因受損原因不同，可能導致病人永久性暈眩及失衡。

所以莫斯提克先生需要住院檢查。他跟診所的多數病人不同，他有健康保險，但即便如此，他想住進縣立醫院也不容易。縣立醫院人滿為患，他不得不住進私人醫院，我打了五通電話才幫他搞定。首先，我必須先找急診室的醫生談，他同意讓莫斯提克先生住院。接著，我必須說服保單的副管理師，他從來沒聽過小腦。之後，我還要聯絡住院醫生、神經科醫生、醫院的行政人員。為了讓他順利住院，我花在打電話的時間比診斷的時間還久，但最後終於搞定了，他順利住院，快速醫療發揮了效果，把他治好了。

停掉胰島素

既然反覆施行同樣的方法行不通，何不反過來試試呢?為什麼不利用身體對糖尿病的自然反應(亦即體重減輕)來治療奎諾內斯女士的糖尿病?

相較於以前當住院醫生，在那家診所當醫生的最大改變是，現在我是內科醫生了。家庭醫生和醫師助理會拿複雜的病例來徵詢我的意見，我感覺很自在，因為我可以開始以我想要的方式行醫，而不是照著別人教我的方式。這也是行會系統（guild system）的好處，一旦你出師了，你就可以放手去做你覺得最恰當的事。

我第一次完全照自己的想法做，是治療奎諾內斯女士（Quinones）的時候。兩個月前，阿蕾特發現奎諾內斯有糖尿病。她開始給奎諾內斯注射胰島素，教她怎麼控制飲食及檢查血糖，但她一直無法讓奎諾內斯的血糖降到四百以下。正常（不禁食）的血糖應該低於一百四十，所以奎諾內斯仍有糖尿病失控的症狀——視力模糊、頻尿、口渴、虛弱。於是，阿蕾特每週增加胰島素的劑量，現在奎諾內斯每天早上注射六十單位，下午注射四十單位，但血糖依然超過四百，而且還胖了二十二．五公斤，阿蕾特問我能不能接手治療奎諾內斯。

接著，阿蕾特把我介紹給奎諾內斯。她的身材矮胖，體重九十三公斤，如今我們會說她罹患「代謝症候群」，但當時我只在病歷上記錄她有病態肥胖、糖尿病和高血壓，而且有心悔改。

「醫生，我很抱歉。我正努力減肥，但我太餓了，體重不斷增加，阿蕾特小姐實在對我很好。我已經完全不吃甜食，全戒了！而且我也有自己驗尿並做記錄。妳看，我記在這裡。但我依然常跑廁所，眼前一片模糊，我是不是快要瞎了？我幫女兒照顧嬰兒，我實在很擔心我瞎了！」

接著，她把血糖記錄遞給我看：每次尿糖都是4+。

糖尿病的基本問題是胰臟分泌的胰島素不足。在快速醫療發明人造胰島素之前，糖尿病是致命的疾病，因為胰島素的作用是把人體的主要能量來源「葡萄糖」帶入細胞。人體還有另一種替代的能源系統，但它的運作效率遠不如葡萄糖。所以未治療的糖尿病患者會出現兩種症狀。首先，由於葡萄糖無法進入細胞，病人實際上是在挨餓，所以體重減輕，身體虛弱。

第二，由於葡萄糖無法進入細胞，一直停留在血液中，導致血糖濃度上升。這種「高血糖症」會引發第二種症狀：腎臟努力把多餘的葡萄糖排出體外，導致頻尿現象，以至於身體脫水，感到口渴；過量的葡萄糖把水分送進眼睛，導致視力模糊。人造胰島素的發明使糖尿病不再是致命的疾病，現在病人可以自己注射人造胰島素，讓血糖下降，視力清晰，恢復活力，體重回升。

我仔細閱讀了奎諾內斯的病歷。阿蕾特說的沒錯，奎諾內斯確實有糖尿病。但她罹患的是第二型糖尿病，那和大家最早瞭解的第一型糖尿病不同。第二型糖尿病不是**完全**缺乏胰島素，而是**比較**缺胰島素。第二型糖尿病患者的胰臟確實仍會分泌一些胰島素，只是量不夠。

除此之外，它也是有前述的兩種症狀——體重減輕和身體虛弱；以及高血糖導致的頻尿、口渴、脫水、視力模糊。此外，第二型糖尿病患者對胰島素的反應，也跟第一型糖尿病患者一樣：注射額外的胰島素會降低血糖，使視力恢復清晰，頻尿和口渴症狀得以紓解，體力不再虛弱，體重增加。

但是第二型糖尿病患者的體重增加一直令我費解，因為第二型糖尿病的問題不是**絕對**缺乏胰島素，而是胰島素**相對**不足——通常是**相對於**體重而言。所以第二型糖尿病患者的問題，通常是因為身體本身製造的胰島素不敷體重使用。但他的身體確實會製造一些胰島素，也就是說，患者只要把體重減到某個程度，就不需要注射胰島素了。對那些超重或肥胖、罹患「代謝症候群」的患者來說，我們知道減肥是一種療法。減肥可以改善自體製造的胰島素和體重之間的失衡現象。但減肥本來就難，注射人造胰島素後，減肥又變得更難，就像奎諾內斯的情況那樣。

所以治療第二型糖尿病的方法有兩種。第一種是提高患者注射的胰島素劑量，一般是採用這種療法，這也是阿蕾特的做法。但是，由於額外的胰島素會使血糖下降，導致患者飢腸轆轆，吃得更多，體重增加，這又使胰島素「相對不足」的問題更加惡化。

第二種療法是**不給**超重的第二型糖尿病患者注射額外的胰島素。我一直很好奇這樣做會發生什麼事？理論上，無法利用的多餘葡萄糖會繼續在血液中循環，導致血糖居高不下。腎臟會持續排出血糖，病人會持續感到口渴，視力持續模糊。病人會變得愈來愈虛弱，**體重一直掉**。最終，他的體重會降到身體自製的胰島素已足夠身體使用的狀態，於是血糖自行恢復正常。

但一直以來，我們只使用第一種療法。我們給第二型糖尿病患者注射胰島素，那幾乎一定會導致體重增加，使胰島素**相對**不足的現象變得更嚴重。

我一直想知道使用第二種療法（讓病人的體重下滑）會有什麼效果。體重下滑是第二型糖尿病患者對高血糖的自然反應。現在既然我是有執照的內科醫生，已經出師了，即使我還很菜，但我想試試第二種療法。

我先檢查病歷，以確定沒有其他導致高血糖的原因。阿蕾特做得很好，她已經排除了感染源和其他荷爾蒙失調的狀況。

接著，我回顧阿蕾特做了哪些治療。她每週都會和奎諾內斯見面，奎諾內斯的尿糖是4+，所以阿蕾特會增加胰島素的劑量；於是，奎諾內斯的體重增加更多；尿糖依然是4+，阿蕾特因此再次增加胰島素的劑量。奎諾內斯的血糖一直高掛在四百以上，所以她持續顯現糖尿病失控的症狀——頻尿、口渴、視力模糊、虛弱。唯一沒有的症狀是體重減輕。

也就是說，之前的治療非但沒有成功，還使情況更加惡化。因為我們給她額外的胰島素，導致她更飢餓，吃得更多，體重增加，以至於胰島素「相對不足」的現象更加惡化。

既然反覆施行同樣的方法行不通，何不反過來試試呢？為什麼不利用身體對糖尿病的自然反應（亦即體重減輕）來治療奎諾內斯的糖尿病？畢竟，提高胰島素的注射後，她的高血糖症狀並未消失。只要她持續攝取足夠的液體，不要陷入脫水狀態，體重就會逐漸下降，到最後體重和胰島素的分泌便達到平衡了。或許她根本不需要注射額外的胰島素。

這是一種激進的做法，但沒有人監視我怎麼做。

我跟奎諾內斯和阿蕾特解釋了我的療法。我說，我打算停止額外的胰島素注射，讓她排出多餘的尿糖，藉此減重。她需要喝很多水，那是很重要的課題，然後第一週每天回診，第一週過後，改成每週回診，好讓我們確保她不脫水。整個療程需要幾週的時間，她還是會覺得口渴，視力依然模糊，但她不會失明。她減重時，血糖會自行改善。她本來就一直處於高血糖的狀態，所以短期來看，即使改用第二種療法，也不會對她造成永久的傷害。

「很好。我很高興，」接著，她搖著頭說：「不然失明太可怕了。」

奎諾內斯就住在診所同一條街上，她第一週每天都來複診，後來是每週都來。她喝了很多水，血糖維持在四百以上，本來就有的糖尿病典型症狀仍在，但現在多了第四種症狀：體重下降。

整個療程花了三個月的時間，奎諾內斯的體重持續下降，最後的體重只比目標體重（六十三公斤）多九公斤，血糖也降至一百四十。視力變得比較明晰，體力恢復了，到最後不需要注射胰島素。我把她還給阿蕾特繼續治療，阿蕾特繼續密切觀察她的狀況，因為她要是體重回升，第二型糖尿病又會復發。

所以我喜歡在那家偏僻的診所當內科醫生。在那裡行醫很有趣，也很有成就感。每天只要看十八位病人，在家待命。經過住院醫生那段嚴苛的試煉後，這樣的工作感覺非常愉悅。

我睡得好，充分休息，恢復了往日風采，生活中的歡樂又回來了。

到樓上當醫療主任

「這太荒謬了，」我說，「病人是消費者？像去餐廳消費那樣？他們消費健康照護嗎？」

他堅稱：「病人是健康照護消費者，這是一種經濟模式。」

一年過後，原本擔任醫療主任的羅克醫生突然辭職了。沒有人知道原因，院長卡洛斯・卡迪納斯（Carlos Cardenas）邀我上樓談。之前我只在面試的時候見過他一次。

我走上樓後，看到樓上樓下的差異之大，再次感到訝異。樓上鋪著地毯，安靜而涼爽。那裡不是一大間友善的空間，辦公室的門都關著，感覺空蕩蕩的，彷彿四下無人。

不過，通往卡洛斯辦公室的門開著，他坐在桌邊，示意我進去。室內有一扇觀景窗可以眺望群山，還有一個嵌入式的書架及一台小冰箱。他的桌子是深色木頭製成的，我看到桌上擺了萬寶龍的鋼筆、真皮公事包和醫學期刊。他以德州口音帶著墨西哥腔的抑揚頓挫請我坐下來。

他說，他會開門見山直接講重點。根據州政府的法令，他必須任用一位醫生來遞補醫療主任的職位。在診所任職四年來，他犯了很多錯誤，他覺得我會是優秀的醫療主任。語畢，他看著我，眼中忖度著我的反應。

我一聽嚇了一跳，雖然我還不知道接下來要做什麼，但我從來沒想過當「醫療主任」。此外，我喜歡看病人。不過，我沒當過醫療主任，樓上又那麼安靜祥和。

我問他，能不能讓我以兼任的方式當醫療主任？早上當醫療主任，下午當內科醫生，我們先這樣試行一年如何？

卡洛斯瞇起眼睛看了我一會兒，他的手裡拿著一支鉛筆，把臉頰貼在筆上看著我。

接著，他點頭說：「好，就這麼辦。」

* * *

後來我發現，樓上和樓下很不一樣。

我有自己的辦公室，可以眺望山景。有一個文件收發箱，處理的文件都是可預期的，也很愉悅。樓上的員工上班時間較晚，下班時間較早，只有偶爾收到新規定或預算期間，才會突然忙起來。醫療主任的主要任務是開會——董事會議、員工會議、聯合會議。與會者主要是行政人員，那些會議幾乎都不是為了完成什麼，而是為開會而開會。我就是在那種場合上認識二十二區長，他跟我解釋了那些會議的真正用意。

某天，我跟他一起走向停車場取車。那天很熱，人行道上沒有樹木，我們聊了起來。我說，從醫生的角度來看，問題出在官僚上，官僚占用我們太多時間。我舉莫斯提克先生為例來說明，為了讓他順利住院，我打了五通電話才達成任務。

二十二區長搖搖頭說：「不，問題在於健康照護提供者必須學會，以更少的資源來處理更多的事情。」

我停下腳步，那是我第一次聽到「健康照護提供者」（health-care provider）這個詞[49]。

「什麼？」我問。

「啥？」他也停下腳步，轉過身來，我們面對著彼此。

「什麼是健康照護提供者？」我問他：「那是什麼意思？」他又瘦又高，在陽光下，我看不見他的眼睛。

「那是指醫生。」他回答，「還有護士、醫院和診所——就是提供健康照護的人。那些人泛稱為健康照護提供者。」

我聽了很震驚，「那病人呢？那些生病、獲得我們照顧的人又是什麼？」

「他們是健康照護消費者（health-care consumer）。」

「這太荒謬了，」我說，「病人是消費者？像去餐廳消費那樣？他們消費健康照護嗎？」

「他們確實是健康照護消費者，」他堅稱，「他們選擇把錢花在健康照護上，到市場上購買健康照護，所以是消費健康照護。」

我的腦中閃過病人的模樣，那些罹患心臟病、中風、癌症、精神病的人。我的病人才不是主動選擇花錢在健康照護上，他們根本沒錢可花就生病了。於是，他們來到診所或醫院，依賴我和醫院讓他們病情好轉。

「如果有人叫消費者，」我告訴他，「那應該是我們這些醫生，我們才是消費資源的人，例如紙巾和試管、銀和鈀金、人力、能源等等。」

二十二區長盯著我看了一會兒，接著繼續走路。「健康照護提供者，」他重複道，「醫生是健康照護提供者，病人是健康照護消費者，這是一種經濟模式。」

瑞克的雙腿全麻了

一旦長大的腫塊開始壓迫到連至膀胱和陰莖的神經，那很快就會對脊髓造成無法彌補的傷害。我告訴瑞克，他需要立刻住院，接受診斷與治療，我已經盡力了。

在此同時，下午我回樓下，繼續看病人。我就是在這個時候遇到瑞克・莫利納（Ric Molina）。如果他是健康照護的消費者，他應該是憤怒的消費者，因為他得到的份額太小了。

某天下午，我拿起當天看診的第一份病歷，去候診室找病人，順便看候診室的狀況，我喊道：「瑞克・莫利納。」一個三十多歲的男子站了起來，他穿著褪色的法蘭絨襯衫，襯衫紮進寬鬆的牛仔褲裡，腳上穿著一雙黑色的厚底鞋。他走向我，不是一瘸一拐的，但臀部大幅擺動，而不是兩腳擺動，那是下肢無力的症狀。

「醫生，我剛出獄，腿很痛，無法好好走路。」

我們走進檢查室，瑞克坐上檢查台，我更仔細地端詳他。他有一頭黑色鬈髮，皮膚蠟黃，有黑眼圈，看上去疲憊不堪，無精打采，缺少那種街頭不良小子先天散發的自信風采與活力。

他解釋，之前他販毒三年。約八個月前，背部開始疼痛，接著開始覺得腿部不對勁；又或者，是腿部開始先痛，背部才接著疼痛，他不記得了。現在腿部有點麻，有時還會抽動。

就在此刻，他的左腿突然抽動一下，看起來像猛然一踢。

他說：「像這樣。」

我問：「你看過醫生嗎？」

「醫生，妳也知道監獄的狀況，那要等好幾個月。我快出獄了才看到醫生，他開給我Motrin（譯注：一種非類固醇消炎藥，用來止痛，退燒和消炎。可用於治療經痛、偏頭痛、類風濕性關節炎）。」

我幾乎可以確定他的脊髓出了狀況，可能是脊柱的圓柱口內長了東西。脊柱本來是保護從大腦連到手臂和腿部、膀胱和陰莖的神經。那裡長出來的異物開始壓迫到脊髓，干擾了神經的傳導。由於這種情況已持續幾個月，再加上他可能在獄中吸毒，那個異物很可能是腫瘤、囊腫、息肉，或甚至膿腫。所以我要求他先驗血並做電腦斷層掃描，但做了檢查後，瑞克並未回來看報告，這種情況很常見[50]。

後來他再次出現時，已是十個月以後的事了。他拄著兩根手杖，由一位朋友陪同而來。他的朋友沒刮鬍子，看起來也不太乾淨，他扶瑞克站了起來。瑞克的臉色比十個月前更蠟黃，更鬆垮。現在他得彎著腰走路，兩腿叉開，連爬上檢查台都很難。

「瑞克，怎麼了？」我問，「你去哪裡了？現在感覺更糟了嗎？」

「對，醫生，很抱歉，這就是我來的原因。之前我必須去工作，還要處理假釋等等問題。現在我很虛弱，手臂還好，但我已經無法上下樓梯了，現在……」他停了下來。

我等他繼續說下去。

「我開始……有時……會漏……漏尿。」他垂下頭。

他抬起頭來，臉色近乎慘綠。

「那勃起呢？」

「晨勃，早上有勃起嗎？」

他搖搖頭，沒有勃起。

「從什麼時候開始的？」

「也許是一週前。」

接著，我再次檢查他的身體。現在他的雙腿全麻了，下肢反應過度活躍，腰部以下虛弱，腰部以上正常。所以，這可以確定是下背部出問題，但無論是什麼問題，都是緊急狀況。一旦長大的腫塊開始壓迫到連至膀胱和陰莖的神經，那很快就會對脊髓造成無法彌補的傷害。我告訴瑞克，他需要立刻住院，接受診斷與治療，我已經盡力了。

「我怎麼去？」

「你有認識開車的人嗎？」

「帶我來的那個人有車，但他必須去上班……好吧，也許我可以請他幫忙。」

我打電話給急診室的醫生，讓他知道瑞克會過去。我把我的評估報告交給瑞克，看著他一瘸一拐地走出去。

我想，應該會有後續的消息。

熱帶痙攣性下肢無力

他第一次掛急診時，明明身上有危險的症狀，卻無法入院治療。

那是我第一次隱約感覺到，

這種為了追求最大效率而提供的健康照護，可能衍生什麼結果。

不過，我並未接到急診室醫生的回音，這是一個變化。在我熟悉的醫療體系裡，我第一次看到遺漏：專業禮儀。

「嗨，史薇特醫生，我是L醫生，謝謝妳把莫利納先生送過來（你一定會這樣說，無論你是不是客套）……對，他的狀況確實很糟，我也不知道是什麼，現在神經科醫生正在檢查，我們會讓他住院。」

我本來預期會接到類似這樣的回電，但我根本不知道瑞克有沒有去急診室，還是朋友拒絕載他，他也就聳聳肩，覺得算了。我只知道，如果他帶著那些症狀去急診室，醫院應該會讓他住院，診斷並治療他。畢竟，那是神經系統的緊急狀況。

所以，翌日下午，我在看診表上看到他的名字時，我很驚訝。「瑞克，怎麼回事？你沒去急診室嗎？」

「醫生，我去了，他們叫我回家，開給我Motrin，叫我別緊張。」

「他們沒讓你住院？」

「沒有。」

「你去醫院再做一次掃描時，都沒有出現什麼嗎？」

「他們沒做掃描，只照X光，說可能是背部有問題。」

我簡直不敢相信！我送他去掛急診，把看起來即將出現脊髓壓迫症的一切症狀和跡象也帶去求診了，他們竟然叫他回家。

「瑞克，你得再去急診室一趟，你的脊髓裡長了東西，我們不知道那是什麼。但醫院需要在那個東西導致你完全癱瘓之前，把它找出來。」

我再次打電話給急診室，找另一位急診室醫生談了。瑞克的朋友又把他載去急診室，這次他順利住院了。

因此，七週後，我在看診表上看到他的名字時，我鬆了一口氣。因為他才住院七週就來看我，那應該是可以治療的東西，例如膿腫或良性腫瘤。這次應該是來複診的，他會帶著住院報告和神經科醫生或神經外科醫生的醫療記錄前來。

但是沒有，他沒帶任何東西來。他沒有接受任何藥物治療或複診，醫院也沒有寄給我任何東西。於是，我打電話到醫院，說服病歷室的人在電話上唸他的出院摘要給我聽。對方說，他的診斷是「多發性硬化脊髓病變」，上面沒有寫複診。

我覺得聽起來不對勁，但我無法確切指出哪裡不對勁，總之就是怪怪的。你可以說那是直覺或經驗，或是因為過去十個月我看過瑞克，但我覺得他不是罹患多發性硬化脊髓病變。所以，那週六我去了一趟醫學圖書館，看能不能查出他得了什麼病。我花了幾個小時，但終於查到了，我看到一份有關「熱帶痙攣性下肢無力」(tropical spastic paraparesis，簡稱TSP)的報告，那種疾病的描述看起來跟瑞克的症狀很像：背痛、腿部日益無力、下肢反應過度、檢查不出問題。這種疾病的病因是HTLV-1，那是類似HIV的病毒，通過靜脈注射和不安全的性行為傳染。類固醇通常可以穩定病情，或減緩病情惡化，甚至有時還可以逆轉病情。

為了確定這個診斷，週一我找到那篇報告的作者，向他說明瑞克的狀況，並詢問他那會不會是TSP?

他告訴我，那可能是。他說瑞克應該做抗體檢測，如果呈陽性，他應該接受類固醇治療。他也說，那種病當然會傳染，是透過針頭和性愛傳染的。

瑞克的測試結果是陽性，他確實罹患TSP。我開了類固醇給他，但我無法告訴你他後來怎麼了，因為之後我再也沒有見到他。也許類固醇有效，或者更有可能的是，他違反假釋規定，又回到監獄，並以Motrin治療背痛。總之，我始終沒有忘記，他第一次掛急診時，明明身上有危險的症狀，卻無法入院治療。那是我第一次隱約感覺到，這種為了追求最大效率而提供的健康照護，可能衍生什麼結果。

打擊工會的律師

三個月後，他聘用那個律師並否決健康照護人員的加薪要求後，我辭去了醫療主任的職務以示抗議。反正我本來就不喜歡樓上，樓上是讓我看到世間邪惡的地方。

在此同時，我也在樓上學習當醫療主任。

沒有人教我怎麼當醫療主任，所以我就像面對一個令人費解的病人那樣，從過往的記錄學習。我打開門，看遍醫療主任桌上的所有東西，讀遍以前的報告、備忘錄和會議記錄。我也在樓上走了幾圈，認識那些工作人員，接著下樓，從樓上的角度看樓下運作得如何。

一開始要管理的事情很多，醫師助理是歸我管，我必須監督他們的治療活動，需要解雇及招募人才。我也要寫療程，需要注意州政府頒布的新法規、新規範和新計畫，還要處理員工對同仁的申訴。但後來情況逐漸穩定下來，在我接任醫療主任半年後，某天我來上班，突然發現沒事做，只要處理幾件小事，可能一小時就能搞定。樓上很安靜，於是我走下樓，樓下仍規律的運轉。

我回到樓上，坐在辦公室裡，覺得自己好像是多餘的。接著，我突然想到：也許這意味著我做得很好。這讓我想起洛依德女士。或許行政人員做得好，意味著「你沒有別的事做」，或許那就是你判斷優秀管理者的方式。或許很多行政人員之所以裝忙，是為了逃避那種「覺得自己很多餘」或「沒必要存在」的不安感。

＊　＊　＊

我開始瞭解這家診所的內部運作方式，它不是縣立診所，而是社區診所，這兩者截然不同。縣立診所是源自於中世紀修道院的傳統，負責照顧生病的窮人。修道院關閉後，英國的教區和美國的縣郡承接起那個職責。所以縣立診所是由縣政府資助，歸縣政府管轄，需要遵循規章制度，應付官僚，還要接受政府監督。

社區診所是一九六〇年代末期的改革時刻出現的。寶瓶年代的叛逆者（通常是醫生）拿著毛澤東的《紅寶書》，建立社區診所做免費義診，其基本原則是在工人的天堂打造工人的王國。尤其，我任職的這間診所是從拖車起家，醫生和護士最初都是義工，免費義診。沒有人穿白袍、戴白帽，每個人都是直呼其名，人人平等，都是服務整個社區的健康照護人員。這種診所的管理主體是社群本身，亦即由大家選出來的委員會來擔任管理者，委員會也是診所的病人。這種診所很窮時，運作得很好。

但沒多久這種診所就不窮了。由於它運作得很好，州政府也注意到了。州政府開始資助這種診所，原本擔任義工的醫生和護士開始支薪，雖然薪水不多，但至少有錢領。健康照護人員也開始領最低工資，診所開始承租店面經營。不過，委員會仍是唯一的管理主體，畢竟社區診所是為社區看診。

隨著時間經過，資金不斷流入，社區有大量的資金可以運用。我到樓上擔任醫療主任時，我們的預算有一百五十萬美元。我們有三十位健康照護人員、一位醫療主任，甚至還有一個院長。但這個診所還是由大家選出來的社區病人委員會管理。我很快就發現，這種令人欽佩的理想主義結構有一個嚴重的缺陷。

* * *

這時，預算週期開始了，卡洛斯通知我編列預算。他告訴我，我應該照抄去年的預算，他會把去年的預算拿給我看。不過，他一直沒拿給我，但有人拿給我了，因為某天早上我看到預算出現在我的桌上，但那不只是去年醫療主任的預算，而是整家診所的預算，是卡洛斯不想讓我看到的數字。於是，我從頭到尾把預算讀了一遍，那些資料實在很耐人尋味。我開始從金錢的觀點來瞭解這家診所的組成，那就像遇到一個令人費解的病患，你開始閱讀他的病歷，發現關鍵資訊，終於破解謎團一樣。

那一年剛好發生一件前所未有的事：健康照護人員要求加薪，他們從來沒有加過薪，薪水只比最低工資高一點點，每小時五．四六美元。他們的收入低到他們有資格享用自己提供的健康照護。他們要求加薪一〇％，變成五．八七美元，這將使診所每年的支出增加三萬美元，這個總額並不多。從預算可以看出診所負擔得起這筆錢，但聽說卡洛斯不願加薪。

所以，某天早上我發現他辦公室的門竟然開著，他竟然異常地坐在裡頭，我把頭伸進他的辦公室說：「我可以進來嗎？我想談談健康照護人員的加薪議題。」

我坐下來提出我的論點。我說，健康照護人員已經四年沒加薪了，他們努力工作，賺得很少，診所也付得起每年多出來的三萬美元。

卡洛斯聽著，微微一笑，接著搖頭否決。他說，我不瞭解那些員工，對於那些人，「peón buscando patrón。」

他知道我懂西班牙語，但是懂多少呢？

我聽得懂：每個工人都在找老闆，所以我回他：「反過來說也是對的。」

他揚起眉毛，發現我沒有打退堂鼓的意思。

他坦言，沒錯，那樣講也對。老闆需要員工，就像員工需要老闆一樣，但員工對老闆的需要更迫切。他說，重點在於，無論是哪個人坐他那個位置，員工都會把那個人視為老闆。所以最好是由他來當老闆，而且要當一個好老闆：善待自己的朋友及朋友的朋友，惡整他的敵人及朋友的敵人。重點就是讓他繼續當老闆，所以，「不能加薪，也不能加人，現在景氣很糟，聯邦政府緊縮預算，現在能不裁員就很幸運了。」

我聽了很生氣，我知道他在胡扯，因為我找資料時，發現了卡洛斯來這裡當院長三年來的預算，並追蹤了那些錢的去向。他任職期間，診所的預算從一百萬美元增為一百五十萬美元，薪資只占五十萬美元，我不知道剩下的錢花到哪裡去了。我找到許多頁小額支出的花費，那些小錢確實累積起來也不少，但卡洛斯仍享有很大的餘裕。目前為止，他可以找到預算幫自己加薪七%，而且明年還要再加一五%。他把自己的差旅預算提高為原來的三倍，變成一萬五千美元；但同時把病患的交通費砍半，從三千美元砍成一千五百美元。而且，診所後來還增雇了一個人：打擊工會的律師。

我沒有跟他爭辯就離開了。但三個月後，他聘用那個律師並否決健康照護人員的加薪要求後，我辭去了醫療主任的職務以示抗議。反正我本來就不喜歡樓上，樓上是讓我看到世間邪惡的地方，我不喜歡那裡，即使那只是小惡。

不過，我繼續在樓下當內科醫生，每天早上有時間讀書、寫作和思考。卡洛斯和預算、二十二區長那套「健康照護經濟學」、健康照護人員領的最低工資，以及瑞克差點沒診斷出來的疾病之間，存在著某種脈絡。那是政治的、理念的，是我遺漏的，也是大家遺漏的。

但我找不出來那是什麼。

接著，我遇到赫茲太太（Herz）和一本改變我人生的書。

慢療的無形結構

那是另一種體系，
它的範圍不是那麼明確，我們都參與其中，
那是一種能量和連結的體系，有無形的「因」與有形的「果」。

對這家診所來說，赫茲夫婦很不尋常。他們來自奧地利，年紀雖大，但非常健康。漢斯（Hans）八十三歲，海妲（Hedda）七十八歲，他們於一九五六年移居美國。我問他們為何移居美國，他們告訴我：「醫生，只是剛好離開的時候到了。」我就沒再追問下去。

漢斯的個子很高，白髮旁分，站得筆直，肩膀寬闊，肌肉結實。海妲看起來較老，但活力十足，有一雙淺藍色的眼睛和一頭白髮，她也是肌肉結實。在奧地利，他們住在一個山村裡，健行、游泳、舉重。即使現在回到家鄉，他們還是會去爬山。海妲告訴我，他們在車庫裡設了健身房，每天健身，還說我哪天應該去她家看看。她七十二歲生日那天，上了傑克・拉蘭內（Jack LaLanne，譯注：美國健身大師）當時主持的熱門電視節目，並打破了該節目的伏地挺身紀錄，做到貝多芬第六交響曲的第一樂章結束才停止。她對這件事相當自豪，每次來診所都會跟我說一遍。

所以，某天早上海妲打電話給我，緊急要求我幫她看診時，我很訝異。

「醫生，我受傷了。我被東西絆倒了，漢斯跟以前一樣老愛把東西扔在地上，我不小心絆倒了，疼得要命。」

那天我很忙，整天的看診時間都約滿了。

「有多痛？」我問道，「妳還能走嗎？」

「哦，可以，我還能走。」

「有腫起來嗎？有瘀青嗎？關節可以彎曲嗎？」

「有點腫，沒有瘀青，還能彎曲。」

聽起來不太嚴重，但我已經學到，病人特地打電話來時，最好幫他看一下，不管聽起來有多尋常，最好還是看一下。

「好吧，妳下午過來一趟，我把妳插入空檔。」

約莫下午三點，也是診所最忙的時候，我走出檢查室，看到海妲和漢斯。她站在大廳裡，沒有拄著拐杖，甚至連手杖都沒拿，她還沒掛號。

我走過去跟她打招呼，看了一下她的膝蓋，有點擦傷，沒有腫起來，也沒大礙，還可以活動。

「這問題不大，」我說，「是小傷。」

她點了點頭。

我知道，從她家過來一趟不容易。漢斯必須開車上街，然後停車。八十幾歲做這些事情並非易事，所以我有點好奇為什麼他們特地跑一趟。

「那你們為什麼還來一趟？」

她一本正經地看著我。

「我知道讓妳碰一下，感覺會好一些。」

「真的嗎？」

「是的，確實如此。沒事了，謝謝妳。」

我幫她清潔擦傷的地方，貼上OK繃，她和漢斯就離開了。

但是那天剩下的時間，我的腦海中一直浮現海妲的樣子。她很堅毅、強韌、機靈，對自己的力氣和堅韌相當自豪，但她為了讓我摸一下膝蓋，特定跑來一趟。她說我摸一下膝蓋，可以讓她感覺好一些。我摸了以後，她確實覺得好一點了。

這究竟是怎麼回事？

我想起方醫生和他那句：「維多莉亞！就是這雙手！」以及丹斯卡先生和那一打紅玫瑰。我想起醫生和患者之間既奇妙又深刻的關係，想起我從患者身上得到的，以及他們從我身上得到的。大家從未談過那些東西的診斷效用或療效。然而，在我學到的現代人體模式底下，彷彿還存在著某種東西，那是另一種體系，它的範圍不是那麼明確，我們都參與其中，那是一種能量和連結的體系，有無形的「因」與有形的「果」。

我是憑經驗知道這點，但我對它一無所知。現在既然我已經完成住院醫生的訓練，有時間好好休養生息，又身處在我喜歡的環境中，我開始思考：在我學會喜愛的醫療中，新的健康照護體系遺漏了什麼，就像學習愛上一個缺點很多的愛人那樣。

＊　＊　＊

我開始利用上午的時間探索其他的醫療系統，例如中醫、阿育吠陀療法、順勢療法、自然療法。我閱讀書籍，上課，參加研討會。這些醫療系統都很博大精深，但是對我來說，它們的概念都太陌生、太奇怪了，難以融入我自己的經歷和思想中。

後來某天下午，我還在思考這個問題時，來到圖書館的醫療人類學區，看著這裡的藏書。我看到美洲原住民醫學、民俗醫學、中醫，還有**賓根的希德格醫學**。真有趣，這個賓根的希德格是誰呢？我把那本書拿出來。我從那本書的前言得知，賓根的希德格是十二世紀的德國修女、遠見家、作曲家和醫生，寫過一本醫學書，剛從拉丁文譯成德文，再從德文譯成英文。我站在那裡讀那本書時，越讀越感興趣。

我原本預期中世紀的醫學書是在講蠑螈眼和蛙腳之類的巫醫，但希德格的醫學不是那麼一回事，而是治療真正的患者，那些患者所罹患的疾病也是我認得的。但它採用的身體模式與現代的醫學模式截然不同，我無法確切指出是哪裡不同，但它看起來很像中醫和阿育吠陀療法。為什麼會這樣呢？我不禁納悶，在現代醫學出現以前，難道大家是採用希德格的醫學嗎？大家認為它太過時、太中世紀，所以把它排除在現代醫學之外嗎？它會不會是西醫欠缺的東西？正好可以用來解釋這些年來我看到那些無法以西醫解釋的現象？

我把那本書借回家研讀，當時我完全沒料到我剛剛發現了慢療的無形結構及傳統根源。

我們就是診所

打從創立之初，這裡就是診所，所以我們一直在樓下。樓上是以樓下為基礎蓋出來的，少了樓下，樓上就沒有基礎，必塌無疑。

在此同時，那些健康照護人員並未放棄爭取微幅的加薪。

卡洛斯拒絕把加薪列入預算後，他們去找工會，工會建議他們找卡洛斯開會，看他是否願意改變主意。他們照工會的建議做了，而卡洛斯依然不願加薪。接著，他們寫信給委員會，要求委員會開除卡洛斯，委員會拒絕了。後來他們發現，委員會的會長就是卡洛斯的朋友，會長和其他委員都不是診所的病人，但診所的章程規定委員都必須是診所的患者。於是，他們提出一份請願書，要求委員會自行解散並舉行新的選舉[51]。

樓下的多數員工都是工會成員，我們在請願書上簽名，接著去開會，並打算在會議上把請願書遞給委員會。我把車子停好，走到樓上。會議室裡擠滿了人，委員會坐在一張長桌的前面，我們坐在桌子的兩旁。我看到會長拿著議程表在搧風（我曾經在卡洛斯的辦公室裡見過她），委員會聆聽工會報告，接著投票，最後以五比〇的票數否決工會的請願。委員會說：「感謝各位出席，現在委員會還有其他的事情要討論。」

我們魚貫而出，我回去開車時，發現車子的四個輪胎都被割破了[52]。

＊　＊　＊

現在除了開工會會議以外，大家已經束手無策了。我們每個人（包括醫生和護士）都屬於同一個工會。那個工會是社區診所的扁平架構所留下的東西。醫檢師助理瑪塔（Marta）把她家借給我們開會。那是一間小房子，鋪著灰白色的粗毛地毯。我們討論了如何幫健康照護人員爭取加薪。

布里吉醫生指出：「我們已經試過要求撤換委員會了。」

「不然你期待什麼結果呢？委員會都是卡洛斯的人，這是眾所皆知的事。」有人如此回應。

「如果我們直接跳過委員會的會員呢？」一位護士問，「直接找監督人？」

「他們永遠不會支持我們的，他們是管理階層。」

「那登報呢？鬧上媒體呢？」

「我們太小了。況且，我們至少還有工作。在這個社區裡，時薪五·五六美元聽起來不錯了，感覺是還不錯的數目。」

大家陷入沉默。

「我們又不能罷工，病人需要我們。病人在診所裡，我們在診所外罷工抗議是不道德的。

「對，我們不能罷工。」

大家陷入思考時，現場靜默無聲。

「我們沒什麼影響力。」有人說。

「對啊，我們沒有影響力。」另一人附和。

這時我的腦中突然浮現一種幻象，那不是希德格式的靈視景象（vision）——沒有閃光和天使從天而降，但依然是一種幻象。診所是什麼？樓下是診所，樓上完全沒有擦過半滴眼淚，也沒有包紮過任何傷口。我們不需要卡洛斯和樓上的一切，但他們需要我們。打從創立之初，這裡就是診所，所以我們一直在樓下。樓上是以樓下為基礎蓋出來的，少了樓下，樓上就沒有基礎，必塌無疑。

「我們擁有所有的影響力。」我大聲說道，「沒錯，罷工是不道德的。但是既然我們是診所，我們可以把診所移到外面，搬出建築。畢竟，當初診所就是這樣起家的。這樣做既是一種聲明，也是一種行動。我們可以租一台拖車，把它停在鐵柵欄的另一邊，掛上招牌，招牌上寫著「診所」。我們可以在裡面看診及照顧患者，一如既往。我們可以設立檢查室，幫病人量血壓，看玻片，寫記錄和醫囑，做診斷與治療。我們會持續追蹤病人就診的記錄，但不收錢。我們依然照顧樓下的患者，但這樣一來，樓上就沒錢賺了。」

瑪塔的客廳陷入一片沉寂。

每個人都明白了。

我們就是診所，我們握有力量。

* * *

翌日上午十一點左右，卡洛斯出現在樓梯的頂層，看起來好像整夜沒睡。

他說他有要事要宣布，叫我們在底下集合。他改變主意了，健康照護人員可以加薪。

在那段簡短的講話中，他有點激動，但不失禮。那一整天，樓下異常的安靜。大家都納悶，為什麼卡洛斯屈服了？

後來我們查出原因了，工會會議上有他的間諜：醫檢師助理瑪塔。我們就是在瑪塔家舉行會議，她把一台錄音機放在大錢包裡，擱在長毛地毯上錄音。卡洛斯知道我們的罷工計畫，一想到我們打算把診所移到外面，他就嚇得投降了。

所以我們從來沒試過我腦中浮現的幻象，至今我仍然覺得有點遺憾。我從未忘記那一刻在灰白色長毛地毯上的力量，全體健康照護人員都意識到我們有能力推動需要發生的改變。

關鍵在於我們決定運用那股力量。

CHAPTER 13

樓上樓下

中場暫停或宇宙蛋的裂縫[53]

希德格對整個宇宙的看法，是一幅觀察入微、也符合解剖學的出生圖像！中間的地球不僅是地球，也是陰道；嬰兒頭的出現是以天堂之河湧現來代表……希德格那幅畫就像現代醫學書裡的圖畫一樣栩栩如生。

這似乎是個好聚好散的時間點。

我已經準備好邁開下一步，雖然我還不知道接下來要做什麼，但那應該和希德格有關。為此，我需要一種遠離政治的平靜生活。

卡洛斯欣然接受我的辭呈，他的嚴肅表情下，只露出依稀的微笑，那微笑意味著某種勝利，也意味著理解。畢竟，他不僅是聰明人，也悟性高。

於是，我又放了一次長假，讓自己抽離醫療一段時間以反思目前為止的所見所聞。我所瞭解的醫學正在改變，它正轉變成健康照護。而且健康照護聽起來愈是信心滿滿，我就愈感到不安。

一路走來，我學到的醫療如此詳盡、如此徹底。沒錯，它確實有性別歧視，有種族歧視，是由男性主導，充滿評斷；但它也是卓越的、有效的、令人激賞。葛瑞格醫生、古魯相隄醫生、梅若醫生和其他人無疑都教了我、也堅持要我學習一些寶貴及人道的東西。

但現在，每當我想到診所，想到卡洛斯，想到二十二區長，想到赫茲夫婦和瑞克·莫利納，我彷佛聽到了幾種不同的曲調，某支樂曲中有幾種不同的主題，只是無人知曉那樂曲的整體性。

那裡面有行政人員的曲調，那是權力、掌控、為自己賺錢的曲調。那裡面也有商業的曲調，那是保險公司和服務公司紛紛湧現，以提供各種新的「健康照護」，藉此獲利的曲調。那裡面還有科學的曲調，那是主張所有的知識都很好，所有的真理都很好，但背後隱藏著達爾文主義的道德標準——不僅追查及探索，也發表及取得專利。

這三者都知道他們可以結盟，組成一個行政——商業——科學聯盟，那就是導致瑞克差點沒診斷出疾病，只有我找出病因，其他人一無所知的原因：行政單位要求盡可能提供最便宜的服務；商業單位答應提供那種服務，科學單位提供工具讓這種情況發生——至少表面看來是如此。

然而，在這三個曲調的背後，還有另一種曲調。如果我是作曲家，那會是一首在繁花似錦的草地上翩翩起舞的中世紀舞曲，背景是口琴聲，上方笛聲悠揚，主音調是人際關係，主題是專注、安靜、開放。在行政、商業、科學曲調的背後，我聽到了那個曲調。我們就像赫茲太太那樣都聽到了那個曲調，甚至跟著曲調翩翩起舞。

二十二區長比卡洛斯還要危險。

時間會證明，卡洛斯不過是個騙子、失敗者罷了，或至少只是個有嚴重缺陷的人。所以，我們可以忽視他的影響力，因為他不是新「健康照護」體系中包藏的禍心。他只讓我意識到，健康照護可以用來追求一己私利。未來他會受審，被判有罪，達成認罪協議或被判入獄。他讓我意識到的事情，都是我早就知道的事。

但二十二區長讓我意識到原本我不知道的事，當時，他對醫學的看法令我震驚，直到今天依然如此，因為他仍是二十二區長，數十年來他積極採納使健康照護變得愈來愈便宜的新概念。他把泰勒（Taylor）的《科學管理原則》（*Principles of Scientific Management*）套用在健康照護人員上，彷彿我們是在裝配線上根據管理規程來生產健康照護的勞工。計時器、品保措施，電子病歷、全面品質管理等等，他都深信不疑，而且他自己甚至不是那些做法的獲利者，健康照護只是提供他穩定的工作而已。他想必未曾因為在前往大馬士革路上生病，親身體會自己打造的健康照護生產機器，而幡然悔悟，徹底轉念（譯注：《使徒行傳》記載，保羅原是基督徒的迫害者，從耶路撒冷到大馬士革抓捕基督徒，路上他遭到擊倒，眼睛暫時失明，並聽見耶穌的聲音，幾天後到了大馬士革，他被亞拿尼亞治癒並受洗加入基督教，成為基督教對外邦人宣教的使徒。因此「大馬士革路上」在基督徒之外有時是用來指心靈的轉變）。

我們有辦法開除卡洛斯，但無法開除二十二區長。

對我來說，瑞克是一個重要的病人，不是因為他再次證明了醫療在邏輯或關懷方面的力量。他之所以重要是因為，他證明了二十二區長推動的制度確實達到了他想要的結果。取得正確的診斷永遠不屬於「品質保證」的一環。

赫茲太太則證明了相反的情況。她和先生如此高齡，特地開車來診所一趟並在候診室裡等候，只為了讓醫生摸她的瘀傷，那樣做毫無效率可言，卻很有效，這種療效如何納入效率至上的管理規程中？

那正是我想回答的問題。

希德格的世界

對希德格來說，宇宙就是那顆蛋，
裡面是身體的宇宙，身體內有所有的蛋和所有的天地萬物。
蛋生出了自己，根本就是內外結合的榮格版曼陀羅。

自始至終，賓根的希德格一直在召喚我。她彙集了寶瓶裡流出的涓涓細流，包括另類醫學、女性主義、生態、靈性。

她的醫療巧妙地融入我當初找到它的地方（圖書館的醫療人類區），就擺在民俗療法、美洲原住民醫學、中醫、阿育吠陀醫學之間，或許它融入得太巧妙了。在希德格的著作譯本中，她提出了以下的現代建議——多運動、減肥、避免糖類和咖啡的攝取——這些建議在當時看來似乎不合時宜，我甚至不確定——四〇年代的德國是否有咖啡和糖。她的理論也與中醫和阿育吠陀醫學出奇地相似。她的理論也是以維持熱與冷、濕與乾之間的平衡為基礎。此外，還有維持對應的通用元素與體液之間的平衡。我不禁好奇，為什麼她對人體的看法跟中國人和印度人對身體的看法如此類似？

再者，她的人生也很特別。希德格讓我們對以前學到的中世紀知識產生質疑，以前我們學到中世紀是愚昧無知的。如果我們認為現代女性的處境很糟，試想，中世紀有多慘。然而，她卻經營著自己的修道院，以拉丁文寫神學書，還當醫生，不僅為修道院的修女治病，還為孩子、嬰兒、孕婦、男性治病，甚至還治療陽痿的男人！她的女性身分吸引了我的想像力，而且她也提出了我那個年代正在發揚光大的女性主義精神。

她也提出「viriditas」（綠化或綠意）這個奇妙的概念，那個概念和有機食物運動、生態、現在的環保意識如此巧妙地融合。

最後，是她的靈視景象（vision）。她的修道院手稿中有許多插圖，有些甚至是整頁全以金銀、珍珠、植物染料製成的，令人看得入迷，就像夢境一樣的狂野和熟悉。例如，一位鬈髮的年輕人聞著花梗上的花朵，那朵花跟他的身體一樣大；一個巨大的女王把一群人擁抱在懷中；一個可怕的魔鬼在人世間撒野；還有宇宙蛋。

宇宙蛋是希德格描述的第三個靈視景象，她把整個宇宙看作一顆蛋或蛋形的東西。中央是圓形的地球，看起來很像我們從外太空看到的地球；天堂之河從地球奔湧而出；接著地球的周圍是深藍色的天空，空中布滿金色的星星；藍色天空的周圍是金紅色的火焰。角落分別是四種方向的風——北風、南風、東風、西風——畫成臉孔狀，呼呼地吹著。所以那是一個曼陀羅，以圖形顯示中世紀的地心宇宙概念。那些風是原動力，吹著地球周圍的天空。地球的上方（亦即那張圖的頂端）是中世紀的行星（水星、火星、金星、土星、木星）和太陽；地球的下方是鐮刀狀的月亮。

所以，某種意義上來說，希德格的靈視景象可以解讀成一個隱藏的創世星相圖，顯示上帝在東方同時創造出太陽、月亮、諸多行星的時刻，讓風開始吹動，於是時間就此啟動。

但我很好奇，為什麼是呈現蛋的形狀呢？希德格稱之為「蛋」（拉丁語是*ovum*），畫出來是一顆蛋，以代表蛋形（卵形），但沒有蛋殼和蛋黃。我試著去解讀為什麼是蛋形時，突然意識到那幅畫也帶有其他的含意，難怪我會覺得那麼熟悉及迷人。我站在床尾接生，等候嬰兒的頭部露出時，看過它很多次了，而且很久以前，梅格分娩時，我第一次看到。

我震驚地意識到，希德格對整個宇宙的看法，是一幅觀察入微、也符合解剖學的出生圖像！中間的地球不僅是地球，也是陰道；嬰兒頭的出現是以天堂之河湧現來代表。在外面，紅色和金色的火焰代表大陰唇和小陰唇，星星是巴氏腺（Bartholin's glands）。在陰道下面，月亮代表肛門；在陰道上方，行星是尿道和陰蒂。希德格那幅畫就像現代醫學書裡的圖畫一樣栩栩如生。

這真是瘋狂。

後來我發現那不像我想的那麼瘋狂：中世紀的教堂裡，常有出生的雕塑，那種雕塑甚至還有名稱：sheela-na-gig（譯注：中世紀的裸女石雕，兩腳張開，雙手凸顯私處，常見於英國和愛爾蘭的教堂。Sheela-na-gig 一詞源自愛爾蘭文 Síle na gcíoch，意思是Julia of the breasts）。

但是希德格那張圖的意境更加深遠，因為她把創世（開天闢地）想像成誕生，她創造了一種類似「翻花繩」遊戲的概念：宇宙本身是從身體（亦即宇宙）出來了，她以圖像回答了究竟是雞生蛋，還是蛋生雞的問題[54]。

對希德格來說，宇宙就是那顆蛋，裡面是身體的宇宙，身體內有所有的蛋和所有的天地萬物。蛋生出了自己，根本就是內外結合的榮格版曼陀羅。希德格用那張圖結合了多年前我第一次看到的兩幅圖像：在紐曼家的樓頂上看到星空從我頭頂上掠過的畫面；梅格在我以前的臥室裡分娩的畫面。再也找不到比那更有詩意的圖了。

這位創造、想像並為我們展示中世紀完整醫學世界的女人究竟是誰？

＊　＊　＊

現在我知道接下來要做什麼了，我想瞭解希德格的世界，我會先從學習拉丁文開始，以便從她的用語來直接研讀她，而不是透過譯文。但是為此，我需要找一個不同的工作場所——一個沒人割破輪胎、沒有委員會議、沒有政治角力的地方，讓我安心地專注思考。

接下來的幾個月，我四處面試，以尋找那個完美的職位。最後一次面試是發生在一個最不可能的場景，那家醫院比我想像的還要完美。那裡不僅可以遠離政治，更體現了希德格的教誨。

那是個慢療國度。

14 綠色生機[55]

希德格確實運用這個源自園藝學的概念，開發出獨到的見解，她把這個概念套用在人體上。根據那個觀點，身為醫生，我不該只是身體的技師，去找身體哪裡故障並加以修復；我也應該是身體的園丁，去滋養身體的綠色狀態，移除阻礙其生機的障礙。

我開車去面試，第一次看到那家坐落在山上、俯瞰著大海的醫院時，吃了一驚。以前我曾把患者送來舊金山的深池醫院（Laguna Honda），但我從未來過這裡，本來我以為這裡是專收慢性病患者的大型公共福利設施。結果不是，它看起來像一座中世紀的修道院，有米色的牆壁、紅瓦屋頂、鐘樓和塔樓。

醫療主任梅潔醫生（Major）在她的辦公室裡面試我，接著帶我參觀醫院。

神恩院舍

這是一種古老的照護模式，可溯及中世紀，那時的修士和修女免費照顧窮困病人，他們把那些照護視為天職的一部分。

她一邊走一邊解釋，這家醫院原來是舊金山的濟貧院。在醫療保險出現以前，這種濟貧院負責照顧生病的窮人。縣立醫院是照顧急性病患，縣立濟貧院是收容其他的病患，包括出院返家前需要更多照護的慢性病患者、失業者、無家可歸者、老人、瘋子、孤兒——只要是你不知道該怎麼處理的人，都可以送到濟貧院。因此，濟貧院通常很龐大。深池醫院占地六十二英畝，有一千一百七十八位病患，三十二位醫生，一千五百位工作人員，一名住院牧師和一名住院修女。

她解釋，這是一種古老的照護模式，可溯及中世紀，那時的修士和修女免費照顧窮困病人，他們把那些照護視為天職的一部分。這些地方原本稱為神恩院舍（God's Hotel），在法國，他們仍以hôtel-Dieu稱之。美國一度每個縣郡都有免費的縣立醫院和免費的縣立濟貧院，但一九五〇年代許多縣立醫院和幾乎所有的濟貧院都關閉了，左派是基於公平正義的理由而要求關閉，右派則是基於經濟的理由而要求關閉。梅潔醫生認為，深池醫院可能是美國最後一家濟貧院。

接著，我們從上色的聖方濟雕像底下經過，我看到病人住的長型開放式南丁格爾病房。接著，我們上樓，她帶我看X光機，我可以在那裡自己看X光片。她也帶我看醫檢室，裡面有顯微鏡，我可以在裡面自製玻片。我們走過一九五〇年代風格的美容院，裡面還有鋼盔式的吹風機。我看到一間禮拜堂，其實那更像個小教堂，裡面有彩色玻璃窗，拋光的木質長椅，牆上還有非常政治不正確的「耶穌受難像」（譯注：共十四幅圖畫，顯示耶穌基督生命最後發生的不同事情）。我們走到室外，她帶我看了溫室、鳥舍、小農場。那些設施是為了讓病人種盆栽，觀察雞蛋孵出小雞，欣賞動物而設立的，即使是長期臥床的病人也能看到。接著，我們走回辦公室，她給了我那份工作。

當時我不知道，也不確定要不要接。這裡跟我見過或甚至想像的醫院都不一樣。但是這裡不需要隨時待命，週末也不用上班，那是我找到唯一可以一邊行醫、一邊研究希德格的地方。所以我為了保險起見，告訴梅潔醫生我暫時來做兩個月，我本來以為她不會接受。

沒想到，她一口答應了。她說入院病房需要多一位醫生。

我問道，什麼入院病房？

那是每個病人送來這裡的第一站。那裡就像其他的病房，有三十六個床位，有三個醫生每天接三個新的患者入院，那裡雖然步調比較快，有時甚至很繁忙，但我有很多時間可以檢查病人，妥善地做好身體檢查，追蹤他們。她說，我會喜歡的。

重點在於過程

剛見面的第一分鐘，我們就只是互看著彼此，那是一段長期關係的開始。病人身上可能出現的一切都已經呈現在眼前，等著我去發掘。

我確實很喜歡。

那裡是我行醫生涯中最迷人的地方，兩個月後，我並未離開。部分原因在於那裡是濟貧院，全市五十五萬人口的底層十分之一裡，有一%是由那裡照顧，所以那裡的患者落在離平均值三個標準差的地方，而且是各種平均值。他們是我見過最高和最矮、最胖和最瘦、最好和最差的病人。那裡幾乎什麼病都有，所以我在那裡學到了大量的醫學知識，《哈里遜內科學》裡收錄的疾病幾乎都出現了——因為如果一種疾病的發生率是每十萬人中有一例，我們至少會看到一個病人。

每天我們會接收三名新病人，他們通常是上午晚些時候從縣立醫院、私立醫院或家裡送達，有時是直接從街頭送來。所以上午大部分的時間，我可以好好地照顧另外十一個病人，他們分別處於不同的恢復階段。我會在病房裡繞著走，探視每個人，跟護士交談，看他們的醫檢報告，跑上樓看前一天照的X光片，接著寫下醫囑。這感覺很像實習醫生，但壓力沒那麼大。等新病人抵達時，我已經打理好其他的病人，除非遇到緊急狀況，否則我有一整天的時間可以好好地檢查新的病人。

我很快就學到，新的病人送達時，最重要的是馬上去看他們，這件事甚至必須排在看病歷或跟家屬談話之前。以前我學到的不是這樣，但是先看病人可以讓我得出自己的結論，不受既有的診斷所影響。所以，新病人一躺上病床，我就會走進病房去找他，坐在他的床上或椅子上。剛見面的第一分鐘，我們就只是互看著彼此，那是一段長期關係的開始。病人身上可能出現的一切都已經呈現在眼前，等著我去發掘。我會看到他有多清潔或骯髒，多快樂或悲傷，多害怕、煩躁或平靜。我可以馬上感覺到他病得多重，還剩下多少生命力，那是最重要的衡量指標。

我們會聊一下，但聊得不多。之後我們會再聊，我會先檢查病人的身體。

儘管如今有一種運動想要詆毀、甚至禁止身體檢查，宣稱身體檢查沒有「證據基礎」，不「客觀」，但我依然認為，沒有別的方式比徹底檢查病人更好、更能獲得較多的資訊。我們之所以為病患做身體檢查，不是因為那是一種儀式，不是因為那是傳統，也不是為了強化醫病關係，只是因為診斷結果就在身體上。古魯相隄醫生讓我永遠相信這點。

檢查完病患後，我才會回到醫生的辦公室，逐頁翻閱病歷。那些病歷對於同一個問題，總是存在著分歧、不一致的診斷，列了多種藥物治療。接著，我會與家屬討論，打電話給患者以前的醫生，以釐清分歧及確立真正的診斷。我會按照凱利醫生很久以前教我的方法，把那些病人從最重要到最不重要依序排列。最後，我會以現代醫學的簡明格式來撰寫病人的故事，包括病史、身體檢查、醫檢和X光、評估、醫療計畫。

每天我都會檢討那份醫療計畫，並隨著病情的明朗化加以重新規劃。由於新病人通常會在入院病房裡待上幾週，我有時間釐清狀況，並確保他離開時，有正確的診斷及獲得正確的治療。

我不僅有時間得到正確的診斷和治療，護士也有時間把事情做好。所以病人離開時，他已經被打理得乾乾淨淨——刮了鬍子或理了頭髮，剪了指甲，傷口逐漸癒合。社工和治療師也有足夠的時間——每個人都有足夠的時間把本分做好。儘管表面看來那些時間的運用似乎沒有效率，但實際上的效率始終令我嘖嘖稱奇，甚至從健康照護經濟學家的觀點來看亦然。

例如，病人剛來時，通常服用十五到二十六種藥物，但實際上他們只需要四、五種。多年來，他們逐漸累積了那些藥物，因為醫生沒時間幫他們停掉可能沒必要的藥，而是直接開新藥。他們也可能累積了多種診斷，有些嚴重的診斷是他們不再有或本來就沒有的病（例如癲癇、糖尿病、高血壓，甚至癌症或愛滋病），卻依然持續服用藥物，繼續做沒必要的醫檢。確立正確的診斷，並幫他們停掉沒必要的藥物（以及那些藥物所衍生的副作用和不良反應），需要花很多的時間，但長遠來看，如此省下的金錢比成本還多。速度慢了一點，但療效更好。

我一再見證這樣的事實，但我一直不知道該怎麼思考這種醫療方式，直到後來慢食運動終於在美國掀起風潮，我才恍然大悟。我開始瞭解慢食運動以後，看出它和我多年浸淫的醫療之間存在著耐人尋味的共鳴。

慢食並不是真的講究時間的快慢，而是特別在意根本——食材，那確實需要時間（農民的時間和園丁的時間），以及廚藝、經驗和知識。它強調接受現有的東西——當季、天氣、氣候——順勢而為，而不是逆勢而為。它會把阻礙植物健康成長，阻礙它獲得沃土的東西移除，而且是藉由一些左調右調的小動作達成。那是它「慢」的原因。

我逐漸明白，慢食的重點在於過程。如果你只把焦點放在最終的成品上，即使有最好的食材，也無法獲得美好的一餐。所以慢食意味著某種「方式」，某種準備的風格。一邊準備食材一邊啜飲葡萄酒，一邊烹飪一邊品嚐味道，不見得完全照著食譜烹調，因為——怎麼可能呢？這種番茄和那種馬鈴薯各有它的風土條件，和別的番茄和馬鈴薯的生長環境不同，有不同的風味、甜度、酸度、土香、嗆辣感。所以每道菜都是獨一無二的，無法按照演算法或程序來複製。同一份食譜每次都會創造出不同的風味、滋味和口感。

慢食是在地的、個別的、關係的。

就像我在入院病房裡從事的醫療一樣，慢食也不會比速食來得昂貴，儘管它看起來似乎應該比較貴。幾年後，友人羅莎琳證明了慢食確實比較便宜，她參加了糧票（譯注：政府發給貧民的食物券）挑戰，想辦法以糧票的預算餵養全家。她不僅體重減輕了，過程中也裝滿了兩個冰箱。她花了更多的時間，但省下了更多錢。

慢食開始滲入我的思維。但慢食和醫療的關聯開始在我的腦中成形，是我遇到患者柏絲莉女士（Persily）及停止治療她以後。

病人有拒絕的權利嗎？

我只是想搞清楚，這些患者真的想插管維持生命嗎？他們有同意插管嗎？有人真的同意過嗎？

在遇到柏絲莉女士之前，我一直覺得精神科醫師薩繆爾・沈姆（Samuel Shem）在《上帝之屋》（*The*

House of God）中提出的醫學定律第十三條很諷刺。那部小說是描述實習的經歷，我把那本書的犀利反諷內容視為指南。

我試過書裡的其他定律，例如第三條：「患者心臟驟停時，第一步驟是量你自己的脈搏。」第十二條：「如果放射科住院醫師和醫科生都在胸部X光片上看到病灶，那就不可能有病灶。」但我從來沒試過第十三條：「提供醫療服務就是盡可能不做任何事情。」

我之所以沒試過，是有原因的。那時，我相信醫學，醫學說服我相信它是有療效的。手術有效，麻醉有效，抗生素和靜脈注射、心電圖、醫檢、X光都有效。它們可以讓病人入睡，移除癌症、治癒感染、診斷出心臟病。我所有的醫生朋友也都相信醫學。所以我們治療患者時，是採用醫學院、實習、住院訓練時所學到的知識。

不過，那個月發生了一件事，梅潔醫生暫時關閉了入院病房，以便向外界清楚傳達：如果醫院遭到的預算削減沒有取消，會發生什麼狀況。所以那段期間我被分配到L8病房，那裡的病患主要是有嚴重痴呆症的女性病人，那裡的護士長是來自賴比瑞亞的布萊克女士（Blake）。

布萊克的身材纖細嬌小，打扮整潔，長得漂亮，棕黑色臉龐上沒有一絲皺紋，鼻梁挺直，下巴線條緊緻，嘴唇緊閉。我聽說過她是反墮胎及反安樂死運動的支持者，她也竭盡所能地延續L8病房內那三十六位病患的生命，即使那些病患大多已不發一語，身體萎縮，只有在抽血或插入餵食管時才有生命跡象。

我到L8號病房的第一天早上，布萊克遞給我一疊每月要簽的醫囑。我在護理站坐了下來，開始逐一閱讀，慢慢地發現，幾乎每個病人的單子上最後都包括插餵食管。

餵食管是一種細小的橡皮管，當病患需要補充人工營養時，就會從鼻子插入那根管子，經過食道進入胃部。一九五〇年代，外科醫生首次使用餵食管，讓暫時無法進食的手術患者可以獲得需要的卡路里、蛋白質和維生素，以利術後康復。一九六〇年代，那根管子也傳到了內科，醫院開始用它來餵食永遠無法進食的患者（例如嚴重中風），或是作為老年痴呆症末期的最終共同路徑（final common pathway）。這種運用有兩個問題，首先，病人討厭餵食管，老年痴呆患者會試圖自己拔除管子，所以需要把他們綁住，亦即綁在床柱上，以防他們自己拔管。第二，一旦插入餵食管，病人幾乎可以無限期地活著。

你問一般人，身患絕症時，是否想靠餵食管來維持生命，多數人的回答是不想。所以我翻閱那些醫囑時，布萊克不耐煩地站在我身後。那時我只是想搞清楚，這些患者真的想插管維持生命嗎？他們有同意插管嗎？有人真的同意過嗎？

我問布萊克：「是誰同意插那些餵食管？」

她皺起眉頭說，沒有人需要同意，這就是餵食。病患再也無法自己進食，必須以管子餵食。不餵的話，他們就會死亡。

「但妳又要我幫他們簽這些單子，家屬有同意嗎？」

布萊克沒有回答。

我放下那疊單子，走到梅潔醫生的辦公室，跟她討論我該怎麼做。

我告訴她，除非有人想靠餵食管維持生命，否則我認為不該讓他們插管活下去，目前也沒有任何證據顯示那些病人想那樣活下去。臨終之前，停止飲食是很自然的反應。到了某個時點，護士把湯匙推向患者的嘴唇時，患者會把頭撇開。如果護士強行餵食，他們會開始咳嗽；如果他們插入餵食管，要不是自己拔除，就是遭到束縛。雖然餵食管的目的是為了避免患者罹患吸入性肺炎，同時提供患者營養，但他們插管後，還是照樣得吸入性肺炎。我真的有必要簽那些醫囑嗎？難道病人或家屬都沒有被告知、詢問，甚至拒絕的權利嗎？

梅潔醫生告訴我，她很清楚布萊克的狀況以及她對餵食管的堅持，整家醫院都有這些問題。我們從未同心協力找出病人臨終時真正想要什麼，所以她成立了一個道德委員會來探索這個議題，她問我想不想參與？不過，籌組委員會需要一段時間，目前我應該把心力放在要事上。

我告訴她，我很樂於加入委員會。

接著，我回到布萊克那邊，坐下來，簽了那一疊醫囑。

病人希望我們怎麼做？

這樣一來，我也從她的身上剝奪了那個快速輕鬆死亡的可能性，使她繼續承受著痴呆症的惡化，最後不得不插餵食管並遭到束縛，延長奄奄一息的垂死人生。

L8病房出奇地平靜，病人一旦痴呆到某種程度，她似乎也達到某種新的穩定狀態。這是一種牛頓第一「生命」定律：生命不受阻礙時，會持續延續下去。這裡幾乎沒什麼動靜，他們也不會生病，三十六顆心臟持續跳動，七十二片肺葉持續呼吸，三十六個大腦持續處理讓心肺功能正常運作所需的最少活動，其他的一切毫無衰竭跡象。

我在那個病房值班的最後一週，週一上午，柏絲莉女士突然病了。

那天早上我來上班時，布萊克告訴我，二十四號床的柏絲莉女士發燒四十度，在咳嗽，血壓低，我必須把她轉到急症病房，讓她獲得抗生素、氧氣，以及治療肺炎的靜脈注射藥物。接著，她遞給我轉診單，她已經填好一切，我只需要簽名。

「這是家屬希望我們做的嗎？」我問道。

「她有肺炎，必須轉去急症病房。我們這裡無法治療她，她會死的。」

「我先看看柏絲莉女士的狀況。」我告訴她。

接著，我穿過很長的病房，看到左邊的女士、右邊的女士、前方的女士一個個蜷縮著身子，她們的床邊大多吊著黃色袋子的餵食管，不斷地滴著。

我看到柏絲莉女士蜷縮著身子，往右邊側躺著，全身上下所剩無幾，身上沒剩多少脂肪，頭上也沒有多少捲曲的頭髮，除了眼睛轉來轉去以外，身體幾乎沒有活動，眼睛也看不見什麼。她的身體很燙，脈搏跳得很快，呼吸也很淺——幾乎可以肯定得了肺炎。

我還記得二十世紀初卓越的內科醫生威廉．奧斯勒（William Osler）對肺炎的描述，他說那個病是「老人的朋友」，因為在那個沒有抗生素的年代，那個病可以迅速讓人遠離人世。我想到布萊克要我簽的轉診單，那張單子會把柏絲莉女士送到急症病房，她的肺炎將在一週內治癒。這樣一來，我也從她的身上剝奪了那個快速輕鬆死亡的可能性，使她繼續承受著痴呆症的惡化，最後不得不插餵食管並遭到束縛，延長奄奄一息的垂死人生。這也讓我想起了卡莫納女士。

我走回護士站，拿了柏絲莉女士的病歷，根據入院單上填寫的家屬資料，打了電話給她的女兒。我向她解釋狀況，並問她：我們應該把她的母親轉移到急症病房以治療肺炎嗎？

她的女兒問道，醫院那邊還能做什麼？她以為我們非得治療肺炎不可。我回應，不是非治療不可，我們可以把她留在這裡，讓她舒適地待著，順其自然發展。我又問道，如果柏絲莉女士能說話，她會希望我們怎麼做？

她女兒說，他們從未談過那件事。

她沉默了一會兒，接著說：「好，我們就那樣做吧。那樣聽起來是對的，我相信我媽也會希望那樣做。我們就讓她留在原病房吧。」她女兒又問我，可不可以打電話跟她的妹妹及弟弟解釋？

我說，沒問題。

我花了一個小時打那些電話，但最後家屬都有共識了，他們決定讓母親留在原病房，不給她抗生素、氧氣或靜脈注射，順其自然發展。

布萊克氣炸了，我離開病房後，她打電話給那兩個女兒和兒子，積極說服他們不要順其自然發展，但他們堅持住了。

「自然」是一種療法

柏絲莉女士並未獲得任何醫療，她的肺炎就消失了。應該是別的東西治好了她，只有「自然」有那個能力，畢竟我們當初選擇了順其自然。

第二天早上，我走向病房時，想起柏絲莉女士，我想她的病情應該惡化許多——體溫更高，呼吸更吃力，伴隨著輕微的咳嗽。也許我應該開一些麻醉劑給她，那可以紓解肺炎引起的呼吸困難。

然而，當我走到那裡，過去看她時，我很驚訝。她躺在床上，正常地呼吸。我摸一下她的額頭，發現退燒了。我量了一下脈搏，發現脈搏也慢下來了，呼吸不再急促。她似乎稍微好了一些，這是我始料未及的。

那一整天，我一直等著接到她過世的消息，但那通電話始終沒有出現。我下班之前又去看她一次，發現她的狀況又比早上更好了。翌日早上，她已經恢復往日的狀態，護士正在餵她吃早餐，她從床上坐了起來，張大嘴巴讓護士餵食，接著吞下口中的食物。她已經沒有發燒，也沒有咳嗽。柏絲莉女士的肺炎無疑已經治好了，又或者，「痊癒」是更貼切的用詞。

我很驚訝，柏絲莉女士已經不年輕了，肺炎若要致命的話，肯定是先奪走虛弱老人的命。但現在她沒有發燒，脈搏正常，呼吸也正常了。當初如果把她轉到急症病房，讓她獲得氧氣、抗生素和靜脈注射，並以同樣的方式復原，我可能會認為那只是再次證明現代醫學的療效。然而，柏絲莉女士並未獲得任何醫療，她的肺炎就消失了。

應該是別的東西治好了她，只有「自然」有那個能力，畢竟我們當初選擇了順其自然。

接著，我又想起奧斯勒醫生，這次我是想起他提出的統計數據。在那個抗生素尚未發明的年代，有二五％的肺炎患者死亡，那比例確實很高，但也表示有七五％的肺炎患者沒死，也就是說，自然治癒了他們。你仔細想想，那是很高的治癒率。如果「自然」是一種療法，它應該申請專利保護，那可以賣到很高的價格。

這時我已經研究希德格和她代表的「前現代醫學」一段時間了，我知道我們的祖先已經知道自然的療癒力，他們甚至為它取了一個名字：*vis medicatrix naturae*（自癒力）。Nature（自然）一字來自拉丁文的 *natus*（*nasci* 的過去分詞），是「被生出來」的意思。所以「自然」是你與生俱有的，是你的本質。

在希臘文中，「自然」是翻譯成*physis*，那個字是*physician*（醫生）的字根，源自於動詞*phuein*（植物生長）。

每個人對*physis*都不陌生，我們都知道植物生長，開花結果，死亡，之後再長出來。我們甚至也知道人體的*physis*，實例隨處可見，例如傷口自然癒合，感冒自然痊癒，瘀傷自然消散，甚至骨折經過現代醫療處理後，也只能讓它自行癒合。但我們從未仔細思考過這個力量，我也沒想過，直到我遇到柏絲莉女士才想起。

但是自從遇到柏絲莉女士後，我確實仔細思考了一番。我開始好奇，這輩子當醫生看到的許多治癒案例中，有多少治癒不是出自現代醫學的奇蹟，甚至是幸好沒被現代醫學害死的。從此以後，我不僅思考我能為病患做些什麼，也會思考我不該做什麼，以免阻礙了自然的療癒力。

* * *

柏絲莉女士完全康復時已近月底，那時梅潔醫生已經打贏了預算戰。她關閉入院病房後，縣立醫院沒有地方可以轉送尚未痊癒的病人，導致醫院人滿為患，連他們也不得不停止接收病人。於是，私立醫院不得不接受那些沒保險、無法申請保險給付的窮困病患，那樣做嚴重影響了他們的獲利，所以他們竭盡所能對監察委員會施壓，監察委員會才終於取消了對我們的預算削減。

梅潔醫生重新開放了入院病房，我也開心地回到入院病房上班。

身體的園丁

希德格確實運用這個源自園藝學的概念，開發出獨到的見解，她把這個概念套用在人體上。她認為人類有自己的*viriditas*。

在此同時，我決定重返校園去攻讀醫學史的博士學位，研究焦點是賓根的希德格。

我打算藉由學習希德格的語言、她的文化、她所知的歷史，從內在瞭解她這個人及她的醫學。又或者，就像她的學生那樣去吸收她傳授的東西。所以，我不在醫院照顧病人時，我開始學習中世紀的拉丁文和德文、古文字學、中世紀歷史、醫療人類學和民俗學。不久，我就能自己閱讀希德格用拉丁文寫的東西，而且為了比較，我尋找並閱讀了我能找到的十二世紀醫學文獻。

我也開始做實驗，想像她的學生可能怎麼做。我在園圃中栽種了她使用的藥草，熬煮了她的藥水和糖漿，釀造了藥酒，也烘焙了抗憂鬱餅乾。慢慢的，我開始理解希德格的人體模型和我學的機械式現代人體模型有何不同，以及為什麼它與中醫及阿育吠陀的人體模型如此相似。那是因為她的模型是源自於她自身的經驗；前現代社會的普遍經驗都是源自於鄉村的農業社會。也就是說，她的醫學是源自於她身為園丁、藥草師的經驗。

我們對身體的現代觀念是：人體是一台機器或多台機器的集合。大腦是電腦，心臟是幫浦，腎臟是過濾裝置。即使是構成身體的細胞，我們也把它想像成機器。細胞是工廠，線粒體是發電站，細胞核是電腦，ＤＮＡ是程式碼。在這個模型中，生病就像機械故障，醫生是技師，他的任務是找出哪裡故障，並加以修復或替換。由於我們的生活周遭都是機器，我們自然而然會以周遭的觀念和比喻來理解看不見的體內機制。

CHAPTER 14

綠色生機

希德格活在比較像尼泊爾那樣的世界，那是個綠色的世界，是農夫、園丁、季節、天候、植物的世界。那很重要，因為儘管希德格是神祕主義者、神學家、作曲家、夢想家，她也在修道院裡擔任療養長（infirmarian），真正做到腳踏實地。每間修道院都有一位療養長，負責照顧修士或修女、修道院的工作人員和他們的家屬，以及任何上門求助的人，包括旅人、訪客、病弱的窮人。這是一種天職，不僅需要照顧病人，還需要製作草藥。希德格除了是療養長以外，也身兼藥草師，自己栽種及製作她醫療時所需要的藥物。

因此，她活在兩個相互重疊的世界裡——園圃的世界和身體的世界。她把適用在園圃中的概念和風格（微調、歷程、緩慢等等），從植物身上移到人體身上。也就是說，她以園圃內栽種植物的知識，來詮釋她在患者身上看到的狀況。我發現她是以獨特的方式，運用拉丁文的特殊概念「*viriditas*」來達到這點。

Viriditas 是來自拉丁字的 *viridis*，亦即「綠色狀態」，意指「綠意」。那個字在希德格的神學裡已是研究深入的概念。研究希德格作品的學者把它解釋為「生命的神聖力量」、「上帝的輝煌存在」——亦即一種抽象的概念。

但我研讀希德格的醫學著作時，發現她在醫學上不是以 *viriditas* 來指抽象的東西，而是指實體的東西。她寫道，每棵植物都有 *viriditas*，都有它特定的藥用精華。我們吃下某種食物時，那種食物的 *viriditas* 就會進入人體，改變人體的 *viriditas*。所以，*viriditas* 的概念是一種外在影響內在的「最終共同路徑」。我不禁好奇，這是不是希德格獨創的概念。

於是，我花了一年的時間追蹤 *viriditas* 的軌跡。我因此透過希臘醫學和園藝文獻的阿拉伯文譯本，回溯到西方第一本已知的園藝學論述，那是泰奧弗拉斯托斯（Theophrastus）撰寫的。我在那本著作裡找到希臘版的 *viriditas*，它是專指「植物的綠色汁液」。在那本書裡，它也是所有外在力量（天氣、氣候、風土）影響植物的「最終共同路徑」。

不過，希德格確實運用這個源自園藝學的概念，開發出獨到的見解，她把這個概念套用在人體上。她認為人類有自己的 *viriditas*。在人體中，*viriditas* 不僅是一種力量（我在柏絲莉女士身上看到的自癒力），也是外力影響人體的「最後共同通路」，那些外力包括天氣、氣候、季節、飲食、活動、休息、性情，態度，性愛。

於是，希德格隱含的概念就此應運而生，我覺得那是非常突破性的觀點。根據那個觀點，身為醫生，我不該只是身體的技師，去找身體哪裡故障並加以修復；我也應該是身體的園丁，去滋養身體的 *viriditas*，移除阻礙其生機的障礙。

* * *

終於理解希德格的 *viriditas* 以後，我發現我不僅會從現代醫生的觀點看病人，自問：「哪裡出了狀況？怎麼修復？」我也會退一步從病人所處的環境來觀察他，並自問：「我能移除那些阻礙 *viriditas* 的東西？我該怎麼加強 *viriditas*？[56]」

我依然會在尚未接觸任何資訊下（不先看病歷），直接去看病人，坐在他身邊，檢查他的身體，接著再詳閱他的所有病歷，並和家屬交談。我還是會使用醫學院教我的巧妙療法。也就是說，我還是會以快速醫療為主，使用那個把身體視為機器、把醫生視為技師的人體模型，然後自問：「哪裡出了狀況？怎麼修復？」

但是身為技師、使用快速醫療的同時，我的內心深處也在實踐緩慢醫療，我也會像園丁那樣思考，把人體視為植物，並自問：「這個患者整體來看如何？他是日益蓬勃，還是日益乾癟枯萎？」我會觀察、感受、評估病人的生命力和自癒力，亦即他的 *viriditas*。我也會自問：「什麼干擾了病人的生命力？什麼阻礙其日益蓬勃？」

為了找到答案，我會把病人放回他所處的環境中，想像他在那個環境中的樣子——身體，皮膚、床單、病房、城市、生活——就像把鏡頭逐漸拉遠來看全景一樣。我會思考他的飲食，思考他吸收了什麼，無論是實際上或比喻上。有哪些藥物是我可以停止的，有哪些不適是我可以緩解的，有什麼疼痛是我可以治療的，有多少焦慮是我可以緩解的？我可以移除或削減那些障礙？

最後，我能做什麼來強化他的 *viriditas*？改變飲食嗎？給他一杯藥酒或花草茶？換上新衣服？找人來陪伴？

我開始採用同時結合快速醫療和緩慢醫療的療癒方式——在多方面同時結合。不僅實際投入的時間是如此，風格上更是如此。我是技師，也是園丁；我鎖定焦點，也放眼全局；我注意細節，也在意整體。

後來，我開始注意到某種奇怪的事情正在發生，某種令人不安的情況。

在我做了這一切，瞭解這一切，搞清楚這一切之後——亦即找出病人哪裡有問題、哪裡沒問題，盡我所能幫他移除障礙，強化 *viriditas*，幫他關緊頻頻滴漏的生命水龍頭，做了一切我能想到的事情之後——突然間，我們面對彼此。病人和我在長久相識之後，似乎只是另一個像我的人。他身處在他的困境中，我身處在我的困境中。他瞭解我的程度，就像我瞭解他一樣：他知道我的缺陷和弱點，我的美德和優點；有時我就「只是坐在」他旁邊，他也只是坐在我旁邊。

我們都在那裡，等待果陀。

我對病人做的事情愈來愈少，他們也因此變得愈來愈好[57]。

15 沒有什麼比生命更美好[58]

在尼克斯先生身上，我不是依序使用快速醫療和緩慢醫療，而是雙管齊下，緩慢地使用快速醫療（量血壓、量脈搏、使用納洛酮），快速地使用緩慢醫療（整體掃描他的身體，把他放在環境中觀察）。我必須在慢中求快，在快中求慢，而且自始至終一直融合快與慢。

接著，情況開始變了。那是發生在我攻讀博士學位的那幾年，我才剛意識到慢療是多麼有效率的療法。然而，健康照護的效率專家發現了我們這家醫院，接著司法部的律師也發現了這家醫院，他們得知我們的運作模式後，都很不喜歡這種模式。這裡竟然有溫室！鳥舍！小農場！住院牧師！住院修女！尤其是開放式的大型病房，他們更是看不順眼。司法部判定，醫院侵犯了患者的公民隱私權，舊金山市必須把它重建成現代化的醫療和康復設施，不然就必須把它關閉。

隨後發生了許多抗爭和政治事件。有人投書媒體，有人舉行會議，有人發起抗議活動。這段期間醫院雇用、也解雇了一些人。在那裡當醫生變得愈來愈辛苦，但我決心留下來。因為市府確實表決通過發行公債，有意以嶄新的醫療設施來取代原來的舊醫院。我想看汰舊換新以後的結果，看舊醫院的風格是否禁得起這種場所更換的考驗。過程中，我遇到了尼克斯先生（Nicks），學到如何在快中求慢，並在慢中求快。

又聾又啞的尼克斯先生

他總是坐在椅子上，我見到他時，護士已經把他打理得乾乾淨淨。他抬起頭來，為自己的小鬍子感到自豪，眼睛閃閃發亮。

在準備搬到新的醫療設施期間，院方永久關閉了入院病房，因此我被分配到畢醫生（Dr. Bee）的病房。我第一天到那個病房時，她就來見我了，我們一起在病房裡走動，從第一床走到第三十床（那時醫院已經把每個病房的床數從三十六床減至三十二床，以安撫司法部的不滿，但床位縮減後，仍徒勞無功）。畢醫生為我說明每位病人的狀況，並把我介紹給每位病人認識。

我從來沒見過這種病患組合。

他們的年齡介於三十歲到五十多歲之間，幾乎都有「三重診斷」或甚至「四重診斷」，亦即醫學診斷、精神病診斷、社會診斷。所以每個人都因罹患罕見疾病而住院，每個人也都有精神疾病（思覺失調症、躁鬱症、非典型的精神病），還有性格障礙問題（例如自戀、邊緣人格異常、強迫症）。第三種「社會」診斷是指濫用毒品，包括海洛因、古柯鹼、酒精、大麻。

以前，這些病患是分散在不同的病房，以平衡各病房的工作量，因為每位病患都會占用醫生和護士許多時間。但後來根據一種新的積極看護理論，院方把他們集中安置到一個病房，讓護理人員可以成為照護他們的專家。不過，這樣一改後，正好碰上經濟衰退，醫院預算跟著遭到裁減。為了削減成本，醫院開始減薪，經驗最豐富的護理人員也盡快退休。結果最難照顧的病人全集中在一起，但經驗豐富的護理人員愈來愈少。

我們走到第十九床時，畢醫生開始介紹病人雷蒙・尼克斯先生（Raymond Nicks）的狀況。他五十二歲，濫用過各種毒品（包括海洛因、古柯鹼、大麻和酒精）。罹患的精神障礙是「情感思覺失調症」（schizoaffective），這表示他不僅有思覺失調症，也有憂鬱症。他罹患的罕見疾病是「雙側視丘梗塞」（bilateral thalamic stroke），這種病非常罕見，尼克斯先生是我第一個遇到、也是唯一遇到的病患。

這種病很罕見是有原因的。視丘（thalamus），是來自希臘文的*thalamos*（意指「內室或密室」），那是大腦底下的組織節，所以是介於大腦和身體的其他部位之間，它是大腦的中樞、總機、中央處理器——你可以用任一世紀的東西來打比喻。幾乎所有的訊息，無論是從上而下，或是從下而上，都會穿過它。它會調節、連接、傳送那些訊息。視丘跟大腦的多數部位一樣，左右兩邊各有一個。兩邊負責有點不同的功能，但某種程度上又彼此互補。所以，單側視丘梗塞時，依然可以活下去。但是雙側視丘都梗塞時，幾乎一定是致命的。

但尼克斯先生不知怎的，憑著堅韌的生命力以及「好的壞運」和「壞的好運」活下來了。我站在他前面聽著畢醫生說明時，可以看到他身上有那個病所留下的可怕傷疤。

他是膚色較淺的黑人，身材魁梧，方臉寬額，鼻子外開，眼睛呈暖棕色。濃密的灰白色頭髮剃成小平頭，豐厚的嘴唇上蓄著濃密的灰白色鬍子，修剪成長條狀。他看起來很像早期法老時代的埃及雕像，方臉、短髮、蓄鬍。後來我跟他比較熟以後，更容易看出他年輕時有多帥氣。他的妹妹告訴我，他以前是打扮時髦、性情暴躁的浪蕩子。

但是現在他的身上只能看到「雙側視丘梗塞」對他的摧殘。他的右眼看著我們，左眼向外傾斜。他無法自己動手進食，手部運動無法協調。他也無法走路，可以坐輪椅（讓護士幫他穿衣、餵食、修鬍子），也可以專注地看著我們，但他聽不見，因為畢醫生說他也聾了，顯然是因為青少年時期腦膜炎發作造成的。他也無法說話，他試圖說話時，就像聾人發聲一樣，但那可能是視丘梗塞造成的。然而，他卻能讀和寫。

我問道，真的嗎？

畢醫生說，真的。他讀和寫需要花很多時間，但如果你想和他溝通，他可以讀你寫的問題，並以手寫的方式回答。在夾板上寫字似乎能穩定他的動作，畢醫生就是這樣取得他的「生前遺囑」（預立醫療決定）。她整整等了一個小時才取得，但你必須要有耐心。

我問道，他簽了哪些東西？

畢醫生說，他希望做一切搶救，做一切事情讓他活下來。

我問道，我還需要知道什麼嗎？

畢醫生說，沒什麼要緊的事了。他的癲癇已經控制住。躁動、憂鬱、也許還有思覺失調症也控制住了。這裡沒有濫用毒品的問題。他的妹妹很和善，也很關心他，他也很討人喜歡。

* * *

畢醫生交接給我的病房，是我遇過最費神的病房，當時醫院也正好經歷最艱困的時期。經濟持續惡化，醫院的預算持續遭到削減，許多醫生、護士、社工遭到資遣。醫院正準備從舒適老舊的修道院風格建築，遷移到明亮、現代化、電腦控制的大樓。在這次大刀闊斧的改革行動中，司法部偕同健康財務署及一群殘疾律師一起行動，密切關注著市府的小辮子。於是，行政當局決定，那些調查所要求的形式、規章、委員會和會議，都應該比病患照護優先處理。這聽起來很可怕，卻不無道理。因為任一位調查官員都可以關閉這家醫院，或者把醫院惡搞到自行毀滅。

在此同時，我剛接手的那些病人是我遇過病情最重的病人，根本沒辦法把他們打理得妥當。沒有一天是大家平安無事躺在床上。很多日子是不只一兩個瀕危，而是三個或四個病人病入膏肓，護士過勞的程度愈來愈嚴重，各個筋疲力竭，意志消沉。

但尼克斯先生除外，他的病情出奇的穩定。

每天我早晚都會去看他，儘管他又聾又啞，身體癱瘓，但我逐漸明白為什麼畢醫生說他很討人喜歡。他總是坐在椅子上，我見到他時，護士已經把他打理得乾乾淨淨。他抬起頭來，為自己的小鬍子感到自豪，眼睛閃閃發亮。我會坐在他的床上，兩人互相對看。他那隻不會轉動的眼睛會以一種男性欣賞女性的眼神看著我，對我露出微笑，挑逗地揚起眉毛，再笑一笑。有時我會在夾板上寫「你還好嗎？有沒有問題？」讓他看。他會慢慢地分析我寫的文字，接著看著我，搖搖頭。有時他甚至會脫口說：「我很好！」

有人說「雙側視丘梗塞」可能使患者看起來很快樂平靜，但其實他正承受著劇痛，尼克斯先生可能是這樣。不過，既然他可以寫字，皺眉，呻吟，又能說「很好！」及微笑，我想他應該沒有那麼痛苦。他似乎不以自己的可怕困境為苦，他不為所動，也不顯得痛苦，鬍鬚底下露出微笑，眼睛閃閃發光。

後來，當沒有人要求我扭轉上帝的作為，讓他們走著出院，搶回他們在幾年前的某天突然遭到剝奪的人生時，我總是很期待跟他見面。

三％的正常存活率

過去二十年間，心肺復甦已經變成一種慣例。為了獲得比三％的正常存活率還要好的結果，顧問開始分析急救程序並在實驗室裡做實驗，最後訂出一套全國性的標準化程序。

尼克斯先生只生過一次病。

那天早上，我在病房裡繞著走，觀察每個病人。儘管新裝設的「團隊交流板」讓醫生到警衛都能透過那個板子交流每個病人的情況，還有「二十四小時電子報告系統」，但我仍然覺得親自巡房最好。最瞭解病患的人（實際照顧病患的護士和護理員）都太忙了，沒有時間把每件事情都寫下來。此外，親眼觀察、嗅聞、聆聽病人是其他方法所無法取代的，那等於是把電腦斷層掃描、MRI、二十種醫檢合在一起。我常發現病人不見蹤影，在半夜轉送到縣立醫院，但團隊交流板和二十四小時電子報告系統都沒有更新。有時我也會發現，系統顯示該轉送縣立醫院的病人依然留在病房裡。

這天早上，我走到第十九床時，看到尼克斯先生不像平常那樣穿好衣服、刮好鬍子、眼睛炯炯地坐在輪椅上，而是躺在床上。護理員急忙走過來告訴我，他病了，沒吃早飯，甚至有點發燒。

我問道，他的體溫多少？

護理員說三五．六度。

我嘆了口氣。自從電子溫度計問世以來，已經不可能得到精確的溫度了。大家覺得使用電子溫度計比水銀溫度計更有效率，所以應該更精確，那可以節省時間和金錢。但是，那些算計並未考慮到電子溫度計必須每週重新校準，不校準的話（醫院從來不校準），量出來的體溫會介於三三．三到三七．六度之間，不管患者燒得多燙都一樣。有段時間，我會自己帶水銀溫度計來測，但最後我回歸十八世紀的做法，運用脈搏和皮膚的溫度來診斷發燒。

我走到尼克斯先生的床前，看著他。他閉著眼睛，臉部漲紅，皮膚又燙又濕。我搖著他的身子，他的眼睛睜開後又閉上了。我幫他量脈搏，是七十。脈搏七十很正常，聽起來沒問題，但是如果尼克斯先生在發燒，這個數字就有問題了。發燒的時候，理論上脈搏應該約一百，而不是七十。在發燒的情況下，脈搏七十很慢，那意味著他的身體出了狀況。

「他的血壓是多少？」

護理員讀取她的記錄：「低於八十，超出機器判讀的範圍。」

團隊交流板和二十四小時電子報告系統都應該提到這點，卻沒有提到，因為那血壓太低了，那表示尼克斯先生病得很重。如果他有感染，那感染正在他的血液中，毒害著他的系統，分泌化學物質去放鬆他的血管，以阻止他的大腦和心臟獲得需要的氧氣。血壓低於八十時，情況會迅速急轉直下，血壓很快就會降到六十，再降到〇。此外，血壓那麼低之下，他的脈搏應該會飆到一百二十，所以體內有東西阻礙著心臟跳動。他必須馬上轉送縣立醫院，在他陷入衰竭之前，我們有一小時左右的時間幫他轉院。在此同時，他需要靜脈輸液、輸氧及密切關注。

我抬起頭來，發現現場看不到半個護士，只有一位社工在跟病人說話。護士都去參加一場強制性會議了。

「妳可以找一位護士過來嗎？」我問護理員，「請她做靜脈注射和輸氧，並叫救護車。我留在這裡照顧尼克斯先生。」

她匆匆走出病房。我等待護士時，每隔一分鐘左右就搖一下尼克斯先生，讓他張開眼睛，也讓脈搏和血壓升高一點。最後，一名護士帶著氧氣出現了，她開始做靜脈注射，卻無法啟動。尼克斯先生的情況愈來愈糟，他的血壓降到六十。

社工盧佩（Lupe）走過來了。

「史薇特醫生，我應該啟動急救程序嗎？」

這是個好問題。如果是幾年前問我，我會一口說好，希望急救團隊開始運作，讓病房裡充滿醫生和護士，他們可以馬上啟動靜脈注射，而且現場還會有急救推車，上面有我可能會用到的所有藥物。

但現在我猶豫了。

當時尼克斯先生還不需要急救，他的心臟仍在跳動，我知道我們還有時間，雖然不多。再過一個小時，他就需要急救了，但現在還不需要。所以我還有一些時間可以在寂靜的病房中處理他的狀況，運用我學到的技巧。如果盧佩啟動急救程序，現場會開始出現恐慌、噪音和混亂，常規化的急救程序會開始運作。抄寫員開始做記錄，之後急救分析委員會會分析那份記錄，但他們不會注意尼克斯先生是否還活著，他們只會注意醫護人員有沒有遵照既定的急救準則。那就是麻煩所在。

因為過去二十年間，心肺復甦已經變成一種慣例[59]。為了獲得比三%的正常存活率還要好的結果，顧問開始分析急救程序並在實驗室裡做實驗。最後訂出一套全國性的標準化程序，並要求醫療照護者必須嚴格遵守。我們每兩年就必須參加考試一次，只要操作不符合規定，就考不過。在此同時，那些顧問仍持續分析及實驗，每隔幾年就會改變標準化程序，卻從來不承認兩年前視為教條的方法，如今已經變成異端。如果你採用之前規定、但現在禁用的方式，就會遭到質疑。急救程序就像任何宗教一樣，要求信徒相信他們頒布的教條絕對正確。

我知道這點，是因為三十多年來我有一套自己的急救程序。碳酸氫鹽非常重要！其次是永遠別使用碳酸氫鹽！電擊必須交錯使用！電擊要用最強電流，而且馬上做！不做電擊！施打鈣、鎂，胺碘酮，利多卡因、甚至胸部按壓也是一樣（做！不做！有時做！）。然而，根據我的經驗，這些療法和其他方法都有效——套用在不同的病人上有不同的效果。

但我不知道今年的急救團隊會帶哪一套程序來尼克斯先生的床邊，我知道那不會是我採用的程序。我自己做過多次急救，就像多數經驗豐富的醫生，我有個人偏好的技巧。我站在尼克斯先生的旁邊，等著靜脈輸液流入體內，取得最新的血壓報告，報告顯示血壓只剩五十，我想使用的技巧是一種急救中從未用過的藥物。

那種藥物叫納洛酮（naloxone，商品名Narcan），那是嗎啡和海洛因過量時的解毒劑，可以抵消嗎啡和海洛因的作用。嗎啡和海洛因會減慢呼吸和脈搏，降低血壓。納洛酮可以扭轉那些效應，所以我們懷疑患者體內有過量的麻醉劑時，會給他納洛酮。

但多年來我也注意到，即使患者沒有麻醉劑過量的問題，使用納洛酮依然有效。病患需要急救時，我給他納洛酮，有時就能搶救成功：患者注射納洛酮後，呼吸加快，脈搏和血壓升高，即使他的體內沒有麻醉劑也一樣。在老鼠身上的實驗顯示，它可以有效逆轉垂死的過程，但使用那種藥物不是急救程序的一部分。

納洛酮有急救效果或許不足為奇，因為我們知道人體會分泌自製的麻醉劑，名叫「腦內啡」——

那是一種內生性嗎啡。自從我看過納洛酮在體內沒有外源性嗎啡的瀕死患者身上發揮效用以後，我開始懷疑體內的腦內啡是不是專為臨終過程分泌的，甚至是瀕死體驗的近因。它讓我們看到隧道、白光、死去的家人、產生欣快感。

我等待救護車時，尼克斯先生的血壓、脈搏、呼吸都下降了。我知道如果盧佩啟動急救程序，尼克斯先生會獲得一切急救資源，除了納洛酮以外。但我想給他納洛酮，雖然我非常確定他沒有麻醉劑過量的問題。我在尼克斯先生的床邊等待時，請護士給我一瓶納洛酮。尼克斯先生已經奄奄一息，他的血壓降至五十，幾乎沒有呼吸，脈搏很弱，整個人毫無反應。但救護車就快到了，他的靜脈注射還在流，氧氣接通了，他還活著。盧佩停下手邊的事情，站在病房的末端看著。

納洛酮拿來了，我為尼克斯先生注射，並把手指按在他的脈搏上。他的脈搏立即變強也加快了。幾秒後，他的身體抖動了一下，他深呼吸，睜開了眼睛。他的血壓上升至九十，接著救護車趕到了。醫護人員把他移到輪床上，推了出去。

盧佩走了過來，看著他們走出門外。接著她轉向我，什麼也沒說，但她揚起了眉毛，我也以揚起眉毛回應。

極樂的體驗

我想到法國人把性高潮稱為la petite mort（小死亡）。如果性高潮是小死亡，那麼真正的死亡不就是大高潮嗎？

尼克斯先生住在縣立醫院的那段期間，我一直很擔心。我到底做了什麼？他又聾又啞，身體癱瘓，永遠無法好起來，我那樣做正確嗎？

CHAPTER 15

沒有什麼比生命更美好

沒錯，我遵循了畢醫生辛辛苦苦請他簽好的生前遺囑，我不只照字面執行了，也照那個指示的意圖執行了。因為我如果只照字面執行，他可能已經死了。他不會獲得納洛酮，而是獲得當時規定的急救程序（當時規定使用腎上腺素注射液，那可能有效，也可能無效）。

但我試了有效的方法。而且不僅有效，還以一種可怕的方式發揮了效用——它阻止了身體在臨終時，為了讓我們從生到死的過程變得美好燦爛而自然產生的化學物質。

我們之所以知道納洛酮很可怕，是因為毒品濫用者在出現針狀瞳孔、心率降到二十二，呼吸率降至每分鐘一次時，我們會給他們打納洛酮，以逆轉毒品過量的狀態。他們事後告訴我，那是世界上最痛苦的感覺，那痛苦的程度就像吸食海洛因是世界上最爽的感覺一樣。

我問道，真的最爽嗎？

他們說，對。

我問道，比性高潮還爽嗎？

爽太多了。海洛因帶來的高潮不僅是身心靈的高潮，更讓人覺得全宇宙都高潮了。納洛酮是地獄，是最糟的感覺，打了納洛酮簡直是從天堂跌入地獄。

我想到法國人把性高潮稱為la petite mort（小死亡）。如果性高潮是小死亡，那麼真正的死亡不就是大高潮嗎？

其實這也不足為奇。我們可以輕易想像，在生命的最後一刻，體內所有的化學物質同時釋出——腦內啡、皮質醇、腎上腺素、多巴胺、血清素，以及我們還不知道的化學物質——使死亡那一刻變得美好、極好、最好。那是《藏密度亡經》（*The Tibetan Book of the Dead*）告訴我們的，也是那些瀕死體驗所暗示的意涵——有何不可呢？誠如聖經所說的：「愛情如死之堅強。」如果那是真的，那麼「死亡亦如愛情之堅強」。你不需要是信徒，也可以相信那點。你可以是無神論者，但依然期待生命的最後一刻是狂喜的，知道它是完美的、極好的，呈現它該有的樣子。

但我從尼克斯先生那裡剝奪了那種極樂的體驗。我不禁好奇，他對那次起死回生的經歷有什麼感受，他對於自己依然活著有什麼想法。我想知道，雖然我照著他的生前指示做了，要是他知道他指示我做什麼，還會給我同樣的指示嗎？

尼克斯後來診斷出罹患尿路敗血症（膀胱中的細菌引發的血液中毒），多虧加護病房的照顧和快速醫療的抗生素，他住院一週後就回來了。我很緊張，他會不會惡化到失去了原本僅剩的一點能力？他會生氣嗎？下次我該怎麼做？

救護車司機把他推進來了，他筆直地坐在輪床上。縣立醫院把他照護得很好，他全身乾淨，衣著整齊，鬍子和頭髮都修剪了。

我走了過去，看著他，眼中帶著疑惑。他以右眼看著我，左眼向東看。他的臉上逐漸浮現出笑容，他慢慢地舉起那隻正常的手，豎起大拇指！

真的嗎？我仔細地看著他。

他也使勁地看著我的眼睛，點了點頭。他很高興自己還活著，也很高興我遵照他的指示，用了納洛酮，讓他繼續活下來。即使他有那麼多的殘疾，什麼事情也不能做，但人生依然豐富，仍值得活下去。

* * *

尼克斯先生成了我的最後一課，或者更精確地說，是我邁進下一級的第一門課。經過尼克斯先生和那次不急救的經驗，我終於感到心滿意足，覺得自己通過了測試。他是我通過大師一級檢定，邁進下一級的象徵。在他身上，我不是依序使用快速醫療和緩慢醫療，而是雙管齊下：緩慢地使用快速醫療（量血壓、量脈搏、使用納洛酮），快速地使用緩慢醫療（整體掃描他的身體，把他放在環境中觀察）。我必須在慢中求快，在快中求慢，而且自始至終一直融合快與慢。

尼克斯先生豎起的大拇指，意味著某種結束及某種開始。我已經達到一種新的熟練程度。至於那個新程度是什麼，則很神祕。那個神祕感頻頻召喚著我。那與慢有關，與場景和風格有關，那是「慢」帶你去的內心深處，也是它要求的地方。

* * *

在此同時，醫院裡的情況愈來愈糟，愈來愈艱困。醫生紛紛離職，有人心懷不滿，有人大失所望，有人主動退休，有人遭到資遣。護士的人數少了一半，辛勤工作的護理員遭到減薪，但醫院卻雇用愈來愈多的行政人員來監督我們。需要填的表單愈來愈多，有五頁的表單、十頁的表單，甚至長達二十頁的表單！表單多到整份病歷厚重不堪，病歷室不得不把醫生的醫療記錄挪出來，以騰出空間來塞那些表單。會議也愈來愈多，患者的病情愈來愈嚴重，因為他們已經遭到拋棄和忽視，處於階級的最底層，即使行銷部門說醫院多重視社區，聲稱病患優先，那些都只是表面功夫。

儘管如此，我還是決定留下來。

直到我遇到饒爾．李維羅先生（Raoul Rivero），為他做了那次永遠沒做完的身體檢查。

只做了一半的體檢

電腦程式雖然客氣有禮，程式也設計完善，
但它不知道X先生已經末期，早就要求不再驗血；
電腦程式也不知道鐵劑對他那種慢性貧血是錯誤的治療。

了。

我對李維羅先生的瞭解不多，後來時間也證明，我永遠也沒有機會瞭解他太多，雖然我確實試過

他的個頭很高，和善親切，五十二歲，彬彬有禮，戴著方框眼鏡。他是來自薩爾瓦多的非法移民，所以沒有醫療保險。十二年前，他過馬路時被車撞到，頸部骨折，脊髓受傷，被送往縣立醫院。縣立醫院幫他修復了骨折，進行急性復健，接著就把他送來我們這邊，因為他全身仍大致癱瘓。不過，他依然自己做復健，而且已經進步到可以站在雙桿的中間活動，運用手臂撐起身體，以仍然虛弱的雙腳來回移動十或十二趟。每天早上我來上班時，都會看到他努力在雙桿區練習。他決心恢復行走的能力，獨立生活，所以每次一群出院管理師（discharge planner）想要安排他出院時，他總是客氣但明確地拒絕。

他只會說西班牙語，但我的臨床西語能力已經足以和他溝通。他總是讓我覺得，他跟我們多數的患者不同，他是中產階級，一個出身薩爾瓦多良好家庭的生意人。

距離他該做年度體檢的時間已經拖了好一陣子，雖然當時已經不流行做年度體檢了，但管理單位和我自己還是會要求做體檢。管理單位之所以催我做體檢，是因為我們這家醫院向來落後潮流十年，他們使用醫院新裝的電腦程式時，系統就會跳出提醒，說李維羅先生該做體檢了。我之所以也要求做體檢，是因為我一向覺得這種年度體檢很實用，即使證據導向的研究顯示這類檢查沒什麼用處，我還

是覺得很實用。我甚至對體檢透露出來的訊息量感到驚訝。體檢不僅讓我對病人的身體有全面的瞭解，增強我作為醫生的信心，也經常揭露出導致患者殘疾的一些意外原因。畢竟，李維羅先生一直那麼虛弱，肯定還有別的因素，他可能併發了別的問題，例如甲狀腺問題、腎臟問題、癌症等等，那是我想知道的。

我一直找不到時間好好檢查他，而這一天，我下定決心一定要完成檢查。我終於可以徹底瞭解他的身體了，所以我那天特地提早上班，先看了其他的患者，留下兩個小時為李維羅先生做檢查。

那次檢查令人滿意，我按照古魯相隄醫生教我的方法，從頭到尾，從頭到腳徹底地檢查。我檢查到一半，正在檢查腹部時，護士長來了。

「史薇特醫生，抱歉打擾了，但菲力浦（Philip）來開十點的會議了。」

糟糕！我全忘了，是藥劑師菲力浦，我們說好每個月第一個週三的早上十點開會，以討論各種最新規定所要求的新藥物。從前一年開始，每個月我都會收到一疊有關病人的列印資料，裡面列出藥房建議我該使用哪種藥物，甚至建議我該要求做什麼醫檢。那些建議幾乎都很瑣碎（例如把一種降壓藥換成另一種同級別的降壓藥，或是改變服藥的時間），偶爾還會出現非常固執己見的錯誤建議，例如：「親愛的健康照護提供者，你的病人X先生有貧血症，沒有補充鐵。請考慮做血球比容值測定，開始幫他補充鐵劑。」

電腦程式雖然客氣有禮，程式也設計完善，但它不知道X先生已經末期，早就要求不再驗血；電腦程式也不知道鐵劑對他那種慢性貧血是錯誤的治療。然而，身為健康照護者，為了因應電腦的要求，我必須在病歷中解釋，為什麼我不照建議要求病人做貧血測試或不為病人開鐵劑。我當然會解釋，但電腦程式不會修改，所以下個月我又會收到同樣客氣但隱含威脅的要求，我不得不再寫一次解釋，根本是浪費時間。

所以，我和菲力浦達成共識，每月開一次會，親自檢閱所有的要求，永久消除那些不必要的麻煩。現在他來了，我幫李維羅先生檢查的時間也泡湯了。我有機會完成他的體檢嗎？那個病房裡躺著許多病情嚴重的病人，那段期間的規定和要求又不斷改變，感覺就像一場愈來愈大的海嘯迎面而來，即將把我淹沒。

當下我左右為難，我想完成李維羅先生的身體檢查，但菲力浦暴躁易怒又難應付。我不馬上去開會的話，他會發飆並檢舉我。

所以我離開了李維羅先生的房間。

我看到菲力浦坐在護理站，護理站的檯子上堆了一大疊病歷，病歷的旁邊是他列印出來要跟我討論的資料。他見到我時沒有笑。

我坐下來，他打開第一份病歷和第一份列印資料，要求我把某種軟便劑換成另一種，我開始寫字，但一邊想著我可能永遠無法完成李維羅先生的體檢。

我重寫了醫囑，菲力浦遞給我下一份病歷，我需要重寫那份醫囑，因為我使用某種藥物的非學名，現在有一個新規定要求只能使用學名。我重寫那份醫囑，心想行政單位應該沒有人會注意或在乎我有沒有完成李維羅先生的體檢，我只做了一半可能也沒人在意。從電腦和行政單位的角度來看，李維羅先生應該做年度體檢。至於體檢是不是只做一半，只有我在意。或許我做一半檢查就好了，口述一半，撰寫一半，我也不需要撒謊，只寫我做了什麼，就此劃下句點，大功告成。

那個想法浮現時，我正在閱讀的右邊文字開始扭曲晃動了起來。我眨了眨眼睛，文字依然繼續扭曲晃動，而且範圍擴散開來。

菲力浦遞給我第三份病歷，我必須把醫囑從「每天兩次」改為十二小時一次。

我問道，這樣改有什麼差別？那是一種長效藥。

他回我，那是規定。

我右邊的視線一直在跳動，所以我要不是視網膜剝離，就是中風了。如果是右眼的視網膜剝離，左眼的視力應該沒問題。如果是中風，兩眼的視線都會跳動。

我閉上右眼，左眼的視線也在跳動，所以不是視網膜剝離，我似乎中風了。我站了起來。

我走到護理站的後面，菲力浦在座位上等著，我的視力愈來愈差。我知道，不久，我會昏倒在地上，不省人事，出現癲癇大發作。護士長會叫救護車來，把我送到大學醫院，一個月後醒來，右側癱瘓，無法說話。

於是，我離開病房，穿過長長的大廳，鑽進醫生休息室。行政單位占用了所有醫生的小辦公室，把我們流放到那個休息室。我走到我的桌子旁邊，坐下來，慢慢地做了幾次深呼吸，等待接下來會發生什麼。

16 慢療宣言

這種療癒之道不是排斥「快」或「快速醫療」。它並不排斥把身體視為一台機器，也不排斥把醫生視為好的技師，追溯病人痛苦的根源，甚至把東西拆開來修理和替換。更確切地說，它是一種融合慢與快的方式，融合了園丁之道和技師之道，把兩種模式視為一起裝在小工具箱裡的工具，看情況使用合適的工具。

後來我的視力不再惡化，約十五分鐘後，視力開始恢復明晰。原來那不是中風，而是奧利佛・薩克斯（Oliver Sacks）猜想導致希德格產生靈視景象的原因：視覺偏頭痛。聽起來多麼詩意。約半小時後，我站起來，讓值班醫生知道我要走了，接著我就回家了。

以前我一直很好奇，我在那家醫院的最後一天會是什麼樣子，原來是這樣。後來我確實回去看了我的病人，並在病歷上簽字，但我從未完成李維羅先生的體檢。

於是，我在深池醫院的日子就這樣結束了。

＊　＊　＊

我開始尋找另一個地方，以便以我學到的方式繼續行醫，沒想到那比我想像的還難找。

CHAPTER 16

慢療宣言

縣立醫院有一處老舊的地方，現在改建成緊急護理中心（Urgent Care Clinic）。那是一棟一九一五年的磚砌建築，有雕刻的飛簷、鋪著地毯的大廳、鋪著瓷磚的壁爐，電梯無法運作，但窗戶還可以打開。周遭圍繞著希德格式的園圃，看起來散亂但有人打理，裡面種著迷迭香、洋地黃、薰衣草、鼠尾草和薄荷。候診室裡，病人抽號碼牌，坐在折疊椅上。檢查室裡有刮痕累累的黃銅裝置和陶瓷洗手池。很多病人沒有別的地方可去，我想，我在哪裡應該可以開心地工作一陣子，直到時候到了。但我第二天就意識到我錯了，我看到一個長耳蟲的病歷，至於細節，容我以後再詳述。

接著，我去聖塔芭芭拉修道院面試一個職位，那個職位是負責照顧那裡的退休修女。那也是磚砌的老舊建築，坐落在翠綠的山野間。靜謐，偏遠，聞起來不錯，看起來也不錯，我完全可以想像自己在裡面當醫生的樣子。那裡讓我想起洛依德女士的診所，中間有一張大桌子，靠牆的小檢查室。

面試我的醫療主任很聰明、務實，對希德格瞭若指掌，他甚至還去過西班牙的星原聖地牙哥（Santiago de Compostela）走過朝聖之旅。我們聊了一個小時，接著他嘆口氣說：「現在我帶妳去看妳大多時候會待的地方。」

我環顧四周，突然意識到，沒錯，這裡確實少了點東西。這個地方聞起來不錯，看起來也不錯，但我從進門開始，完全沒看到醫生和護士，也沒看到患者，大家都到哪裡去了？

我跟著他穿過一條很長的走廊，走廊的天花板低矮。我們來到一處，他略帶歉意地打開了左邊的門。

我看到一個大房間，裡頭燈光昏暗，裡面有成排的電腦和健康照護人員坐在電腦前面，瞇著眼睛打字。

那位醫療主任在還沒帶我看那個房間以前，就已經知道我不會接受那份工作，我確實沒有接下來。為什麼我要把時間花在電腦螢幕前？

從那次之後，我就放棄了。我懷念看病人的感覺，我仍持續關注著各種職缺，但每次聽到看似不錯的地方，在某個眾所遺忘的角落，開著穿戶，老舊的檢查台，擺臭臉的護理員，聞得到紙味、酒精、繃帶、人的味道，但我一去看，總是會看到一條長廊通往擺滿螢幕的房間，等著我去使用那些電腦，而不是去照顧病人。

於是，我開始撰寫《慢療》。

一種理解醫學的方式

慢療讓我理解了我看到、學到並逐漸愛上的醫學。
它象徵著一種「道」——一種觀察之道、行動之道、存在之道。

在此同時，佩屈尼的慢食運動開始興起。義大利有慢食遊行、會議和座談會；巴黎有國際慢食大會；慢食組織在德國、英國，以及其他十幾個國家如雨後春筍般出現。慢食運動發表了一份「慢食宣言」，宣稱食物是生活的樂趣和核心，把食物商品化、工業化、破壞其本質（亦即風味）是錯的。正確的做法是享受食物，向食物的生產者致敬，誠如佛教徒說的，承認快樂和社群是來自許多人的努力及多種生活方式的苦難。

慢食運動的資訊傳到了美國東西岸，並傳播開來。你甚至可以說，它像回聲一樣，傳回了美國東西岸，與有機食品運動、嬉皮文化，以及其中衍生出來的政治考量產生了共鳴。規模小是好事，所有的政治都是在地的——那是我從很久以前就看到正在醞釀的寶瓶革命。「慢」本身興起了，變成一種主題——緩慢教養、緩慢生活、緩慢性愛等等。

無論是字面上或實質上，這些都是反文化的。

當我開始思考接下來要做什麼時，它就在我的眼前。相對於「健康照護」這個愈來愈強大的效率霸權，它是一種相反的原則，完全背道而馳。它是緩慢的，亦即慢療[60]。

我不是唯一把「緩慢」和「醫療」結合在一起的醫生。在同一時點，也有其他人做了同樣的聯想。那是很自然的聯想，尤其你想到古希臘醫生蓋倫（Galen）的格言「萬食皆藥」時，更會這樣想。先是在義大利，接著在美國，大家紛紛意識到：如果我們需要慢食的話，那麼我們更需要慢療。這個主張有多種不同的重點及詮釋，有些人認為慢療主要是指從容、不躁進，別急著對患者做治療。有些人認為慢療是指詳細閱讀證據，像葛瑞格醫生那樣抱持著懷疑的態度，強調不「過度診斷」，不「過度治療」。在義大利，慢療是強調一種適度、公平、公正的醫療體系對社會和政治的影響。

對我來說，「慢療」在過去與現在都意味著一種理解醫學的方式，它讓我理解了我看到、學到並逐漸愛上的醫學。它象徵著一種「道」（way）——一種觀察之道、行動之道、存在之道。

這是一種觀察之道，讓我運用從希德格那裡學到的園丁方法，退一步觀察病患在環境中的樣子。接著自問，是什麼阻礙了患者本身的自癒力？然後，再幫他移除那個阻礙。

這是一種行動之道，它是緩慢、有條理、循序漸進的。不過，那個「慢」不是時間上的慢，而是步調緩慢、冷靜、不慌不忙、不倉促。所以你可以在快中求慢，就像我從尼克斯先生身上學到的那樣。那是適度的，緩和的。

這是一種存在之道，那是我在深池醫院最後學到的，你與病人「就只是坐著」，一種人與人之間的相視而坐，相互療癒。

這種療癒之道不是排斥「快」或「快速醫療」。它並不排斥把身體視為一台機器，也不排斥把醫生視為好的技師，追溯病人痛苦的根源，甚至把東西拆開來修理和替換。它也不排斥我這輩子當醫生所見證的醫療工具進步。更確切地說，它是一種融合慢與快的方式，融合了園丁之道和技師之道，把兩種模式視為一起裝在小工具箱裡的工具，看情況使用合適的工具。那是一種扎實之道——以卓越的方法、知識和經驗、勤奮努力為基礎。但它也是個人的，個別的，面對面的。

我們終歸會變成病人

一旦你變成病人——感到脆弱、恐懼、被動時
——你就需要一個醫生，一個真人醫生
——冷靜、可靠、睿智。

在《慢療》出版後，我收到數千封信件，也做了數百場演講，我開始意識到慢療本身正逐漸形成一場運動，一場「慢療運動」，就像有機食品運動那樣。有機食物運動一開始也很小，是發生在農民的果園和農地裡。我住在紐曼家時，第一次聽到那些農民。但現在那些有機食物已經進駐沃爾瑪（Walmart）和喜互惠（Safeway）等連鎖超市，也進入市井小民的食物櫃。同樣的，慢療也是從草根運動逐漸發展而來，從地下興起，由各地的人各自做著實驗。例如，英國有「慢療診所」；美國柏克萊有「慢療專案」，那裡有一整套新的概念正等著實踐，比如為醫科生提供「慢療獎學金」，讓醫科生學習緩慢的意義。我們也可以在醫院裡設置「慢療病床」，讓醫生有時間去找出病人究竟哪裡出問題，

讓病人有時間療癒。我們甚至可以為那些罹患複雜疾病的病人（像我父親那樣的患者），打造一種新的諮詢服務：慢療顧問服務。對於那種病情複雜的病人，我們都知道我們遺漏了關鍵資訊，但沒有人有時間去搞清楚究竟遺漏了什麼。

最令人振奮的是，這個緩慢運動——尤其是緩慢醫療運動——是為行銷單位宣傳的那種人體設立一種對立的標竿。行銷單位把身體視為機器的、虛擬的、產出及消化資料的東西。這種看待身體和健康的方法，只有在不生病的情況下才適用。然而，一旦你生病了，就像我在「轉變」那章學到的，一旦你變成病人——感到脆弱、恐懼、被動時——你就需要一個醫生，一個真人醫生——冷靜、可靠、睿智。由於每個人最終都會處於病人的位置（即便是最年輕、最健康、最強悍的身體駭客亦然），我們都需要一套同時結合虛擬和現實、數位和類比、快和慢的系統。我相信我們終究會得到那樣的系統。

然而，我們尚未達到那個目標。在此同時，隨著雙魚座的兩條魚往相反的方向游動，兩著之間連結拉得愈來愈緊繃，很可能兩極分化會變得愈來愈明顯。左派和右派之間，男性與女性之間，黑人與白人之間，快與慢之間愈來愈兩極化。當一個時代接近尾聲、另一個時代尚未到來時，就會出現這種極化現象。例如，雙魚年代剛出現時，狂暴的白羊在羅馬發出最後一聲怒吼；白羊時代興起時，金牛也做了最後一次衝刺。我們可以預期寶瓶時代來臨時也是如此——榮格所謂的對立碰撞，物極必反，上下顛倒，內外翻轉，原本遭到拒絕的東西獲得了接納。

我們在醫學上已經看到了這點：一種反轉，潛意識接納了之前排斥的東西，思考之前難以想像的事物。我們突然意識到：DNA不像數千考題所拘泥的教條那樣，它不是遺傳物質的唯一載體。RNA也可以攜帶遺傳物質，甚至連令人難以置信的蛋白質也可以。達爾文長期鄙視的對手拉馬克

（Lamarck）主張環境會導致永久的基因改變，如今大家也認為這種主張沒有錯。甚至連長久以來在我們對抗疾病的戰役中總是被視為敵人的細菌，突然之間也變得不需要隨時隨地加以消滅了。在新發現的「微生物群落」中，細菌現在是我們的盟友、助手，甚至是我們必不可少的東西，跟我們是一夥的。

匠人所淘汰的石頭，反而成了奠基石。

* * *

榮格預言了寶瓶時代的到來，那是把潛意識和意識合為一個整體的時代。如今寶瓶年代已經來臨，現在是結合對立物的時候了。在醫學上，是結合快速醫療和緩慢醫療，技師之道和園丁之道。但不是把兩者混為一物，而是以兩種不同的行動之道存在，就像我在尼克斯先生的身上看到的，快中求慢，慢中求快。畢竟，有時候，即使是植物，也適合把它當成機器看待；即使是機器，也適合把它當成植物來照料。園丁看到枯枝殘葉時，會把它們摘下來；技師偶爾也會東調西調一下機器。

融合兩極的最好方法，不是把兩者合而為一，而是讓兩者包含彼此——慢中有快，快中有慢。兩者之間遞迴循環，讓它們無限地包含彼此，從差異中創造出整體，讓我們在快中求慢，在慢中求快，同時在「本我」的單一點上保持沉著與平靜。

謝辭

若不是《慢療》的讀者捎來上千封信件，我永遠也寫不出這本書。他們的來信往往包含了故事、觀點或問題，他們清楚表明了「慢療之道」需要進一步的闡述。

感謝所有邀請我去演講的人，讓我不僅有機會傳達理念，更有機會聆聽各界的想法，瞭解醫療逐漸變成健康照護之際，美國各地的實際狀況。其中哈佛大學奧本山醫院（Mount Auburn Hospital）的查爾斯・哈頓醫生（Charles Hatem）特別鼓舞人心。他在醫學院作育英才長達四十年，他讓我瞭解到學術界有多麼努力栽培最優秀的醫生。此外，也感謝巴斯帝爾大學（Bastyr University）的校長丹・丘奇（Dan Church）的高見與風範；感謝舊金山馬克吐溫文學俱樂部（Mark Twain Literature Club）的會長克雷格・穆迪（E. Craig Moody）堅稱我的寫作想必已經醞釀多時，他的那番話讓我重新發現了這幾十年來撰寫的東西，以及貝蘿、蘭利醫生和陽光先生。

感謝以下諸位給我的啟發，讓我相信改變是有可能的：伯尼・洛恩（Bernie Lown）、蘿拉・馬歇爾－安德魯斯（Laura Marshall-Andrews）、大衛・梅爾策（David Meltzer）、羅珊・哈格蒂（Rosanne Haggerty）。

感謝我的慢療夥伴和同仁，包括已故的丹尼斯・麥克勞夫（Dennis McCullough）、賴德・鮑爾（Ladd Bauer）、凱蒂・巴特勒（Katy Butler）、麥克・賀克曼（Michael Hochman）、彼得・科恩（Pieter

Cohen）、荷西・卡洛斯・康普斯・維爾合（Jose Carlos Campos Velho）、喬吉歐・貝爾特（Giorgio Bert）。

感謝加州大學舊金山分校的醫學系以及人類學、歷史、社會醫學系，尤其感謝系主任雪倫・考夫曼（Sharon Kaufman）的支持和許多精彩的討論。也謝謝雷尼・馬克思（Rani Marx）、蘇珊・艾維（Susan Ivey）、吉姆・卡恩（Jim Kahn）決心實現慢療這個理念。

感謝我的父母，兩老已屆九十高齡，依然反應敏銳，充滿活力。感謝我的姊妹，她們三人各有不同的專長、智慧、機靈和抱負。特別感謝羅伯・雷德斯（Robert Leathers）的熱情款待及致力參與。

感謝我的首批讀者：派翠莎・維克（Patricia Wick）總是隨時等著閱讀新的內容，她的見解犀利，冷靜又熱情；艾莉諾・史薇特（Eleanor Sweet）本身就是很好的作家；麗蓓嘉・摩爾（Rebecca Moore）本身的作品就很鼓舞人心，她總是在一旁鼓勵我，提醒我為什麼要寫這本書。

感謝許多朋友，包括大衛・克萊伯（David Kleber）、黛安・羅斯－葛雷澤（Diane Ross-Glazer）、梅蘭妮・麥米歇爾（Melanie MacMitchell）、羅莎琳・皮爾斯（Rosalind Pierce）、蘇珊・麥格瑞維（Susan McGreivy）、梅格・紐曼（Meg Newman）、安・弗瑞克（Ann Fricker）、泰蕾莎・貝爾塔（Theresa Berta）、葛蕾絲・達曼（Grace Dammann）、艾瑞克・傑米森（Eric Jamison）、賽普坦莫・威廉斯（September Williams），以及喬治・布朗教授（George Brown）和菲莉絲・布朗教授（Phyllis Brown），他們是敬業學者的典範。

感謝新生代，他們不僅熱情、開放、深思熟慮，也充滿抱負，相當樂觀，尤其感謝傑夫・雷德斯（Jeff Leathers）、艾德・雷德斯（Ed Leathers）、艾利森・維克（Allison Wick）、凱薩琳・維克（Katherine

Wick）。

感謝前人傳承下來的改革價值以及「山巔之城」（City on the hill，譯注：山巔之城通常是指溫斯羅普於一六三〇年在著名的佈道「基督徒慈善的典範」（A Model of Christian Charity）中提到的一個慣用語。當年溫斯羅普購買了英國皇帝新成立的馬薩諸塞公司的股票，舉家搬到馬薩諸塞，溫斯羅普亦當選為殖民地總督，於一六三〇年布道時他引用了馬太福音五章十四節耶穌的登山寶訓中關於鹽和光的隱喻：「你們是世上的光。城立在山上，是不能隱藏的。」來提醒在新英格蘭建立馬薩諸塞灣殖民地的清教徒殖民者，他們的新社區將成為一座「山巔之城」，受到全球矚目）的願景。

如果沒有經紀人瑪麗．艾文斯（Mary Evans），這本書永遠不可能問世。她很體貼、講究、熱情，總是把我和這本書的最大利益放在心上。

感謝出色的編輯麗蓓嘉．薩勒坦（Rebecca Saletan），她把每一行都讀了兩遍，努力爭取最好的措辭，堅持要我寫這本書及申請古根漢基金會獎。

感謝古根漢基金會的肯定，授與我古根漢基金會獎。這個獎正好在啟動這項大計畫時，給了我最及時的鼓勵和信念。

感謝 Riverhead 出版社的每個人致力製作美好又有智慧的書籍，特別感謝社長傑夫．克羅斯基（Geoff Kloske），宣傳部的凱蒂．富里曼（Katie Freeman）和克蕾爾．麥金尼斯（Claire McGinnis）、藝術總監海倫．燕提斯（Helen Yentus）、文案編輯安娜．賈汀（Anna Jardine）。

感謝我的伴侶珍妮把我們家打點成一個充滿活力、智慧的地方。謝謝我們的愛犬塔力特，牠每天都教我：狗不需要跟人一樣長壽，因為牠們享受與珍惜每一刻。

最後，我想感謝已故作家奧利佛・薩克斯的慈愛與良善。他是醫生作家的典範，既是醫生，也是哲學家，他充分體現了智慧帶來的謙遜。

註釋

前言　沒有靈魂的醫療

1 關於這個主題的兩個資料來源，參見J. Engel, Jr., "So What Can We Conclude——Do Seizures Damage the Brain?" Progress in Brain Research 135 (2002), 509-512；以及Johanna Palmio, "Seizure-Related Neuronal Injury: A Study of Neuron-Specific Enolase, S-i00b Protein and Tau Protein," doctoral dissertation, University of Tampere, 2009. 這兩項研究皆指出，沒有證據顯示單次癲癇發作會損傷大腦。

01　跨入寶瓶年代

2 瞭解活在「地心說」的宇宙是什麼樣子，是瞭解多數「前現代文化」觀點的關鍵。那個宇宙是以地球為中心，整個宇宙繞著地球運轉。那個宇宙解釋了為什麼中國、印度、西方的醫療系統如此相似，但又不盡相同。某個沒有月亮的夜晚，我帶著星盤（中世紀根據「地心說」設計的測量裝置）待在戶外，才領悟到這點。我以它來觀察頭頂上的星辰移動，看到它們不僅上升和下降，還會繞著北極星的固定點旋轉。關於這個概念的精彩介紹，參見Giorgio de Santillana and Hertha von Deckend, Hamlet's Mill: An Essay Investigating the Origins of Human Knowledge and Its Transmission Through Myth (Jaffrey, NH: David R. Godine, 1977).

3 關於榮格對這些原型的定義，參見《榮格自傳：回憶．夢．省思》（*Memories, Dreams, Reflections*）書末的術語表。他的編輯艾妮拉．賈菲（Aniela Jaffe）從他的多份研究中彙集了引文來說明他的概念。在本書中，我是寫我對那些概念的瞭解。榮格把Unbewusste分成三種潛意識：Unbekannte（不知，亦即一度知道，但現在不再知道的，亦即遺忘的、想不起來、壓抑的、阻擋的）；還不知道；不可知。不過，我從他的anima和animus的定義中還找不到我的推論：某種程度上，我們有了anima（內在的女性意向），那個內在的女性意向必定有一個內在的animus，而且這個模型有遞迴循環性。參見Carl Jung, Memories, Dreams, Reflections, ed. Aniela Jaffe, trans. Richard and Clara Winston (New York: Vintage Books, 1989).

4 榮格寫道，他是從赫拉克利特（Heraclitus）借用這個概念，但他似乎是從喬安娜．斯托貝厄斯（Joannes Stobaeus）編纂的赫拉克利特合集中借用「enantiodromia」這個詞。這個詞譯成「物極必反」，意指事情發展太過極端時，會翻轉到反面。大腦中有一個基本的平衡功能，一種補償效用。我們常看到這種現象：厭惡同性戀的暴力分子變成同性戀；無神論者變成宗教狂熱者。我把這種自然的平衡、這種鐘擺現象理解成：內部的每個極端都是其對立面的核心：每個自由主義者的內在都有一個保守主義者；每個保守主義者的內在都有一個自由主義者。關於榮格和enantiodromia的一篇好文，參見Sue Mehrtens, "Jung on Enantiodromia: Part 1——Definitions and Examples," Jungian Center for the Spiritual Sciences, http://jungiancenter.org/jung-on-the-enantiodromia-part-i-definitions-and-examples/#_ftn2.

02 古魯相隄醫生和我的新白袍

5 醫學院最初不是出現在巴黎，而是在薩雷諾（Salerno），但我這裡想講的是，醫學變成跟神學和法律一樣的大學專業，最早是出現在十二世紀的巴黎大學，那裡只收男性的神職人員。參見Susan Lawrence, "Medical Education," in William F. Bynum and Roy Porter, eds., Companion Encyclopedia of the History of Medicine (New York and London: Routledge, 1997), vol. 2, 1153-1157.

6 在前現代社會中，女性很自然地承擔了大部分的醫療照護工作，但女性竟然經過那麼多年才獲准加入醫療的行會，這實在是令人費解。畢竟，釀酒、烹飪、縫紉、園藝都是女性的工作，這些工作都很容易用來滿足身體的需求。我讀醫學院二年級時，一本研究醫界女性的書籍出版了。那本書揭露了解剖課上的色情照片，暗室裡的性攻擊，以及女性醫科生遭到的恐嚇、甚至威脅。也許最能說明問題的是，那本書是由美國當時唯一的女院長化名出版的。參見Margaret A. Campbell, "'Why Would a Girl Go into Medicine?'" Medical Education in the United States: A Guide for Women (Old Westbury, NY: The Feminist Press, 1973).

7 奧斯勒這句話是出現在Lilian Welsh, Reminiscences of Thirty Years in Baltimore (Baltimore: Norman, Remington, 1925), p. 44. 這句妙語有個更深層的事實，呼應了榮格的「anima/animus」見解。或許女醫生必須學習變成的「第三性別」(既堅強又溫柔，既冷靜又熱情，既親近又客觀，既是醫生也是護士），其實是所有的醫生都需要學習變成的樣子。

03 頭有洞的男人

8 多發性骨髓瘤是一種漿細胞癌，漿細胞是骨髓中的白細胞，其作用是產生抗體。這種病的典型症狀和徵兆是骨痛、血鈣升高、神經系統改變、腎功能障礙。神經系統的症狀通常包括憂鬱、困惑、血鈣升高導致的虛弱，以及漿細胞株增加單一抗體的產出，導致血液粘度增加而引起的頭痛。這種診斷通常是使用血清尖峰值或尿液尖峰值來判斷，但從X光片上的溶骨性病變也可以看出來。骨髓切片可以確診。在哈里斯先生的顱骨X光片上，有典型的「雨滴」或穿孔現象。採用目前的療法，診斷後的平均餘命是七到八年。參見"Multiple Myeloma," in Dan Longo et al, eds, Harrison's Principles of Internal Medicine, 18th ed. (New York: McGraw-Hill Medical, 2013), vol. 1, 936-942.

04 葛瑞格醫生的三〇%哲理

9 Harold Gillies's Plastic Surgery of the Face: Based on Selected Cases of War Injuries of the Face Including Burns (London: Oxford University Press, and Hodder and Stoughton, 1920)可上網讀取：https://archive.org/details/plasticsurgeryofoogilluoft.

10 關於安慰劑效應的本質，我找到兩份最好的研究是Henry K. Beecher, "The Powerful Placebo," JAMA: The Journal of the American Medical Association 159, no. 17 (December 24, 1955), 1602-1606; 以及T. J. Kaptchuk and F. G. Miller, "Placebo Effects in Medicine," The New England Journal of Medicine 373, no. 1 (July 2, 2015), 8-9. 畢闕（Beecher）寫了第一篇有關安慰劑效應的評論，他對假藥丸和安慰劑做了精彩的區分。「假」藥丸顯示自然療癒的效果，安慰劑藥丸也顯示大腦對療癒的影響。他總結了二十三年的試驗結果，最後的結論是安慰劑的平均療效為35%。六十年後，卡普查克（Kaptchuk）試圖從安慰劑的心理效應中得出「自

然療癒」的效果。他在一個藥物試驗中比較標示「安慰劑」的真藥和標示化學名的真藥，最後的結論是：「相較於挽救生命的手術和目標明確的強效藥物所產生的明顯結果，安慰劑效應並不大。」

05 對奇蹟之神的祈求奏效

11 自從瑪賽拉之後，我們學到很多有關多發性神經纖維瘤的知識，其中不僅包括疾病的相關知識，也包括這種疾病所傳達的身體資訊。目前已知有兩種類型，兩種都是基因突變造成的。這種基因會產生一種抑制「東西」生長的蛋白質。ＮＦ１的病症是源自於ＮＦ１基因的突變或消失。這個基因的產物「神經纖維瘤素」(neurofibromin)是一種腫瘤抑制素。這種蛋白產生的神經纖維瘤素減少時，就會導致神經纖維瘤、視神經纖維瘤、膠質瘤、星形細胞瘤、腦膜瘤等等的生長失控。每個人需要兩個ＮＦ１基因，只要其中一個消失或突變，就會罹患這種疾病。另一種更嚴重的表現型是出現在完全缺乏這種基因的患者亞群中。第二種多發性神經纖維瘤ＮＦ２有不同的問題：產生細胞骨架蛋白的基因突變，導致雙側前庭神經鞘膜瘤。相關摘要請參見N. P. Hirsch, A. Murphy, and J. J. Radcliffe, "Neurofibromatosis: Clinical Presentations and Anesthetic Implications," BJA: British Journal of Anaesthesia 86, no. 4 (2001), 55-64.

12 瑪賽拉罹患多發性神經纖維瘤的症狀是叢狀膀胱腫瘤。多發性神經纖維瘤是罕見的疾病，叢狀膀胱腫瘤更是罕見的症狀，在那個年代罕見到無從通報，例如參見S. S. Clark, M. M. Marlett, R. F. Prudencio, and T. K. Dasgupta, "Neurofibromatosis of the Bladder in Children: Case Report and Literature Review," The Journal of Urology 118, no. 4 (October 1977), 654-656.

13 關於喬伊的報導，參見Rip Rense, "Joey Looks Forward to Merry Christmas," Valley News (Van Nuys, California), December 12, 1976, 1. 那篇文章引述喬伊的母親：「醫生告訴我們他會死時，我們失去了一切希望，但他變得愈來愈好。他回家後，我們還是非常擔心，第一個月都站在他的臥房門口。」那篇文章接著說：「不過，那些擔心都是多餘的，因為喬伊繼續推翻醫生的預測，迅速復原。他的復原速度之快，連他的母親都說：『大家都不敢置信。』她堅稱這是數百人的共同祈禱以及芝加哥聖猶達堂所點燃的蠟燭，使她的兒子免於那個足以讓強壯成人喪命的傷害。」

14 聖猶達堂的網站寫道：「聖猶達堂和聖猶達聯盟在禱告與希望的社群中，彙集了成千上萬名信徒，向我們的守護神祈禱。

我們邀請您加入我們，向聖猶達祈禱，因為祂已經證明，對那些面臨極度苦難的人來說，祂是希望的燈塔。」"http://www.shrineofstjude.org/site/PageServer?pagename=ssj_homepage。

06 希波克拉底的披風

15 關於葛瑞斯醫生，參見Keri Brenner, "Nicholas Grace: He Lived Life to the Fullest," Healdsburg Patch (California), October 9, 2011, and Clark Mason, "Nicholas Grace, Healdsburg Physician, Dies at 77," The Press Democrat (Santa Rosa, California), October 6, 2011.

16 類似寶瓶革命，當時有一種運動是不宣讀經典的希波克拉底誓言（現在這種運動仍在），因為有人覺得那個誓言有性別歧視和行社主義（guildism），他們認為每所醫學院應該自己創造一個版本。於是，這些年來，希波克拉底誓言先是演變成一種承諾，接著演變成一種意圖、渴望、願望、竭盡所能的說法，遠不如原本的誓言那樣令人信服。或許這是傳統智慧應該凌駕當下觀點的例子之一。

07 三位先知，沒有鯨魚

17 不止佛洛伊德學派說榮格有思覺失調症，榮格與佛洛伊德決裂後，有段日子榮格自己也這麼說。他出現幻聽，看到幻象，覺得自己可能「有罹患精神病的風險」或「罹患思覺失調症」。參見Carl Jung, The Red Book: Liber Novus (New York: W. W. Norton, 2009), p. 202.

18 我難以接受精神疾病的概念，這是我喜歡反精神醫學家連恩和薩斯的原因，他們都強調診斷的主觀性。連恩認為那是大腦發燒，就像一般發燒一樣，是有目的的。薩斯則認為思覺失調症是把非社會的態度和行為包裝成一種疾病模型。最令我困擾的是，即使精神病真的是大腦疾病，這並不表示病人因患病而看到的東西就是錯的。光是知道某個東西的機制，並不表示我們就知道它的本質。

19 思覺失調症是由榮格的導師、精神病學家尤金・布魯勒（Eugen Bleuler）於一八七〇年代定義的。當時，醫學對疾病的看法正從「疾病是體液不平衡造成的」轉變成「疾病是由特定實體組成的」。布魯勒也想把瘋狂理解成一種疾病，於是他搬進自己的醫院，和病人一起生活了十二年，記下病人的所做所言。令他印象最深刻的是，一般人常見的精神功能（phrenia）連結似乎被切斷了（schizo），因此他自創出「schizophrenia」這個字。所以，他的意思不是「分裂的頭腦」，而是鬆散的頭腦。事實上，我那年實習也發現，思覺失調症的患者到處都是，他們講起話來有點離經叛道，感覺在狀況外，他們使用的比喻不是象徵性的，而是真實的，妄想和幻覺還是其次。關於布魯勒的資訊，參見Henri F. Ellenberger, The Discovery of the Unconscious: The History and Evolution of Dynamic Psychiatry (New York: Basic Books, 1970), 285-289.

20 身為精神科的實習醫生，我們是從羅傑・麥金農（Roger A. MacKinnon）和羅伯・米契爾斯（Robert Michels）合著的《*The Psychiatric Interview in Clinical Practice*》（Philadelphia: W. B. Saunders, 1971）學習如何問診及檢查病人。那和德高文式的檢查很不一樣——沒有觸摸。我們想診斷的疾病是在心智上，而不是在大腦上。根據定義，精神病是一種「思想疾病」。不過，即使沒有觸摸，精神科的檢查還是有很多事情要做。在最好的情況下，那是我後來所謂的「慢」，重點是觀察和細看。病人怎麼踏入問診室？身體僵硬嗎？看起來不安嗎？像腳步輕盈的野獸，聞著角落的氣味，豎起耳朵？偏著頭以便更清楚聽到自己的聲音？他講起話來是不是很快，天馬行空——緊張、離題、狀況外？他興奮嗎？還是動作緩慢？沉悶、沉重嗎？從那套檢查中，我們做出診斷，通常是診斷出「精神病」，那個範圍裡包括思覺失調症、狂躁症、憂鬱症。偶爾診斷出來不是精神病，而是一種嚴重的精神官能症、歇斯底里或吸毒，甚至有人只是想借宿醫院一晚。不過，我發現，要假裝精神病出奇地困難。

21 我們從《精神疾病診斷準則手冊》第二版（DSM-II）學習如何診斷患者。第二版有一六八頁，如今的第五版有六二四頁，把更多古怪的人性列為精神疾病診斷。它是（或想成為）精神病學的《哈里遜內科學》。《哈里遜內科學》把疾病分成各種類型和病因（傳染性、癌變、自身免疫），DSM則是把精神疾病分為精神病、精神官能症、人格障礙，然後再把精神病細分為思覺失調症、躁狂症、憂鬱症，以及未指明的精神病。DSM也像《哈里遜內科學》一樣，是以症狀和徵兆來區分那些疾病——「症狀」是指病人說的話，「徵兆」是指醫生檢查時發現的狀況。然而，不知怎的，它與《哈里遜內科學》截然不同，因為它主觀太多了。例如，如果病人說他有幻聽，那就是「有幻覺」，是一種精神病的症狀。除非是真的有聲音，那就不是精神病的症狀。這種診斷其實不像聽起來那麼誇張，主治醫生科爾曼（Coleman）跟我們說過，他曾經因為病人說他有幻聽，而診斷他有思覺失調症。他對那個病人做了好幾個月的治療都沒有效果，直到有一天他意識到病人是真的聽到聲音——他牙齒裡的金屬填充物接收到無線廣播，所以他根本沒有思覺失調症，於是柯爾曼醫生把他送去看牙醫。「錯覺」也是一樣的道理——病人表示自己遭到美國聯邦調查局或蘇聯情報局的幹員跟蹤或控制。除非病人真的遭到跟蹤或控制，否則那就是一種精神病的症狀。所以這是主觀的，精神科醫生必須像偵探一樣。

08 造訪雞舍

22 為什麼凱西去了，我沒去？我不像凱西那樣確信我的診斷是正確的，而且當時我的想法是——我盡力了。我已經履行了醫生的職責，如果我第二天早上去上班，得知舒默先生死於剝離性動脈瘤，我可能會後悔，但不會感到內疚，因為我沒有想到要去他家，那不是我平常會做的事。當時，甚至是今天，我都認為醫生和護士是兩種不同的天職。醫生負責診斷和治療，護士負責照顧病人。但他們有區別嗎？那要看你怎麼解釋「治療」。有些醫生認為治療是治療疾病的問題根源，他們成了政治家、社會改革家和革命家。凱西拓展了「我對我的治療感到滿意」的看法。雖然我從未接納她那種天職概念，但後來我確實更深入地思考我對病人的責任範圍。

09 走在時代之前的慢療診所

23 為了讓大家有個大致的概念，以下是我在那個診所看到的寄生蟲部分清單：蘭氏賈第鞭毛蟲、鞭蟲、雙核阿米巴、糞小桿線蟲、人蟯蟲、十二指腸鉤蟲、中華肝吸蛔蟲蟲、痢疾阿米巴、豬肉條蟲、短小包膜條蟲等等。傳染病包括結核病、登革熱、查加斯病、瘧疾、組織胞漿菌病、球黴菌症、砂眼衣原體、梅毒、淋病、性病淋巴肉芽腫、雷德氏症候群等等。遺傳性疾病包括X染色體脆折症、透納氏症候群、威爾森氏症、睪丸女性化症等等。良性腫瘤包括腦下垂體腺腫、小腦橋腦角腫瘤等等。惡性腫瘤包括乳癌、子宮癌、外陰癌和子宮頸癌、膽囊癌、惡性組織細胞病、軟組織肉瘤、急性白血病等等。

24 我是唯一離開那裡的人。梅若醫生在那家小診所工作了幾十年，一直做到退休，她接生的許多孩子都已經上大學了。洛依德女士協助診所經歷了多次危機，她曾試圖關閉診所及更改支付系統，她也是做到退休才離職。梅琳達在那裡服務時，經歷過愛滋病的傳染期，貝琪仍在那裡服務。

25 很久以後，我在一家類似的診所行醫，那裡有三倍的工作人員做著同樣的事情——不算醫生就有十四人——以因應後來出現的一切行銷、品保、經濟和效率要求。

26 我後來得知，那些顧問是來自全美醫療集團（National Medical Enterprises Inc.，簡稱ＮＭＥ），這家公司的發展充分顯現出醫療是如何轉變成健康照護。ＮＭＥ是由三名律師創立，在聯邦醫療保險（Medicare）和醫療補助計畫（Medicaid）設立後，他們看出既然有聯邦政府介入，他們可以從醫院的營運中獲利，因此創立了那家公司。ＮＭＥ開始收購醫院——急症醫院、康復醫院、長期護理醫院——並像工廠一樣運作，從病人的流入和流出創造收入，而且嚴格管控成本。我們那個縣是他們早期的成功案例之一。ＮＭＥ說服縣立醫院的院長把該縣的古老救濟農場（Poor Farm）出售給它，收購後就迅速把它關閉轉售。接著，院長把自己的工作外包給ＮＭＥ，在合約中載明由律師來管理醫院。之後，院長自己去ＮＭＥ工作。最終，那家公司更名為信念保健集團（Tenet Healthcare），現在是一家營收數十億美元的上市醫療公司。相關細節參見http://www.bmartin.cc/dissent/documents/health/nme_founders.html（上次更新是二〇〇七年七月）。

27 關於最終計畫的細節，參見"The Health Plan of San Mateo" at http://wwwplsinfo.org/healthysmc/22/finances_work.html.「在一種獨特的風險分擔安排中，基礎醫療提供者（ＰＣＰ）和醫院是分成五個『醫生——醫院風險池』……每個ＰＣＰ必須與這五個風險池之一有關聯，……ＰＣＰ是根據每個參保者的年齡、性別、資格類別獲得按月的論人計酬費用。這些付款目前必須先扣留一〇%……ＰＣＰ面臨著基礎醫療、專科醫療、藥品的風險……剩餘款項由ＰＣＰ、醫院和HPSM共分。基礎醫療的醫師和醫院受到合約停損條款的保護。專科醫生和其他的醫療服務提供者是按服務收費，沒有風險。」在這個新體系中，做專科醫生並根據工作獲得償付最好。

28 李的氣喘痊癒可能是安慰劑效應嗎？還是自癒力發威？也許吧。有一項研究探索安慰劑對氣喘的影響，患者表示，不僅吸入沙丁胺醇有顯著的改善（改善五〇%），吸入安慰劑（四五%）及假針灸（四六%）也有顯著的改善。相對的，在沒有干預下，覺得有改善的患者只有二一%。仔細想想，這個數據依然很可觀。參見M. E. Wechsler et al., "Active Albuterol or Placebo, Sham Acupuncture, or No Intervention in Asthma," The New England Journal of Medicine 365 (2011), 119-126.

10 過了無可挽回的時機

29 住院醫生的值班時間後來之所以縮減，是因為醫院把某個病人分配給睡眠不足的住院醫生，結果病人不幸喪生了。那個病人的死亡促發了調整，目的是為了避免類似的死亡再次發生。改變後產生了各種影響，但並非所有的影響都是好的。最明顯的不利影響是，我勉強接受的每週一百一十六小時培訓，大概相當於住院醫生延長實習時間至少一年，才能大致達到那個水準。但縮短值班的時間後，住院醫生的訓練並未延長，所以現在住院醫生的經驗少了三分之一。第二個不利影響是，住院醫生現在被當成輪班工人看待，不管病人病得多重，他們都必須在指定的時間來醫院，並在指定的時間離開。所以，他們必須照顧別人接收入院的病人十個小時，也不得不把自己接收入院的病人留給其他的醫生。這是一種內建的不連續性，讓人無法獲得像我那樣連續照顧卡莫納太太六十三天所獲得的特別經驗。

過間歇期——快速醫療和緩慢醫療的會合

30 我沒有英國佬的照片，我們也沒有互問彼此的姓名。但網路上很容易找到香港首席大法官傑佛瑞・古爾德・貝理士爵士（Sir Geoffrey Gould Briggs）的照片。貝理士爵士於一九七九年退休，一九九三年過世，大半生都在遠東度過，網路的照片中可以看到他有戽斗。

31 學徒與大師約定一個實習年限。實習期間，學徒住在大師家，獲得食宿和培訓。學徒期滿後，他成了熟練的工匠，工作可以換得酬勞，但還不能雇用其他人。所以這個時點，你可以說我剛完成學徒生涯，即將成為熟練的工匠。更多資訊，參見 Georges Renard, Guilds in the Middle Ages, ed. G. D.H. Cole, trans. Dorothy Terry (1918; New York: Augustus M.Kelley, 1968).

11 轉變

32 關於AIDS的歷史概要，參見AVERT 網站的文章：http://www.avert.org/professionals/history-hiv- aids/overview. 不過，這裡我描述的情況並非典型的觀點，而是從風暴中心看到的發展情況。當時我們不知道會發生什麼事，也不知道原因是什麼。我遇到的第一個愛滋病人是來小診所就醫的年輕人，他有瀰漫性的淋巴結腫大，我不知道他得了什麼病。接著，我讀到兩篇首批報告：M. S. Gottlieb et al., "Pneumocystis Pneumonia——Los Angeles," Morbidity and Mortality Weekly Report 30, no. 21 (June 5, 1981), 1-3 (https://www.cdc.gov/mmwr/preview/mmwrhtml/june_5.htm)，和 A. E. Friedman- Kien, "Disseminated Kaposi's Sarcoma Syndrome in Young Homosexual Men," Journal of the American Academy of Dermatology 5, no. 4 (October 1981), 468-471. 當第二個同樣帶著瀰漫性淋巴結腫大的年輕人來求診時，我確實意識到這是一種新疾病，把他送去城裡診斷。至於當我們知道那是新疾病時，我們怎麼思考，可以參見底下的詳盡描述：Lawrence K. Altman, "New Homosexual Disorder Worries Health Officials," The New York Times, May 11, 1982, Science section.

33 多賓斯醫生告訴我那個疹子兩年後，相關的描述就發表了，參見M. H. Rustin, C. M. Ridley, M. D. Smith, and M.C. Kelsey, "The Acute Exanthem Associated with Seroconversion to Human T-Cell Lymphotropic Virus III in a Homosexual Man," Journal of Infection 12, no. 2 (March 1986), 161-163.

34 ＨＩＶ（人類免疫缺陷病毒）教會了我們很多有關身體的知識，其中有許多知識顛覆了我們之前的信條。它是一種反轉錄病毒（retrovirus）——「反轉錄」是因為它的指令碼是ＲＮＡ，必須由它感染的細胞把它「轉回」ＤＮＡ。它的ＲＮＡ是包在一個包膜內，突出包膜外的結構讓病毒可以登陸並附著在我們免疫系統的ＣＤ４「輔助細胞」上。這會觸發一種結構變化，使細胞膜發生內陷並把病毒帶入細胞中。接著，病毒使用自己的酶（ＤＮＡ反轉錄酶），把ＲＮＡ轉化為ＤＮＡ，然後整合到ＣＤ４細胞本身的ＤＮＡ中。之後，它就一直潛伏在那裡，直到別的事情發生（我們還不知道是什麼）。接著，細胞開始把ＨＩＶ ＤＮＡ轉成ＲＮＡ。然後，ＲＮＡ製造出必要的蛋白質和酶來製造完整的病毒粒子，病毒粒子會自我組裝，然後從細胞中萌發。細胞開始變弱，惡化，死亡。我們的ＣＤ４數量開始下降，降到約二〇〇時，它們預防的癌症和感染（例如卡波西氏肉瘤、淋巴瘤、肺囊蟲肺炎，以及那些年我看到的種種疾病）就會開始出現。但是，究竟是什麼讓ＨＩＶ ＤＮＡ潛伏那麼久，以及什麼促使它再現，目前還不清楚。

35 我的估計值是來自《紐約時報》和另一篇報告的數據。《紐約時報》估計，當時舊金山約四〇%的單身男性是同性戀（"San Francisco Survey Finds 40% of Single Men to Be Homosexual," November 23, 1984）。另一篇報告指出，一九八四年，舊金山有50%的男同性戀者是ＨＩＶ陽性，比一九八二年的二五%還高（W. Winkelstein, Jr., et al., "The San Francisco Men's Health Study:

III. Reduction in Human Immunodeficiency Virus Transmission Among Homosexual/Bisexual Men, 1982-86," American Journal of Public Health 77, no. 6 [June 1987], 685-689）。

36 我寫信向廢書庫（Geniza）學者亞倫．艾爾邦（Alan Elbaum）請教，teshuuah和英文字「turning」的關係，他回信寫道：「BDB（權威性的希伯來語詞典）把『שוב』字根定義成『回轉，回歸』，把teshuvah定義成『回歸上帝』，是原始實體意義的延伸。」

37 榮格版的醫生原型存在嗎？大家對醫生的要求帶有某種神聖的意義，後來我終於在榮格的論文「童話中的精神現象學」（The Phenomenology of the Spirit in Fairy Tales）裡找到了，他在文中描述「智慧老人」的原型。智慧老人有時在夢中是以醫生的身分出現，他代表著知識、見解、聰明、直覺，以及「善意和樂於助人等道德素質，這些素質使他的『精神』性格夠明顯。」榮格強調智慧老人原型是「生命創造者及死亡經手者……老人其實也有邪惡的一面，就像古代的藥師那樣，既是療癒者和幫助者，也是可怕毒藥的調配者」，我覺得榮格在這段文字中談及了這個原型最重要的面向。醫生扮演了這個原型中模稜兩可的一面，所以醫生的周遭才會出現那麼多矛盾的心理，大家因此期待醫生具備那麼多不可能的特質，例如母親、父親、聖人的美德。能治病的人，也能致病；能療癒的人，也能折磨；能救命的人，也能奪命。所以醫生的原型是魔術師的原型。身為病人，我們必須確定它獲得正確使用，因此我們希望醫生抱持的種種美德是不切實際的。參見Carl Jung, Archetypes and the Collective Unconscious, trans. R. F. C. Hull, vol. 9 of The Collected Works of C. G. Jung (Princeton, NJ: Princeton University Press, 1981), 207-255; quoted from 222, 227.

38 我認為醫院也是一種原型，它體現了「山巔之城」和修道院的古老傳統——一個致力於公共利益的社群。

12 技藝、科學與藝術

39 這個中世紀行會制度的經典描述是出自喬治．雷納德（Georges Renard）的描述，他把醫學行會描述得很好：「產業的傳承是依賴一套事業系統，那個系統既是公開的，也是私有的；既是聯合的，也是個別的。生產單位是個別『大師－工匠』的工坊，但工匠必須取得技藝行會的正式會員資格才能成為大師。他不能自由採用任何生產方法，或自己選擇任何生產規模。他的產量和品質、定價，以及他與學徒期滿的工匠和學徒之間的關係，都受到詳細的規範。他是在明確定義的規則下運作，那些規則的目標是同時維護工匠的獨立、平等和蓬勃發展：維持從學徒到出師、從出師到大師的寬廣晉級管道；以及藉由避免消費者遭到剝削及買到偽劣產品來保存技藝的完整和健全。」即使是今天，這些作法聽起來也很有意義。參見Georges Renard, Guilds in the Middle Ages, ed. G. D. H. Cole, trans. Dorothy Terry (1918; New York: Augustus M. Kelley, 1968), 9.

40 羅斯醫生可能讀到的兩篇文章是Robert K. Kerhan, Jr., et al., "Portal-Systemic Encephalopathy Due to a Congenital Portocaval Shunt," American Journal of Roentgenology 139 (November 1982), 1013-1015, and N. H. Raskin, D. Bredesen, W. K. Ehrenfeld, and R. K. Kerlan, "Periodic Confusion Caused by Congenital Extrahepatic Portacaval Shunt," Neurology 34, no. 5 (May 1984), 666-669. 此後，又出現一些其他的病例，例如參見Ali Sobia, Alan H. Stolpen, and Warren N. Schmidt, "Portosystemic Encephalopathy Due to Meso-iliac Shunt in a Patient Without Cirrhosis," Journal of Clinical Gastroenteroloy 44, no. 5 (May-June 2010), 381-383, and Yuta Kasagi et al., "Non-Cirrhotic Portal-Systemic Encephalopathy Caused by Enlargement of a Splenorenal Shunt After Pancreaticoduodenectomy for Locally Advanced Duodenal Cancer: Report of a Case," Surgery Today 44, no. 8 (August 2014), 1573-1576. Kasagi與同仁寫道：「有肝門脈系統分流的病人，毒害神經的物質（例如氨）會直接流入系統循環，可能導致沒有肝硬化的肝性腦病變。」(1575).

41 關於毒素導致高氨血症的資訊，例如："methionine analogue produced in wheat flour during the agenizing process in vogue between 1920 and 1950. . . . It improves the flour but converts some of the methionine to methionine sulfoximine. ... It produces running fits, canine hysteria and fright disease." Irwin H. Krakoff, "Effect of Methionine Sulfoximine in Man," Clinical Pharmacology and Therapeutics 2, no. 5 (September 1961), 599-604. 這是氨造成的嗎？是的，沒錯。"Methionine sulfoximine (MSO), an inhibitor of glutamine synthetase, produced disinhibition about 3 hours after administration; at this time cerebral ammonia was increased to 290% of normal, glutamine was unchanged . . . [It] produces an endogenous ammonia intoxication which: (1) decreases the amount of exogenous ammonia required to affect cortical postsynaptic inhibitions; and (ii) eventually becomes sufficiently severe to disturb cortical inhibitory neuronal interactions by itself." 參見W. A. Raabe and G. R. Onstad, "Ammonia and Methionine Sulfoximine Intoxication," Brain Research 242, no. 2 (June 24, 1982), 291-298; 引自摘要。

42 關於中毒引起高氨血症的資訊："Systemic poisoning induced by the parenteral administration of ammonium salts or rese, e.g., purified jackbean urease, has been extensively studied in laboratory animals . . . It produces a self-perpetuating cyclic release . . . [that] results in a

sustained 24-49 hours elevation of blood ammonia ... but the survivors made a complete, rapid recovery." I used this quotation for my Grand Rounds but cannot find the source.

43 我確實擔心麥澤女士的四〇%ＯＣＴ活性可能跟我們取得切片的時間已是她生命的末期有關。肝線粒體在人死後會開始惡化，儘管切片是在呼吸器關閉之前進行的。像她那種遲發患者的殘餘ＯＣＴ酶活性僅是正常對照組的二六%至七四%，所以麥澤女士的數值與診斷結果完全吻合。摘要文章參見 Uta Lichter-Konecki et al., "Ornithine Transcarbamylase Deficiency," Gene Reviews, posted August 29, 2013, last updated April 14, 2016, http://www.ncbi.nlm.nih.gov/books/NBK154378.

44 最能說明麥澤女士的根本問題不是肝功能衰竭，而是ＯＣＴ缺乏，是她體內的氨含量在一天之內從三二〇升到四六〇、六四四、七一〇，最後到八一八。如今我們知道，超過五〇〇的數值都意味著尿素循環失調，甚至可以直接作為診斷。關於氨的醫檢測試問題，參見 the Evidence-Based Medicine Consult at http://www.ebmconsult.com/artides/lab-test-ammonia-nh3- level.

45 哈佛的腦死亡標準是一九六八年制定的，那標準包括無感受或無反應；無反射動作，通常是以冰水測試來證明——把冰水注入耳膜以產生眼睛的反射腦幹偏差。如果沒反應，就是腦幹死亡。平坦的腦電圖也證實是腦死。但使用前述的腦死判定時，需要先符合以下狀況：體溫超過攝氏三十二度，而且中樞神經系統（ＣＮＳ）沒有鎮靜劑。參見"A Definition of Irreversible Coma: Report of the Ad Hoc Committee of the Harvard Medical School to Examine the Definition of Brain Death," JAMA: The Journal of the American Medical Association 205, no. 6 (August 5, 1968), 337-340.

46 丹斯卡先生對頸動脈竇按摩有反應，可能是因為他有室上性心搏過速（ＳＶＴ），而不是心室性心搏過速（v-tach）嗎？有一篇文章顯示頸動脈竇按摩終止心搏過速，不見得證明它是室上性，參見 D. S. Hess et al., "Termination of Ventricular Tachycardia by Carotid Sinus Massage," Circulation 65, no. 3 (March 1982), 627-633.

47 我們花了四週才取得麥澤女士的切片結果。那段期間發生了一件很巧合的事情。"The Natural History of Symptomatic Partial Ornithine Transcarbamylase Deficiency"這篇文章的發表日就是我去圖書館查資料那天，那篇文章描述了我的臆測：ＯＣＴ部分缺乏的女性會出現精神混亂而得到精神病的診斷。參見 P. C. Rowe, S. L. Newman, and S. W. Brusilow, "Natural History of Symptomatic Partial Ornithine Transcarbamylase Deficiency," The New England Journal of Medicine 314, no. 9 (February 1986), 541-547.

不過，我對麥澤女士那個病歷的最大疑惑一直是：如果我們對她進行洗腎，會出現什麼情況。多年來我一直在追蹤文獻，有些缺乏OTC的患者因體內氨濃度升高而昏迷，但洗腎後就甦醒了，所以洗腎也許有效。

13 樓上樓下

48 佩屈尼在《*Slow Food: The Case for Taste*》中描述他得出慢食這個概念的歷史。（trans. William McCuaig, New York: Columbia University Press, 2003，originally published as Slow Food: Le ragioni del gusto in 2001）。歐諾黑（Carl Honoré）在《慢活》（*In Praise of Slowness: Challenging the Cult of Speed*）裡描述慢的不同面向（例如緩慢性愛、緩慢教養、緩慢健康照護），雖然沒談到我們所謂的緩慢醫療。

49 這個定義必然衍生的結果，是經濟學家要求健康照護提供者「明智地管理社會資源」（正如他們喜歡說的那樣）。理論上這很合理，實務上並非如此。那意味著健康照護提供者的道德價值觀和醫生不同。身為醫療服務提供者，我們把公共衛生的原則應用在消費者身上，而不是採用希波克拉底原則（個別的醫病關係至關重要）。例如，我們應該把資源用來確保每個人都獲得免疫接種，而不是讓沒有注射破傷風疫苗、但如今罹患破傷風的患者獲得最好、也許是昂貴的治療。身為公民，我可以理解他們的觀點，但是身為患者，我必須知道醫生最關心的是我，而不是預算。

50 具體來說，我要求瑞克做的檢測包括CBC和化學檢測、HIV檢測、VDRL、甲狀腺檢測、ANA、RA、SPEP、萊姆病檢測、布魯氏菌檢測、B12、葉酸和鉛濃度。這些檢測結果都很正常或呈陰性。瑞克背部的電腦斷層掃描也呈陰性。當時我發現的那篇文章是G. C. Roman, "Retrovirus-Associated Myelopathies," Archives of Neurology 44, no. 6 (June 1987), 659-663. 關於瑞克治療成功的可能性，參見後來的評論：Unsong Oh and Steven Jacobson, "Treatment of HTLV-I-Associated Myelopathy / Tropical Spastic Paraparesis: Towards Rational Targeted Therapy," Neurology Clinics 26, no. 3 (August 2008), 781-797.

51 請願書是這樣寫的：「我們這些簽署人要求撤換現有的委員會，並選舉或任命新的委員會來加以取代，新的委員會按章程規定，將由至少五一%的病人組成。目前的委員會（他們都不是診所的病人）對於醫生對病人照護的關注充耳不聞，也罔顧工作人員的需求。面對現任院長明顯濫用制度時，他們持續保持沉默。任何小讓步都無法改變診所繼續走下坡的事實，我們必須讓委員會裡有人足夠關心診所的運作方式，並拒絕讓診所因自己的無作為或怯懦而持續惡化下去。」

52 我很想詳細描述最終的結果，但我仍有一台四輪的車子。

中場暫停或宇宙蛋的裂縫

53 本章標題取自Joseph Chilton Pearce, The Crack in the Cosmic Egg: New Constructs of Mind and Reality (New York: Julian Press, 1971). 關於希德格行醫的相關資訊，參見Victoria Sweet, "Hildegard of Bingen and the Greening of Medieval Medicine," Bulletin of the History of Medicine 73, no. 3 (Fall 1999), 381-403.

54 關於這個靈視景象的更多資訊，參見拙著的第六章：Rooted in the Earth, Rooted in the Sky: Hildegard of Bingen and Premodern Medicine, ed. Francis G. Gentry (New York and London: Routledge, 2006). 關於sheela-na-gig的傳統，參見Barbara Freitag, Sheela-na-gigs: Unraveling an Enigma (London: Routledge, 2004).

14 綠色生機

55 章名來自詩人狄倫・湯瑪斯（Dylan Thomas）。

56 *Viriditas*為我開啟了一場愉悅的旅程。廣泛的討論請參閱拙著的第五章Rooted in the Earth, Rooted in the Sky（參見上一章附註）。綠色與成長、綠色與美鈔、綠色與現代生態、紅色革命與綠色革命之間的關連都是引人入勝的線索。法國修士彼得・毛林（Peter Maurin）讓大家開始以「綠色」作為生態形象，毛林是從另一位修士艾爾伯圖斯・麥格努斯（Albertus Magnus）那裡瞭解到viriditas的概念，麥格努斯在比希德格晚一世紀的年代撰寫植物相關文獻。

57 關於政治和人物的詳細探討，參見拙著《慢療》（*God's Hotel: A Doctor, a Hospital, and a Pilgrimage to the Heart of Medicine*）。

15 沒有什麼比生命更美好

58 這是我從福岡正信（Masanobu Fukuoka）的《一根稻草的革命》（*The One-Straw Revolution: An Introduction to Natural Farming*）得到的概念。福岡的說法是：「沒有比這個世界更好的地方」。他對於園藝及成為園丁所提出的概念，呼應了我這裡談到的行醫和身為醫生的概念。

59 關於復甦，聖奧古斯丁（Saint Augustine）說得最好：「誰思考上帝的作為後（看祂要求並讓整個世界井然有序），不為奇蹟所撼動並陷入沉默？……人死復生，眾人嘖嘖稱奇；每日皆有人出生，卻無人為之驚奇。仔細想想，創造出不存在的東西，比讓曾經存在的東西復甦更令人驚奇。」這段文字是濃縮自1873 translation by the Reverends John Gibb and James Innes of Tractate VIII, Chapter II, section 1, of Saint Augustine, Homilies on the Gospel of John (John 2:1-4), at the Christian Classics Ethereal Library website, https://www.ccel.org/ccel/schaff/npnf107.iii.ix.html.

16 慢療宣言

60 關於慢療的歷史，參見J. Ladd Bauer, "Slow Medicine," Journal of Alternative and Complementary Medicine 14, no 8 (nNovember 2008), 891-892。關於義大利的慢療，參見Giorgio Bert, Andrea Gardini, and Silvana Quadrino, Slow Medicine: Perche una medicina sobria, rispettosa e giusta e possible (Milan: Sperling & Kupfer, 2013). 至於給予醫生更多的時間可以省錢的證據，參見David O. Meltzer and Gregory W. Ruhnke, "Redesigning Care for Patients at Increased Hospitalization Risk," Health Affairs 33, no. 5 (2014), 770-777.

國家圖書館出版品預行編目資料

我的慢療之路：拒絕沒有靈魂的醫療,一場追求醫者初心的朝聖之旅 / 維多莉亞.史薇特(Victoria Sweet)著；洪慧芳譯. -- 初版. -- 臺北市：地平線文化, 漫遊者文化出版：大雁文化發行, 2019.05

328面；15×21公分

譯自：Slow medicine : the way to healing

ISBN 978-986-96695-3-5(平裝)

1.慢性疾病 2.長期照護 3.醫病關係

415.2　　108005711

我的慢療之路——拒絕沒有靈魂的醫療，一場追求醫者初心的朝聖之旅

作　　者　維多莉亞．史薇特（Victoria Sweet）
譯　　者　洪慧芳
文字校對　謝惠鈴
美術設計　兒日
內頁構成　高巧怡
行銷企劃　林芳如，王淳眉
行銷統籌　駱漢琦
業務發行　邱紹溢
業務統籌　郭其彬
責任編輯　何維民
總 編 輯　周本驥

發 行 人　蘇拾平
出　　版　地平線文化／漫遊者文化事業股份有限公司
地　　址　台北市松山區復興北路三三一號四樓
電　　話　(02) 2715-2022
傳　　真　(02) 2715-2021
讀者服務信箱 service@azothbooks.com
漫遊者臉書　www.facebook.com/azothbooks.read
劃撥帳號　50022001
戶　　名　漫遊者文化事業股份有限公司

發　　行　大雁文化事業股份有限公司
地　　址　台北市松山區復興北路三三三號十一樓之四
初版一刷　2019年5月
定　　價　台幣380元
I S B N　978-986-96695-3-5